2016年
麻醉药理学进展

主　编　戴体俊　杨宝学　林　蓉

副主编　周　红　张丹参　张宗旺

人民卫生出版社

图书在版编目（CIP）数据

2016年麻醉药理学进展/戴体俊，杨宝学，林蓉主编.
—北京：人民卫生出版社，2016
ISBN 978-7-117-23141-1

Ⅰ.①2… Ⅱ.①戴…②杨…③林… Ⅲ.①麻醉学-
药理学-文集 Ⅳ.①R971-53

中国版本图书馆 CIP 数据核字（2016）第 203750 号

人卫智网	www.ipmph.com	医学教育、学术、考试、健康，购书智慧智能综合服务平台
人卫官网	www.pmph.com	人卫官方资讯发布平台

2016 年麻醉药理学进展

主　　编：戴体俊　杨宝学　林　蓉
出版发行：人民卫生出版社（中继线 010-59780011）
地　　址：北京市朝阳区潘家园南里 19 号
邮　　编：100021
E - mail：pmph @ pmph.com
购书热线：010-59787592　010-59787584　010-65264830
印　　刷：三河市尚艺印装有限公司
经　　销：新华书店
开　　本：787×1092　1/16　印张：17
字　　数：414 千字
版　　次：2016 年 9 月第 1 版　2016 年 9 月第 1 版第 1 次印刷
标准书号：ISBN 978-7-117-23141-1/R · 23142
定　　价：59.00 元

打击盗版举报电话：010-59787491　E-mail：WQ @ pmph.com
（凡属印装质量问题请与本社市场营销中心联系退换）

前　言

中国药理学会麻醉药理学专业委员会成立6年来,在各界关怀下,在同道的共同努力下,不断发展、壮大,现已初具规模。尤其可喜的是一批优秀的、年轻的药理学、麻醉学工作者参加到学会中来,成立了以郑州大学张卫教授为主任委员的中国药理学会麻醉药理学专业委员会青年委员会,给学会带来生机与活力。一些学术造诣精深的药理学家、麻醉学家也把自己多年的研究成果奉献给《2016年麻醉药理学进展》,使本书更加丰富多彩,更有学术价值。我们相信:通过我国药理学家、麻醉学家和相关专家的共同努力,具有中国特色的麻醉药理学必将傲然挺立于世界麻醉药理学之林!

中国药理学会麻醉药理学专业委员会主任委员　**戴体俊**
2016年3月

目　录

1 植物药对化学药物体内过程影响的研究进展

河北医科大学中西医结合学院中药与中药药理教研室,
中西医结合研究所,石家庄,050017
赵静,张楠,邢媛,任雷鸣

作者简介

赵静,女,药理学博士,主要从事中药药理学和心血管药理学研究。
通讯作者:任雷鸣,男,教授,博士研究生导师,河北医科大学中西医结合学院院
长、中国药理学会理事、中国药理学会麻醉药理学专业委员会副主委,E-mail:
ren-leiming@263.net。

摘要:**背景** 植物药与西药的联合应用已成为患者乃至医生的一种用药习惯,
很多医生尚未意识到植物药-西药相互作用给患者带来的潜在风险。**目的**
介绍植物药对西药的吸收、分布、代谢与排泄特别是血药浓度的影响,揭示植
物药对西药药代动力学影响的分子机制。**内容** 植物药-西药相互作用的循
证医学现状分析、植物药-西药相互作用的临床表现、植物药-西药相互作用
的机制以及植物药-西药相互作用与围手术期的关系等。**趋向** 研究植物
药-西药之间的相互作用不仅具有重要的学术价值,也对日常临床工作具有
十分重要的指导意义。但是目前与临床相关的植物药-西药相互作用的药代
动力学研究十分欠缺,亦无明确的指导原则,更缺乏高质量的循证医学证据。
总之,关于植物药-西药相互作用的研究工作任重道远,需要医护人员及科研
工作者的共同努力。

关键词:植物药;化学药物;体内过程;相互作用;机制

20世纪以前,我国在数千年的发展史中主要依靠植物药(亦称草药或中药)防治疾病或
维持健康。近百年来,由于西方医学与药学的迅速发展,很多发达国家逐渐减少了植物药的
使用。然而西药的研发在20世纪末进入瓶颈期,医药行业的关注点再次投向植物药。例

如,我国自主研制的中药芪苈强心剂囊,在治疗心力衰竭的作用机制和临床循证医学研究中取得了令人瞩目的成就,可显著提高国际标准药物治疗方案的临床效果,获得国际医学界的高度认同[1-6]。此外,近10年的调查数据分析结果表明,加拿大、澳大利亚以及欧洲的植物药消耗率曾以指数形式快速增长,其中德国、法国的植物药销售量位居欧洲诸国之首。一项2009年的统计数据显示,60%至85%的土著非洲人不仅使用植物药,甚至还将植物药与化学药物联合应用以期更好地治疗疾病。

与西药相比,植物药的成分十分复杂,具有多靶点、多水平和网络式调控的药效学特点,适应证范围较宽,很多疾病都可用其治疗;我国中医就有异病同治、同病异治的理论。国外的数据分析亦显示,近70%的女性因围绝经期综合征而服用过植物药,甚至近半数的妊娠期妇女服用过植物药;此外,还有近半数的父母给孩子们服用过植物药。目前,植物药与西药的联合应用已成为患者乃至医生的一种用药习惯;更为严重的问题还在于,就诊时近60%的患者不会把服用植物药的情况主动告诉医生。很多医生尚未意识到植物药-西药相互作用给患者带来的潜在风险。

1 植物药-西药相互作用的临床表现

根据所联合的植物药、西药的种类不同,药物相互作用所导致的临床表现有很大差异。例如含酸性成分的山楂丸、五味子丸、乌梅丸等中成药与碱性西药碳酸钠、碳酸氢钠、氢氧化铝同时服用,会出现酸碱中和反应;含铝、铁、钙、镁的赤石脂、钟乳石等与四环素类抗生素同时服用,可生成难溶性螯合物,既减弱西药的抗菌效果,也影响植物药发挥作用。在药效学方面,甘草具有增强糖皮质激素类药物的药理作用和不良反应,大蒜、当归可增加华法林诱发的出血倾向。对于复杂性尿路感染,补中益气丸联合诺氟沙星既能提高机体免疫力,又能有效地控制感染;同样,合理使用甘草与氢化可的松时,在抗炎、抗变态反应方面有协同效果。2012年一篇文献报道,槟榔是继尼古丁、乙醇和咖啡因之后的世界上第四个最常用的药物,该植物含有九种生物碱,具有毒蕈碱样和烟碱样作用,临床资料回顾性分析结果表明,槟榔高消费男性人群中,精神分裂症阳性症状明显低于低消费或无消费人群[7];在药物诱发的不良反应方面,抗精神病药与槟榔合用可能引起锥体外系反应[7]。苦杏仁、桃仁、枇杷叶是镇咳类中成药的主要成分,如蛇胆川贝液、枇杷露、橘红丸等;这些中成药不能与吗啡、哌替啶、可待因等合用,以免导致患者出现呼吸困难。血药浓度是药物到达靶器官发挥疗效以及导致不良反应甚至毒性反应的关键因素,已经证明小柴胡汤可降低泼尼松龙的口服生物利用度,贯叶金丝桃则可降低硝苯地平、地高辛、茶碱、环孢素、奈韦拉平、他汀类和甾类药物的血药浓度。因此,植物药对西药的吸收、分布、代谢与排泄特别是血药浓度的影响,需要进行深入研究。

2 植物药-西药相互作用的循证医学现状分析

循证医学(evidence-based medicine)是指临床医生对患者的诊治应该有充分的科学依据,任何决策都需建立在科学论证的基础上,这种科学论据应是当前的最佳证据。它要求任何医疗决策都不能仅凭临床经验、过时或不完善的理论知识指导临床,而应遵循并应用最新、最佳的科学论据。循证医学的出现使临床医学的研究和实践发生了巨大变化。相反,植物药-西药相互作用的循证医学研究刚刚起步,相关证据的等级不高,尚难以预测相互作用的程度和临床意义,这些数据只能提示临床存在植物药-西药相互作用的潜在风险。植物药-西药相互作用的研究中还存在一些特殊的问题,如药材鉴定错误、伪品、药材产地、药材化学成分的季节性改变、提取和生产工艺的多样性等。

随着我国中医药事业与制药工业的快速发展,中药药品越来越多。1963 年版《中华人民共和国药典》收载中成药 197 种,2010 年版则多达 1068 种。目前中成药已发展到 5000 余个品种,在我国医疗健康领域占有举足轻重的地位。植物药-西药联合用药在我国也很普遍。在中老年慢性病患者中,一种中药与数种西药联合应用、数种中药与数种西药联合应用,已呈现普遍化和常规化趋势。南京医科大学第一附属医院及中国医学科学院阜外心血管病医院作为组长单位,联合国内 23 家综合三甲医院,历时 15 个月,选取病例 512 名,完成了一项"随机、双盲、安慰剂平行对照评价芪苈强心胶囊治疗慢性心衰患者有效性与安全性的多中心临床试验"的循证医学研究。该研究成果于 2013 年 6 月刊登在国际心血管领域权威杂志《美国心脏病学会杂志》[3]。我国关于植物药-西药联合应用的研究多侧重于临床疗效的观察,而在药代动力学方面的药物相互作用研究非常少见。

另一方面,我们注意到植物药-西药联合用药时,也会影响到药物不良反应的发生率。一篇题为"我国 2000—2008 年中药不良反应文献综合分析"的报道显示,100 种杂志刊登的 933 例中药制剂所致不良反应中,涉及中药制剂 156 种。某医院随机抽取 2008—2009 年门诊中成药处方 1200 张,其中不合理处方 300 张;不合理处方中,中医医师处方 75 张(占 25%),西医医师处方 225 张(占 75%)。随着植物药-西药联合应用治疗疾病的日益增多,越来越多的人注意到两者合用可能引起植物药-西药相互作用,这种相互作用可能会影响药物的疗效,甚至会导致严重的不良反应、毒性反应或治疗失败。实际工作中,研究西药对合用中成药的影响似乎困难重重,但是我们可以将中成药视作一个整体,分析其对合用西药的影响,如后者在吸收、分布、代谢与排泄方面的改变,对机体药物代谢酶的诱导与抑制等。

在西药-西药相互作用研究中,Van Roon 等创建了以证据等级为基础的评估程序体系。该体系亦可用于植物药-西药相互作用研究领域,尤其适于评估某些已经得到确证的植物药-西药相互作用,或可依据植物化学成分特征进行推断的植物药-西药相互作用。"植物药-西药相互作用的证据等级标准"将证据分为 4 个级别:1 级证据,根据植物药所含化学成分的药物相互作用、构效关系等已知知识,作为专家观点或在正式刊物上提出的植物药-西药相互作用的可能性;2 级证据,有关药效学或药动学的实验动物研究数据、或不足以推论至人体的离体实验研究数据;3 级证据,已经公开发表的高质量病例报告,且无其他因素能够解释该相互作用;4 级证据,利用患者或健康受试者进行的植物药-西药相互作用的临床试验研究,试验设有对照组,研究结果已经在学术期刊上公开发表。

3 植物药-西药相互作用的机制

与西药-西药相互作用相似,植物药-西药相互作用的主要机制也是诱导或抑制肠道和肝脏的代谢酶。此外,药物转运体[8]如肠道 P-糖蛋白等也发挥着重要作用。口服给药后,药物在进入体循环之前,相关组织及脏器的 CYP 酶和外排转运体活性的改变,会影响口服药物的生物利用度。合并使用的植物药如果改变这些酶或外排转运体的活性,将使西药的血药浓度升高或降低,从而影响西药的疗效和安全性。

通过体外肝药酶实验常常可以推测药物在体内发生相互作用的可能性,一些临床病例报道已经证实了体外实验与整体反应的相关性,但是体外实验无法预测整体反应的严重程度[9]。一些公认的植物药-西药相互作用,最初均是在体外研究中发现的。表1列出了9种植物药与西药相互作用的机制及证据等级评判。植物药与肝药酶的相互作用也会产生毒理学效应[10],例如某些化学成分可能诱发特异性肝损伤,导致患者出现转氨酶升高、脂肪肝、胆汁淤积、急性或慢性肝炎、肝小静脉闭塞病、肝纤维化、肝硬化、肝衰竭、局部或弥漫性肝坏死。引起肝损伤的可能原因包括 CYP 激活、氧化应激、线粒体损伤以及细胞凋亡。

表1　植物药对合用西药的作用及相关机制

药用植物	主要成分	植物药的作用靶点	与之产生相互作用的药物	证据等级
酸果蔓	花青苷类,黄酮类	抑制 CYP 酶和 P-糖蛋白	华法林,CYP1A2、2C9、3A4 的底物	4
当归	黄酮类,香豆素类	抑制 CYP1A2、3A4 和 P-糖蛋白		3
甜甘草	甘草皂苷	诱导 CYP2C9、3A4	华法林,利多卡因,CYP2C9、3A4 的底物	2
大蒜	大蒜素,植物杀菌素	诱导 CYP3A4 和 P-糖蛋白	沙奎那韦,华法林,CYP2D6、3A4 的底物	4
人参	人参皂苷	抑制和诱导 CYP2C9、2C19、2D6、3A4 的活性	伊马替尼,CYP2E1、2D6 的底物	4
葡萄籽	原花青素,白藜芦醇	降低 CYP2C19、2D6、3A4 的活性	CYP2C19、2D6、3A4 的底物	4
卡瓦根	卡瓦内酯类	降低 CYP1A2、2D6、2E1、3A4 的活性		4
金丝桃	金丝桃素,黄酮类	抑制和诱导 CYP 和 P-糖蛋白		4
立浪草	皂苷,黄酮类,二萜类	通过诱导 CYP3A4 产生有毒的代谢物	CYP3A4 的诱导剂如苯巴比妥、利福平、伊马替尼,CYP2E1、2D6 的底物	3

注:证据等级的判定标准见正文

3.1　代谢酶的诱导与抑制　人体内负责药物代谢最主要的 CYP 亚家族是 1A2、2A6、2C9、2C19、2D6、2E1、3A4 以及 3A5。CYP1A1 主要在肾、肠、肺等肝外组织中表达;肝脏和小肠中含量最丰富的亚型是 CYP3A4,它参与代谢的临床用药至今已达 50%。已经证实某些植物药可诱导 CYP,并使合用处方药的血药浓度低于治疗水平,导致临床治疗失败。植物药尚能抑制体内药物代谢酶的活性,植物药对 CYP 或其他代谢酶的抑制具有竞争性、可逆性和浓度依赖性特征。大部分植物药抑制剂也是 CYP 的底物,因而可显著改变外源性物质如处方药的药动学特征。由于植物药抑制剂抑制了肠道和肝脏对处方药的代谢,后者的血药浓度异常升高,可能引起毒性反应。抑制药物代谢酶的另一个临床后果是处方药的肝清除率降低,导致药物蓄积,对于治疗窗窄和浓度-效应变化剧烈的处方药尤需警惕。

贯叶金丝桃是临床应用最广泛的抗抑郁植物药之一,它也是 CYP3A4 的强诱导剂,其诱导作用与给药途径、剂量和疗程有关,它也可能诱导或抑制其他 CYP 同工酶和 P-糖蛋白。临床病例报告指出,贯叶金丝桃对 CYP3A4 的诱导作用可使 CYP3A4 底物(包括环孢素、辛伐他汀、茚地那韦、华法林、阿米替林、他克莫司、羟可酮以及奈韦拉平)的血药浓度显著降低。贯叶金丝桃可用于治疗抑郁症,若将贯叶金丝桃与选择性 5-羟色胺再摄取抑制剂如舍曲林、帕罗西汀同时服用,患者会出现 5-羟色胺综合征样症状。与甲苯磺丁脲合用时,虽然贯叶金丝桃未明显改变前者的药动学特征,但糖尿病患者的低血糖发生率增加。贯叶金丝桃与伊立替康合用时,癌症患者体内伊立替康活性代谢物 SN-38 的生成减少。

阿米替林既是 CYP3A4 的底物,也是肠道 P-糖蛋白的底物。理论上讲,通过诱导 CYP3A4 而降低阿米替林口服生物利用度,可能会导致阿米替林治疗失败。2002 年 Johne 等在临床试验研究中发现,12 名抑郁症患者同时服用贯叶金丝桃提取物和阿米替林 2 周后,阿米替林的药时曲线下面积(AUC)减少了 21%。作为 CYP 和 P-糖蛋白底物的处方药与金丝桃合用时,导致前者药动学发生明显改变的药物还包括:抗凝血剂苯丙香豆素、华法林等,抗组胺药非索非那定等,抗反转录病毒药如蛋白酶抑制剂、反转录酶抑制剂等,降血糖药甲苯磺丁脲等,免疫抑制剂环孢素、他克莫司、麦考酚酸等,抗惊厥药卡马西平等,抗癌药伊立替康等,支气管扩张药茶碱等,镇咳药右美沙芬等,心血管用药中的他汀类、地高辛、二氢吡啶类钙通道阻滞剂等,口服避孕药,阿片类如美沙酮、洛哌丁胺等,苯二氮䓬类阿普唑仑、咪达唑仑等。药物相互作用实验研究中,常常用到公式 $AUC_i/AUC=1+[I]/K_i$,式中 $[I]$ 为酶抑制剂的浓度,可用血浆药物总浓度代替,K_i 为体外实验中抑制剂的解离常数;通常 $[I]/K_i$ 值大于 0.1 可作为评价临床药物相互作用的标准。研究发现,受试者单次服用 300mg 的贯叶金丝桃标准提取物(含 5% 贯叶金丝桃素)后,贯叶金丝桃素的最高血药浓度可达 0.17 ~ 0.5μM,其 $[I]/K_i$ 值 >0.22,表明贯叶金丝桃素很可能产生药物相互作用。2002 年 Bray 等在动物实验中证实贯叶金丝桃对多种 CYP 酶都有影响。2007 年 Dresser 等发现,合用贯叶金丝桃后,健康受试者体内咪达唑仑的尿清除率提高,表明贯叶金丝桃诱导了 CYP3A4。动物和人体试验研究进一步证实了贯叶金丝桃含有抑制和诱导多种 CYP 同工酶的化学成分;其效应可能与用药剂量、疗程有关,也可能具有种属和组织特异性。尽管贯叶金丝桃中各种单一化学成分对 CYP 同工酶具有多种效应,但是体内、体外研究均证明贯叶金丝桃的总提物以及主要成分贯叶金丝桃素抑制 CYP1A2、2C9、2C19、2D6 和 3A4 参与的药物代谢[11]。

银杏通过诱导健康受试者 CYP2C19 而加快奥美拉唑的代谢。Taki 等在小鼠证实了大蒜提取物对华法林的抗凝血作用和药物代谢的影响[12]。黄酮类化合物鱼藤酮是 CYP 的抑制剂,鱼藤酮存在于数种植物(如豆薯等)中。鱼藤酮通过干扰血红素铁的电子转移而抑制 CYP 活性。有研究证实白藜芦醇和色氨酸也是 CYP 的强效抑制剂。

Ⅱ相代谢酶主要包括尿苷二磷酸葡糖醛酸转移酶(UGT)、N-乙酰基转移酶(NAT)、谷胱甘肽转硫酶(GST)和磺基转移酶(ST)。这些酶催化 Ⅰ 相代谢产物与极性或离子基团结合,增加其水溶性,利于排出体外。CYP 介导的植物药-西药相互作用已被广泛研究,而植物药提取物对 Ⅱ 相代谢酶影响的研究尚不充分。但是已有充足证据提示,通过影响 Ⅱ 相代谢酶亦能产生具有临床意义的植物药-西药相互作用。

2002 年 Sheweita 等发现几种降血糖植物药(如白羽扇豆等)的提取物可降低大鼠 GST 活性和谷胱甘肽含量。姜黄素是从姜黄的干燥根茎中提取的一种天然抗氧化剂,具有抗肿瘤和抗炎等药理作用;姜黄素使 ddY 小鼠肝脏 GST 和醌还原酶的活性增强。缬草是一种具有镇静催眠作用的植物药,研究证明缬草可能抑制 UGT 而产生植物药-西药相互作用。以雌二醇和吗啡作为探针进行的体外研究中,缬草提取物对 UGT 的抑制程度可达 87%。日本的汉方药由数种植物药混合而成,对某些 II 相代谢酶也具有抑制效应。2009 年 Nakagawa 等对 51 种汉方植物药进行了体外研究,其中 9 种对 UGT2B7 介导的吗啡 3-葡糖醛酸反应产生抑制作用,抑制率超过 50%;甘草、大黄、肉桂的提取物对吗啡 3-叠氮-3-脱氧胸腺核苷(AZT)的葡糖醛酸化反应的抑制率超过 80%。这与 Katoh 等对大黄、肉桂、黄芩的研究结果一致。

银杏不仅影响 CYP,其提取物还能有效抑制人肝微粒体和人肠微粒体对麦考酚酸的葡糖醛酸反应。一项研究以多巴胺和利托君为探针,分析了 18 种植物药对人重组硫酸转移酶 1A3 活性的影响,其中葡萄籽、水飞蓟、匙羹藤、贯叶金丝桃、银杏叶、大叶紫薇叶、罗布麻、花生衣的提取物对探针的代谢具有很强的抑制作用,其 IC_{50} 值低于这些植物药在胃肠道中推算的浓度。Mohamed 等也报道了绿茶活性成分表没食子儿茶素没食子酸酯对 UGT1A4 的抑制作用、水飞蓟对 UGT1A6 和 UGT1A9 的抑制作用、锯棕榈对 UGT1A6 的抑制作用、蔓越莓对 UGT1A9 的抑制作用。最近又发现了 UGT 介导植物药-西药相互作用的证据。据报道某些植化成分如香豆素、柠檬油素、葡萄内酯、异补骨脂素、香柠檬亭、欧前胡素和异茴芹内酯能够诱导肝脏 GST 活性。尽管上述发现的临床意义还有待证实,但是 II 相代谢酶在植物药-西药相互作用中所发挥的作用应受到重视。

3.2 转运体的诱导和抑制 ATP 结合盒转运体(ATP-binding cassette transporters)在药物的吸收、分布和消除中发挥着重要作用。该家族中研究最多的是 P-糖蛋白,集中分布在肝脏胆小管和肾脏近曲小管上皮细胞的顶端表面、胰腺导管细胞、小肠和结肠的柱状黏膜细胞、肾上腺[13]。小肠、肝脏、肾脏和大脑对药物的吸收和消除常常受 P-糖蛋白的影响。特别是 P-糖蛋白参与了药物及其代谢产物在肝胆、消化道和肾脏的排泄过程。

至今已经发现了许多具有重要临床价值的 P-糖蛋白抑制剂,其中也包括植物化学物质如黄酮类、呋喃香豆素类、利血平、奎尼丁、育亨宾、长春新碱、长春碱等[14]。Borrel 等曾报道,运载离子的离子载体如缬氨霉素、无活菌素、尼日利亚菌素、莫能菌素、卡西霉素、拉沙洛西通过对 P-糖蛋白的作用而抑制蒽环类抗生素外排;相反,形成通道的离子载体如短杆菌肽无效。许多能够影响 CYP 的植物药也会对转运体产生相似的效应。转运体与抗癌药的药动学关系密切,转运体的发现也解释了癌细胞对化疗药物产生多重耐药的部分机制。

3.3 胃肠道功能的改变 植物药不仅影响肠道的代谢酶和转运体,还可通过多种机制改变合用西药的吸收。酮康唑、伊曲康唑等药物的溶解和胃肠道吸收具有 pH 依赖性;特别是对于那些靶向给药制剂,如果在药物吸收位点形成络合物,将严重影响药物的吸收。此外,含蒽醌类的植物如番泻叶、鼠李皮、大黄和可溶性纤维素(如瓜尔胶、洋车前草)能促进胃肠蠕动,通过缩短胃肠道的传输时间而减少药物的吸收;当这些植物药与处方药联合应用时,可显著影响处方药的吸收。

Izzo 等曾证明蒽醌类成分通过抑制 Na^+/K^+-ATP 酶和提高 NO 合酶的活性损伤消化道上皮细胞,继而改变了肠道对水、盐的吸收并导致肠道内液体蓄积,加快肠内容物排泄。大蒜衍生物能提高大鼠胃肠道中醌还原酶和 GST 的活性,这两个酶所参与的代谢反应具有化学防护效应,尤其对化学致癌具有防护作用。在人参-西药药动学相互作用中,除了归因于人参对 CYP 和 P-糖蛋白的影响外,还可能与人参的胃肠道效应特别是抑制胃分泌功能有关。体外研究发现大黄酸和丹蒽醌增加呋塞米的吸收。一项有关传统中药草血竭的小鼠实验结果表明,草血竭对胃排空、胃肠道蠕动以及排便反射均有抑制作用。类似的研究也证明了传统中药枳实和白芍对胃肠活动的抑制作用。

纤维含量高的植物药可引起胆汁酸蓄积,从而降低苯氧甲青霉素、二甲双胍、格列本脲、洛伐他汀等药物的吸收。Mochiki 等报道一种汉方药能够增加肠道血流量,并促进胃肠激素(如胃动素、VIP、CGRP)的分泌。另一种汉方药能够促进肠道分泌脑肠肽(ghrelin),后者使胃排空延迟。对腹部手术后患者,大承气汤能提高血浆胃动素水平,促进胃肠蠕动,改善胃节律紊乱以及胃轻瘫;如果患者同时服用了处方药,大承气汤缩短胃肠道传输时间的作用可能抑制处方药的吸收。

3.4 肾脏清除药物能力的改变 某些植物药可能影响肾功能,并能改变肾脏清除药物的能力。例如一些植物药具有抑制肾小管分泌、重吸收以及肾小球滤过的作用;此外,还有一些植物药作为利尿剂用于临床。植物药的利尿机制复杂且互不相同,有些植物药提高肾小球滤过率但不增加电解质分泌,而有些植物药可直接作用于肾小管。表 2 列出了具有利尿作用或具有肾脏毒性的 20 余种植物药,今后应重点研究这些植物药与主要通过肾脏排泄的西药联合应用时,西药通过尿液的排泄情况以及西药的血药浓度变化。

表2 影响肾脏功能或造成肾脏损伤的植物药

药 用 植 物	对肾脏的作用	证据等级
广防己	马兜铃酸代谢产物与肾组织细胞的 DNA 形成马兜铃酰胺-DNA 加合物,使皮质肾小管大量破坏	4
实黎豆	含有黎豆氨酸,具有肾毒性	3
月桂美鳞菊	损害肾脏近曲小管和髓袢;且具有肝毒性	3
欧甘草	含有甘草酸,其代谢物甘草次酸抑制肾脏 11-羟基类固醇脱氢酶,致皮质醇蓄积,患者出现类库欣综合征;刺激肾脏的醛固酮受体,致血压升高、钠潴留、低钾血症	4
海巴戟、紫花苜蓿、蒲公英、问荆、异株荨麻	含有大量的钾,可能引起高钾血症	3
大黄	具有泻下功能,可能引起肾结石和其他肾脏疾病	1
杨桃	引起草酸盐肾病	1
熊果、毛果一枝黄花、蒲公英、欧刺柏、问荆、欧当归、欧芹、芦笋、异株荨麻、紫花苜蓿	因这些植物药具有利尿作用,合用西药时,可能促进西药由尿液排泄	1

注:证据等级的判定标准见正文

4 植物药与围手术期

很多印度的医药公司一直在努力推广中国传统中植物药以及印度的植物药产品,他们强调这些药物有益于机体健康,甚至声称这些植物药产品几乎对各类疾病均有效,包括严重的疾病。但是,时常有临床研究质疑围手术期的一些潜在并发症是否与植物药-西药的相互作用有关。这些药物相互作用可能导致患者围手术期电解质紊乱、凝血功能障碍、心血管功能变化和麻醉时间延长,这些问题逐渐被手术医师和麻醉医师高度关注。这些围手术期并发症的发生机制可能涉及围手术期常规用药的药效学和药动学改变,例如患者在术前长期服用了植物药,导致常规用药(西药)的吸收、分布、代谢和排泄发生改变,甚至常规用药的药效亦可能发生改变。美国麻醉医师协会的指南中,对植物药的临床应用及其与围手术期常规药物的相互作用,已经做了相应说明并制定了相关规定。但是这些规定常常执行不到位,有时因紧急手术等情况而难以落实。临床实践中已经观察到,在植物药与常规麻醉药以及常规围手术期药物联合应用时,可能发生严重后果甚至导致死亡。临床麻醉的产生系指短时间内多种西药在体内相互作用的综合平衡效果,如果在此过程中添加了植物药或印度草药,势必导致药物相互作用更为复杂和难以控制。作为手术医师和麻醉医师,必须通过认真询问患者的用药史以及详实的调查问卷,掌握患者的是否使用了植物药,以避免围手术期发生不利的药物相互作用。

在常规麻醉工作中,我们已经发现了植物药-西药的偶发不良反应,例如服用大蒜或银杏的患者出血倾向增加,服用人参的高血压患者病情出现恶化,服用贯叶金丝桃的患者出现镇静过度等。大蒜具有抑制血小板聚集的作用,服用大蒜的患者接受硬膜外麻醉时必须高度警惕患者的出血问题,以免发生硬膜外血肿。银杏叶提取物常常用于改善患者的学习记忆能力,据报道银杏叶提取物也具有抗炎作用和抑制血小板的作用,可使围手术期出血的风险增加。因此,手术前后均应强制性禁止这些植物药与非甾体抗炎药合用。据报道,贯叶金丝桃和缬草具有增强麻醉效果的作用,对机体内源性神经递质GABA的调节可能是其作用机制之一;紫锥菊因具有免疫抑制活性而增加伤口感染的风险;临床上,医生或患者有意或无意地将这些植物药与常规麻醉用药联合使用,均可能影响患者围手术期的病情。

参 考 文 献

[1] Xiao H, Song Y, Li Y, et al. Qiliqiangxin regulates the balance between tumor necrosis factor-α and interleukin-10 and improves cardiac function in rats with myocardial infarction. Cell Immunol, 2009, 260: 51-55.

[2] Liu W, Chen J, Xu T, et al. Qiliqiangxin improves cardiac function in spontaneously hypertensive rats through the inhibition of cardiac chymase. Am J Hypertens, 2012, 25: 250-260.

[3] Li XL, Zhang J, Huang J, et al. A multicenter, randomized, double-blind, parallel-group, placebo-controlled study of the effects of Qili Qiangxin capsules in patients with chronic heart failure. J Am Coll Cardiol, 2013, 62: 1065-1072.

[4] Zhang J, Wei C, Wang HT, et al. Protective effect of qiliqiangxin capsule on energy metabolism and myocardial mitochondria in pressure overload heart failure rats. Evid-Based Complement Alt. 2013, Doi: 10. 1155/ 2013/378298.

[5] Cui XN, Zhang J, Li YB, et al. Effects of Qili Qiangxin capsule on AQP2, V2R, and AT1R in rats with chronic heart failure. Evid-Based Compl Alt, 2015, Doi: 10. 1155/2015/639450.

[6] Zeng QC, Wu ZL, Huang YL, et al. Effects of Qili Qiangxin capsule on renal aquaporin-2 expression in rats with chronic heart failure. Eur Heart J, 2015, 17(Suppl): C42-C48.

［7］ Coppola M,Mondola R. Potential action of betel alkaloids on positive and negative symptoms of schizophrenia：a review. Nord J Psychiatry,2012,66：73-78.

［8］ Jiang RR,Dong JJ,Li XX,et al. Molecular mechanisms governing different pharmacokinetics of ginsenosides and potential for ginsenoside-perpetrated herb-drug interactions on OATP1B3. Br J Pharmacol,2015,172：1059-1073.

［9］ Umehara K,Camenisch G. Novel in vitro-in vivo extrapolation（IVIVE）method to predict hepatic organ clearance in rat. Pharm Res,2011,29：603-617.

［10］ Asdaq SM,Inamdar MN. Pharmacodynamic interaction of captopril with garlic in isoproterenol-induced myocardial damage in rat. Phytother Res,2010,24：720-725.

［11］ Hokkanen J,Tolonen A,Mattila S,et al. Metabolism of hyperforin,the active constituent of St John's wort,in human liver microsomes. Eur J Pharm Sci,2011,42：273-284.

［12］ Taki Y,Yokotani K,Yamada S,et al. Ginkgo biloba extract attenuates warfarin-mediated anticoagulation through induction of hepatic cytochrome P450 enzymes by bilobalide in mice. Phytomedicine,2012,19：77-182.

［13］ Degorter MK,Xia CQ,Yang JJ,et al. Drug transporters in drug efficacy and toxicity. Annu Rev Pharmacol Toxicol,2012,52：249-273.

［14］ Eichhorn T,Efferth T. P-glycoprotein and its inhibition in tumors by phytochemicals derived from Chinese herbal medicine. J Ethnopharmacol,2012,141：557-570.

2 右美托嘧啶、丙泊酚与苯二氮䓬类 ICU镇静对预后的影响有差别吗?

湖南省桃源县人民医院麻醉科/重症医学科
胡兴国

作者简介

胡兴国,男,硕士,主任医师,享受国务院政府特殊津贴专家,湖南省新世纪121
人才工程第三层次培养人选,湖南省高层次卫生人才"225"工程医学学科骨
干人才培养对象,常德市"十百千"人才工程第一层次培养人选,湖南省桃源
县人民医院副院长,徐州医学院兼职教授、硕士生导师,中国药理学会麻醉药
理专业委员会委员,湖南省医学会麻醉学专业委员会委员,湖南省医师协会
麻醉医师分会委员,湖南省医学会重症医学专业委员会委员,湖南省健康管
理学会围手术期管理专业委员会常务委员,国际麻醉学与复苏杂志编委,中
华麻醉学杂志特约编委。

摘要:背景 镇静治疗是 ICU 综合治疗的重要组成部分。ICU 常用的镇静药主
要包括苯二氮䓬类(benzodiazepines)和非苯二氮䓬类(nonbenzodiazepines)。
近年来许多临床研究结果提示与苯二氮䓬类比较,非苯二氮䓬类右美托嘧
啶、丙泊酚 ICU 镇静对患者预后的影响可能具有一定的优势。**目的** 比较苯
二氮䓬类与非苯二氮䓬类右美托嘧啶、丙泊酚 ICU 镇静对预后的影响是否存
在差别。**内容** 在介绍 ICU 常用镇静药的基础上,从机械通气和 ICU 停留
时间、谵妄和认知功能障碍发生、机体免疫调节、病死风险和器官的保护作用
等几方面就苯二氮䓬类与非苯二氮䓬类右美托嘧啶、丙泊酚 ICU 镇静对预后
的影响的研究进展作一简介。**趋向** 与苯二氮䓬类比较,非苯二氮䓬类右美
托咪定、丙泊酚镇静可缩短机械通气和 ICU 住院时间,降低谵妄和认知功能
障碍发生率及病死率,并有一定的免疫调节作用和器官保护作用,临床使用
似乎更有优势。
关键词:镇静;苯二氮䓬类;右美托咪定;丙泊酚;预后

镇痛镇静治疗在全球已日益为重症医学临床工作者所重视。最近十年来,欧美国家和我国的多个学会相继发表了多个关于重症患者镇痛镇静治疗指南,表明了对 ICU 重症患者实施镇痛镇静治疗的重要性和必要性。镇静治疗是 ICU 综合治疗的重要组成部分[1]。镇静能使 ICU 重症患者处于良好的镇静状态,不仅有利于复杂操作和治疗顺利实施,而且能减轻患者的痛苦和恐惧感,患者不感知或者遗忘其在危重阶段的多种痛苦,并不使这些痛苦加重患者的病情。ICU 常用的镇静药包括苯二氮䓬类(benzodiazepines)和非苯二氮䓬类(non-benzodiazepines)。近年来许多临床研究结果提示,苯二氮䓬类的持续使用会对 ICU 重症患者的预后造成不利影响,能导致机械通气时间、住院天数延长,谵妄发生率增加,而且药物易蓄积导致昏迷,影响呼吸系统、认知功能等不良反应,甚至是死亡风险增加的独立预测因子[2,3]。而非苯二氮䓬类右美托嘧啶、丙泊酚 ICU 镇静对患者预后的影响可能具有一定的优势[1,4,5]。本文就与此相关的研究进展作一简介。

1 ICU 常用镇静药

ICU 常用镇静药分为苯二氮䓬类和非苯二氮䓬类[6]。苯二氮䓬类是目前 ICU 最常用的镇静药,包括地西泮(diazepam)、咪达唑仑(midazolam)和劳拉西泮(lorazepam)。常用的非苯二氮䓬类有丙泊酚(propofol)和右美托嘧啶(dexmedetomidine)。ICU 理想的镇静药应该具备以下几个特征:治疗简单,药供方便,价格低廉,作用迅速,且持续时间可预测,对呼吸、循环、消化系统影响小,依赖性低,药物在体内无积蓄,具有特异性拮抗剂,有遗忘作用兼有镇静、抗焦虑作用,代谢产物无活性,无不良药物相互作用,无组织细胞毒性,不易蓄积,清除过程稳定快速且不受组织器官功能影响。但目前 ICU 临床常用镇静药没有一种能完全满足以上要求。

1.1 苯二氮䓬类 是 ICU 应用最多的镇静药。苯二氮䓬类与苯二氮䓬受体结合后,增强 γ 氨基丁酸(GABA)能神经传递功能和突触抑制效应,抑制中脑网状结构对皮层的激醒,抑制边缘系统神经元活动,产生剂量相关的催眠、抗焦虑、抗惊厥及顺行性遗忘作用。这类药物无镇痛作用,使用个体差异较大,经肝肾代谢,长时间应用可引起蓄积,对血流动力学有一定影响。目前临床上最常用的苯二氮䓬类是咪达唑仑。咪达唑仑为水溶性苯二氮䓬类衍生物,作用强度是地西泮的 1.5 ~ 2 倍。静脉注射咪达唑仑起效快,60 ~ 90 秒药效达高峰,半衰期短,为 2 ~ 3 小时,大剂量对呼吸心血管抑制明显。其代谢产物 α-羟基咪达唑仑具有药理活性,特别在肾功能不全的患者中易蓄积,临床一般短期使用(<72 小时),否则难以预测清醒和拔管时间。常用负荷剂量为 0.01 ~ 0.05mg/kg,维持剂量为 0.02 ~ 0.1mg/(kg·h)。

1.2 非苯二氮䓬类 丙泊酚为快速短效静脉麻醉药。具有迅速消除(半衰期 30 ~ 60 分钟),迅速分布(半衰期 2 ~ 4 分钟),起效迅速(1 ~ 2 分钟),作用短暂(5 ~ 10 分钟)等特点。其镇静水平易于调节,代谢产物无药理活性,停药后清醒快,质量高,不良反应发生率低。它具有广泛的中枢抑制作用,能降低脑耗氧量、降低颅内压(ICP),抗惊厥,抗炎症、抗氧化和舒张支气管。丙泊酚镇静作用的可能机制是主要通过 $GABA_A$ 受体的 β 亚单位结合,增强 GABA 诱导的氯电流,从而产生镇静催眠作用;同时可能通过 $α_2$ 肾上腺素能受体系统产生间接的镇静作用;此外对兴奋性谷氨酸受体亚型 N-甲基-D-天门冬氨酸(NMDA)受体可能有广泛的抑制作用。常用负荷剂量为 1 ~ 2mg/kg,维持剂量 0.5 ~ 4mg/(kg·h)。大剂量应用丙泊酚时对呼吸及心血管抑制作用明显。长期或大量使用后需监测甘油三酯水平,并考虑其在营养支持中提供的能量。丙泊酚输注综合征(propofol infusion syn-drome,PRIS)是丙泊酚相关的严重不良反应,一般指长时间大剂量丙泊酚输注后引起的代谢性酸中毒、高脂血症和心力衰竭伴肝脏肿大并最终导致死亡的临床综合征。目前发现还有横纹肌溶解、高钾血症、肾衰竭、难治性心律失常、肝脏脂肪浸润、肝衰竭等。具体病理生理机制尚不清楚,但共同结局是心血管系统衰竭。PRIS 一旦发展,缺乏特异性治疗手段,其对液体治疗及血管活性药物不敏感。血液透析治疗可有效改善酸中毒和脂质代谢,综合其他支持治疗有望扭转 PRIS 的进展。目前认为控制丙泊酚的输注速度和剂量对预防 PRIS 的发生尤其重要,尽量避免连续 48h 输注丙泊酚大于 4mg/(kg·h),一旦怀疑可能发生 PRIS,应立即停用丙泊酚,改用其他镇静药物。

右美托咪定是高选择性 α_2-肾上腺素受体激动剂。右美托咪定与跨膜 G 蛋白肾上腺能受体结合后,抑制蛋白激酶 A,导致下游酶如腺苷酸环化酶的磷酸化,使中枢神经系统蓝斑核的去甲肾上腺素能神经元超极化而介导右美托咪定的镇静效应,而镇痛作用与其调节脊髓背角去甲肾上腺素能通路的疼痛刺激有关。右美托咪定与 α_2 和 α_1 受体的亲和力比率为 1620:1,它作用于突触前 α_2 受体,负反馈调节突触前递质的释放。具有可以诱导自然睡眠,药物使用过程中容易被唤醒,能减少阿片类药的剂量,改善患者舒适性、提高治疗的配合程度等特点。最近有研究认为右美托咪定具有机体免疫调节以及神经保护等作用,具有明显的抗炎作用,能改善巨噬细胞功能和抗凋亡作用。快速推注可出现低血压、高血压、心动过缓和窦性停搏。因其兼具镇静与镇痛双重作用,同时具有免疫调节以及神经保护等作用,对呼吸抑制作用弱,安全性较高,因此在 ICU 重症患者镇静中可能具有一定优势。其常用负荷剂量为 $1\mu g/kg$,维持剂量为 $0.2\sim0.7\mu g/(kg·h)$。

2 对机械通气和 ICU 停留时间的影响

Lonardo 等[7]在成人 ICU 机械通气患者中(年龄等于或大于 18 岁,机械通气时间在 48 小时以上)对丙泊酚和咪达唑仑、劳拉西泮进行了比较,其中丙泊酚与咪达唑仑 2250 例,丙泊酚与劳拉西泮 1054 例,结果显示,与咪达唑仑组、劳拉西泮组比较,丙泊酚组更早脱离呼吸机的比例较高,转出 ICU 的比例也明显增加,提示丙泊酚比苯二氮䓬类能有效地缩短机械通气时间。

Riker 等[8]在 ICU 机械通气患者中比较了右美托咪定和咪达唑仑镇静的安全性和有效性,结果表明,与咪达唑仑组比较,右美托咪定组的镇静效应和 ICU 停留时间无明显差异,拔管时间和机械通气时间明显缩短。后来 Jakob 等[9]又在机械通气患者中对右美托咪定与咪达唑仑或丙泊酚镇静进行了比较,证实右美托咪定、咪达唑仑、丙泊酚三组的镇静作用相仿,与咪达唑仑或丙泊酚组比较,右美托咪定机械通气时间明显缩短,而且易于唤醒,治疗的合作性更好。Riker[8]和 Jakob[9]研究结果均提示了 ICU 镇静作用右美托咪定不劣于咪达唑仑和丙泊酚,与苯二氮䓬类比较,右美托咪定也有同样的缩短机械通气时间的优势。因此,2013 年美国重症医学院(ACCM)发布的处理 ICU 成人患者疼痛、躁动和谵妄临床实践指南(PAD 指南)建议:为改善成人机械通气患者的预后,在机械通气的成人 ICU 患者采用非苯二氮䓬类的镇静药物方案(丙泊酚、右美托咪定均可),可能优于苯二氮䓬类(咪达唑仑、或劳拉西泮),并改善临床结局(等级:+2B)[10]。

在 2013 年 Fraser 等[11]和 Adams 等[12]分别对 6 项随机研究的结果进行了 Meta 分析和系统综述,他们的研究共纳入 6 项随机研究 1235 名患者,其中咪达唑仑与右美托咪定比较 3 项,劳拉西泮与右美托咪定比较 1 项,咪达唑仑与丙泊酚比较 1 项,劳拉西泮与丙泊酚比较 1 项,并排外心脏术后患者,同时考虑到如每日镇静中断、呼吸机撤除方案等可能影响预后的混杂因素,结果显示,与苯二氮䓬类镇静方案比较,非苯二氮䓬类镇静方案可以缩短 ICU 停留时间和机械通气时间,提示右美托咪定或丙泊酚的镇静治疗方案可能优于苯二氮䓬类镇静方案。2016 年 Constantin 等[13]又对重症患者应用右美托咪定镇静的有效性和安全性进行了 Meta 分析,该 Meta 分析包括了 16 项随机研究资料 1994 名患者,结果进一步证实与劳拉西泮、咪达唑仑、丙泊酚比较,右美托咪定明显缩短机械通气时间和 ICU 停留时间。从以上研究均证实与苯二氮䓬类比较,非苯二氮䓬类可以缩短机械通气时间和 ICU 停留时间。

3 对谵妄和认知功能障碍发生的影响

谵妄(delirium)是急性认知功能障碍的一种形式,是一种急性脑功能障碍[14]。在 ICU 重症患者中,60% ~80% 的机械通气患者发生谵妄,20% ~50% 的 ICU 低危患者发生谵妄,有 10% 的患者在转出 ICU 时仍存在谵妄。在住院老年患者的研究证实谵妄是认知功能障碍的一个独立预测因素。研究也表明在重症疾病存活者谵妄是神经病学损害和认知功能障碍的危险因素。Jackson 等[15]发现在 ICU 经历谵妄的存活者,在 1 年随访时有 71% 的存在认知功能障碍。谵妄的持续时间延长是认知功能障碍恶化的独立预测因子[16]。研究证实重症患者谵妄的发生与患者自身因素、疾病因素、环境因素和治疗干预因素有关(图 1)[14]。

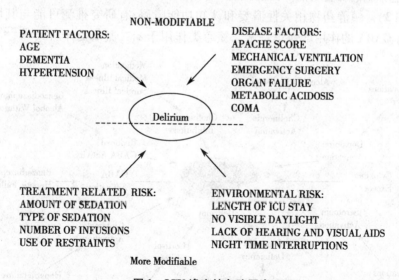

图 1 ICU 谵妄的危险因素

研究发现镇静药物的使用与谵妄有关,同时也是导致长期认知功能障碍的独立危险因素[17]。早期研究显示苯二氮䓬类可增加谵妄的发生率,而且谵妄的发生与苯二氮䓬类剂量有关,如劳拉西泮每增加 1mg,谵妄的发生会增加 20%[18]。Riker[8]和 Jakob 等[9]在 ICU 机

13

械通气患者中的研究证实,与咪达唑仑比较,右美托咪定镇静谵妄的发生率明显降低,持续时间也较短。Xia 等[19]的一项纳入 10 项随机对照研究共 1202 名患者的 ICU 成人患者应用右美托咪定和丙泊酚镇静临床益处的 Meta 分析研究表明,与丙泊酚比较,右美托咪定能缩短 ICU 停留时间和谵妄发生率,而机械通气时间无明显不同,提示 ICU 患者镇静,在缩短 ICU 住院时间和降低谵妄危险性方面,右美托咪定优于丙泊酚。Djaiani 等[20]在施行心脏手术老年患者中的研究也发现,与丙泊酚比较,右美托咪定镇静能使术后谵妄的发生率明显降低,发生时间明显延迟,持续时间明显缩短。Li 等[21]纳入 20 个研究包括 2612 名患者的 Meta 分析研究证实围手术期或 ICU 右美托咪定镇静能降低神经认知功能障碍的危险性。

尽管苯二氮䓬类和非苯二氮䓬类均可能引起谵妄,但是谵妄的类型不同。非苯二氮䓬类导致的谵妄类型更多为快速可逆性,预后较好。Patel 等[22]研究结果显示,预后较好的快速可逆性谵妄组使用丙泊酚较多,而使用咪达唑仑较少,而预后较差的持续性谵妄组以使用咪达唑仑者为多。

有关 ICU 重症患者发生谵妄和认知功能障碍确切的病理生理学机制目前仍不十分清楚,一般认为其发生可能与多种机制的综合作用有关,如神经递质失衡、细胞因子介导的炎症反应和局部或全身性缺氧、低灌注和低血压、血糖异常和微血管栓塞所导致的隐匿性弥漫性脑损伤(occult diffuse brain injury)等[14,23]。其中神经递质失衡和神经炎症反应可能发挥主要作用(图2,图3)。在重症疾病时最常见的神经递质的变化包括乙酰胆碱(Ach)可用性降低,多巴胺、去甲肾上腺素,和(或)谷氨酸大量释放,5-羟色胺(5-HT)、组胺、和(或)γ-氨基丁酸(GABA)改变(根据环境和病因不同其活性降低或升高)(图2)。全身性炎症反应是重症疾病和包括脑的器官功能障碍的关键环节。全身性炎症反应可能触发谵妄和长期认知功能障碍(图3)。镇静药物相关性谵妄和认知功能障碍,有研究推测可能与其增强 GABA 功能有关,而 GABA 的作用增强正是苯二氮䓬类作用于苯二氮䓬受体所致[24,25,26]。而右美

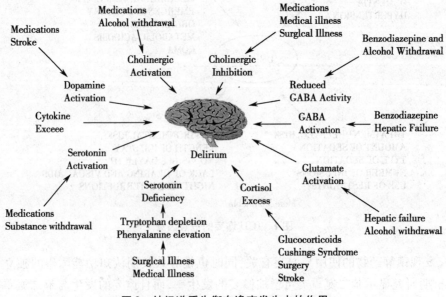

图 2　神经递质失衡在谵妄发生中的作用

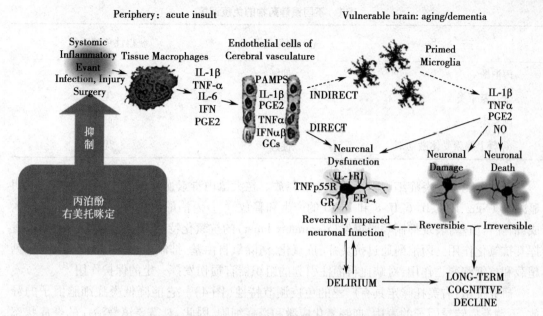

图 3　全身炎症反应可能触发谵妄和长期认知功能障碍

托咪定的镇静镇痛是通过作用于中枢神经系统蓝斑部位的 α_2-肾上腺素受体,抑制去甲肾上腺素分泌而产生的,与 GABA 的作用增强无关,因此可以部分解释为什么与苯二氮䓬类比较,右美托咪定镇静的谵妄发生率明显降低的原因[24]。丙泊酚镇静的主要机制也同为增强 GABA 的功能,但目前的研究证实丙泊酚镇静谵妄发生率明显低于苯二氮䓬类,其机制仍不十分清楚[27]。研究表明丙泊酚和右美托咪定能减少炎症细胞因子肿瘤坏死因子 α(TNFα)、白介素(IL)的产生和释放。Peng 等[28]的研究发现在活化的小胶质细胞中右美托咪定能明显抑制脂多糖引起的炎症反应。丙泊酚和右美托咪定的神经保护和抗炎作用可能在降低谵妄发生率方面起到重要作用(图 3)[24]。睡眠剥夺伴随高水平的炎症反应、胰岛素抵抗增加和下丘脑垂体轴的兴奋,因此右美托咪定对睡眠质量的影响可能改善其临床结局如谵妄的发生率和死亡率降低[24]。此外研究发现丙泊酚的镇静作用与其拮抗 NMDA 受体有关,从而提示丙泊酚拮抗 NMDA 的作用在降低谵妄发生率中也起到了一定的作用。

4　对机体免疫调节的影响

研究表明,镇静药物可以通过直接作用于免疫细胞或间接通过神经内分泌反应而影响免疫功能。MacLaren[29]早在 2009 年就根据 Qiao 等在大鼠脓毒症模型中镇静治疗能减少炎症细胞因子的产生,显著降低死亡率的研究结果,在 Critical Care 发表评论,提出了免疫镇静(immunosedation)的概念。研究表明,不同的镇静药物对机体免疫炎症反应的影响不同(表 1)。在小鼠肺炎模型研究证实苯二氮䓬类增强 GABA 信号而增加肺炎小鼠的死亡率[30]。人类肺炎患者的研究也发现应用苯二氮䓬类有伴随有死亡率增加的危险[31]。其机制可能与苯二氮䓬类能激活免疫细胞表达的 GABA 受体,使巨噬细胞功能降低,可能对重症感染不利有关。

表1　不同镇静药物的免疫调控

药　　物	先天性免疫系统	获得性免疫系统
丙泊酚	抑制	无
苯二氮䓬类	抑制	无
阿片类	抑制	抑制
α_2肾上腺素受体激动剂	促进	无

丙泊酚能减少炎症细胞因子的产生和释放。在大鼠内毒素血症模型中发现丙泊酚能明显减少 TNFα、IL-1、IL-6、IL-8 和 IL-10 的产生和释放[32]。丙泊酚也具有抑制氧自由基的生成,清除自由基,表现抑制呼吸爆发(respiratory burst)的抗氧化特性,其通过清除自由基而发挥其抗氧化作用。丙泊酚通过抗炎症、抗氧化、清除氧自由基、抑制中性粒细胞趋化、拮抗钙超载和抗细胞凋亡作用,对缺血再灌注引起的组织器官损伤发挥一定的保护作用[33]。

研究提示:右美托咪定具有广泛的免疫调节特性(图4)。它能降低炎症细胞因子的释放,下调炎症转录因子的表达、抑制氧化应激和炎症细胞,因此,对需要镇静治疗的炎症状态可能有利,如脓毒症,缺血再灌注损伤和呼吸机相关性肺损伤等[34]。Hofer 等[35]研究表明,脓毒症小鼠模型经右美托咪定预处理后,可以使血清中 TNFα、IL-1β、IL-6 水平明显降低,能有效地预防感染性休克的发生,同时下调核转录因子 κB(NF-κB)的结合活性,提高脓毒症小鼠的生存率。进一步研究显示,右美托咪定的抗炎效应是通过激活中枢的 α_2-肾上腺能受体所介导的。Taniguchi 等[36]在内毒素性休克大鼠模型中发现右美托咪定的抗炎作用具有剂量依赖性和时间依赖性,早期、大剂量使用右美托咪定能明显降低血清中 TNFα、IL-6 的水平,提高实验动物的生存率。Memis 等[37]在感染性休克患者中比较右美托咪定和咪达唑仑两种镇静方案,结果显示仅右美托咪定能抑制 TNF-α、IL-1β 和 IL-6 的表达。Zhang 等[38]在

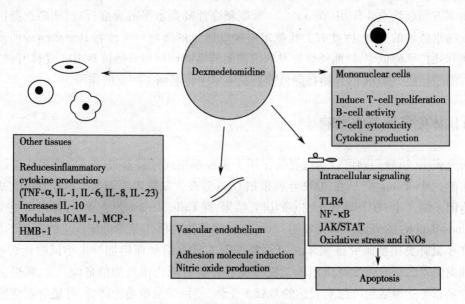

图4　右美托咪定的免疫调节作用

肠缺血再灌注损伤大鼠模型中证实右美托咪定通过抑制炎症反应和肠黏膜上皮细胞的凋亡而呈剂量依赖性的保护缺血再灌注损伤导致的肠损伤。右美托咪定能减轻炎症反应及氧化应激反应，减少细胞凋亡等，因此对感染、创伤及缺血再灌注诱导的器官损伤具有保护作用。

研究显示：睡眠剥夺可以影响患者的免疫功能，丙泊酚、咪达唑仑等能明显降低患者的睡眠质量。右美托咪定治疗的患者脑电图和脑血流图接近正常睡眠模式，因此右美托咪定可能改善 ICU 患者镇静治疗中睡眠剥夺的问题，改善患者的免疫功能[39]。

5 对病死风险的影响

Lonardo 等[7]多中心、回顾性、队列研究，纳入 2003—2009 年使用单一镇静治疗的机械通气患者（机械通气持续时间大于 48 小时），并采用倾向评分匹配，对 15 个可能影响镇静选择及预后的变量进行了匹配，结果显示，苯二氮䓬类的应用与患者死亡率的增加独立相关，应用丙泊酚镇静治疗，能够降低死亡风险。推测其可能机制与由于苯二氮䓬类的药代动力学特点及产生活性代谢产物，连续使用更加容易产生蓄积及不良反应，继而带来呼吸机相关性肺炎发生和死亡率的增加有关。

Pandharipande 等[40]研究表明与劳拉西泮镇静组比较，在脓毒症患者中右美托咪定组的脑功能障碍发生率较低，机械通气时间较短，死亡率较低。Riker 等[8]在 SEDCOM（右美托咪定与咪达唑仑安全性和有效性比较）研究证实右美托咪定组整个感染率较低（10.2% vs 19.7%），但 30 天死亡率两组相仿。Ji 等[41]在施行心脏外科手术患者中发现围手术期应用右美托咪定能明显降低术后死亡率和术后并发症的发生率。最近 Zamani 等[24]对 ICU 脓毒症或感染性休克患者中应用右美托咪定镇静的生存益处进行了系统综述，共纳入 6 个研究 242 例脓毒症患者，发现与对照组（丙泊酚、劳拉西泮、咪达唑仑）比较，右美托咪定组的 28 天死亡率的风险比例是 0.49（95% 可信性区间 0.24 ~ 0.99，$P = 0.05$），ICU 停留时间的加权平均差异是 1.54（95% 可信性间距 -1.73 ~ 4.81，$P = 0.36$），提示与其他镇静药物比较，右美托咪定能改善短期死亡率，而不影响 ICU 的停留时间。但是与其他常用的镇静药物比较，右美托咪定是否改善脓毒症的结局还有待进一步研究。

6 对器官的保护作用

6.1 对肺的保护作用 多项研究显示非苯二氮䓬类丙泊酚和右美托咪定对肺损伤有一定的保护作用[42-47]。动物研究显示丙泊酚能减轻肝移植引起的急性肺损伤。丙泊酚对大鼠后肢缺血再灌注损伤引起的肺损伤也具有保护作用。研究证实右美托咪定能减轻肺缺血再灌注损伤。预注右美托咪定具有保护大鼠气腹和肠道缺血再灌注引起的急性肺损伤的作用。但是使用丙泊酚和右美托咪定是否具有保护肺损伤的作用还缺乏相关的临床研究。迄今为止还没有研究发现苯二氮䓬类对肺具有保护作用。

6.2 对心脏的保护作用 多项资料显示丙泊酚和右美托咪定对心脏具有保护作用[48-53]。研究证实丙泊酚对心脏缺血再灌注损伤具有保护效应，并能抑制心肌细胞的凋亡。在离体大鼠心脏的研究发现，丙泊酚通过上调心肌一氧化氮合成酶的活性对心肌缺血再灌注损伤起到保护作用。有研究表明，右美托咪定通过激活心肌交感神经末梢突触前的 α_2-肾上腺能受体,明显减少心肌交感神经末梢去甲肾上腺素的释放。研究也证实冠状动脉内预先输注右美托咪定能显著减少缺血再灌注损伤后心律失常的发生,能增强心肌收缩力,降低再灌注损伤后血浆去甲肾上腺素的水平。右美托咪定的这种心脏保护作用是通过直接作用于心肌,而不是由中枢神经系统介导的。最近一项右美托咪定对非体外循环下冠状动脉搭桥术患者保护作用的临床研究也显示,与对照组比较,右美托咪定组患者的血压、心率、心肌钙蛋白 I、肌酸激酶-MB、去甲肾上腺素和术后心律失常发生率等各项指标均明显降低。由此可见,丙泊酚和右美托咪定对心脏具有保护作用,但还需要大样本的临床研究来证实。而目前还没有研究证实苯二氮䓬类对心脏的保护作用。

6.3 对肾脏的保护作用 研究证实丙泊酚通过其抗氧化、减少炎症细胞因子的释放而对肾缺血再灌注损伤具有保护作用[54]。丙泊酚在抑制氧化应激和减少炎症细胞因子释放的同时,还能提高骨形态生成蛋白 7 表达,对脓毒症引起的急性肾损伤起到保护作用。Tan 等[55]在内毒素大鼠模型中发现右美托咪定通过抑制炎症反应保护脓毒症导致的急性肾损伤(AKI)。在肾脏缺血再灌注损伤小鼠模型中预先使用右美托咪定后,其肾脏损伤明显减轻。临床研究也显示,在体外循环心脏手术患者使用右美托咪定后,不但显著降低总的急性肾损伤的发生率,减少术前肾功能正常或轻度慢性肾脏疾病患者发生急性肾功能损伤,还显著降低并发症的发生率和 30 天死亡率[56]。

6.4 对其他器官的保护作用 多项研究结果显示丙泊酚和右美托咪定对其他多个器官也可能具有明显的保护作用。目前的研究表明丙泊酚和右美托咪定对全脑缺血大鼠、肝脏缺血再灌注损伤大鼠和肠缺血再灌注损伤大鼠等实验动物都具有良好的保护效应。

综上所述,与苯二氮䓬类比较,非苯二氮䓬类右美托咪定、丙泊酚可缩短机械通气和 ICU 停留时间,降低谵妄和认知功能障碍发生率及病死率,并有一定的免疫调节作用和器官保护作用,临床使用似乎更有优势。

参 考 文 献

[1] Oldham M, Pisani MA. Sedation in critically ill patients. Crit Care Clin,2015,31(3):563-587.

[2] Reade MC, Finfer S. Sedation and delirium in the intensive care unit. N Engl J Med,2014,370(5):444-454.

[3] Porhomayon J, Joude P, Adlparvar G, et al. The impact of high versus low sedation dosing strategy on cognitive dysfunction in survivors of intensive care units: A systematic review and meta-analysis. J Cardiovasc Thorac Res,2015,7(2):43-48.

[4] Gradwohl-Matis I, Mehta S, Dünser MW. What's new in sedation strategies? Intensive Care Med,2015,41(9):1696-1699.

[5] Quintard H, Sztark F. Dexmedetomidine, a revolution for sedation in ICU? Anaesth Crit Care Pain Med,2016,35(1):5-6.

[6] Page VJ, McAuley DF. Sedation/drugs used in intensive care sedation. Curr Opin Anaesthesiol,2015,28(2):139-144.

[7] Lonardo NW, Mone MC, Nirula R, et al. Propofol is associated with favorable outcomes compared with benzodiazepines in ventilated intensive care unit patients. Am J Respir Crit Care Med,2014,189(11):1383-1394.

[8] Riker RR, Shehabi Y, Bokesch PM, et al. Dexmedetomidine vs midazolam for sedation of critically ill patients: a randomized trial. JAMA,2009,301(5):489-499.

[9] Jakob SM, Ruokonen E, Grounds RM, et al. Dexmedetomidine vs midazolam or propofol for sedation during

prolonged mechanical ventilation：two randomized controlled trials. JAMA，2012，307（11）：1151-1160.

［10］Barr J，Pandharipande PP. The pain，agitation，and delirium care bundle：synergistic benefits of implementing the 2013 Pain，Agitation，and Delirium Guidelines in an integrated and interdisciplinary fashion. Crit Care Med，2013，41（9 Suppl 1）：S99-115.

［11］Fraser GL，Devlin JW，Worby CP，et al. Benzodiazepine versus nonbenzodiazepine-based sedation for mechanically ventilated，critically ill adults：a systematic review and meta-analysis of randomized trials. Crit Care Med，2013，41（9 Suppl 1）：S30-38.

［12］Adams R，Brown GT，Davidson M，et al. Efficacy of dexmedetomidine compared with midazolam for sedation in adult intensive care patients：a systematic review. Br J Anaesth，2013，111（5）：703-710.

［13］Constantin JM，Momon A，Mantz J，et al. Efficacy and safety of sedation with dexmedetomidine in critical care patients：A meta-analysis of randomized controlled trials. Anaesth Crit Care Pain Med，2016，35（1）：7-15.

［14］Jackson P，Khan A. Delirium in critically ill patients. Crit Care Clin，2015，31（3）：589-603.

［15］Jackson JC，Girard TD，Gordon SM，et al. Long-term cognitive and psychological outcomes in the awakening and breathing controlled trial. Am J Respir Crit Care Med，2010，182（2）：183-191.

［16］Girard TD，Jackson JC，Pandharipande PP，et al. Delirium as a predictor of long-term cognitive impairment in survivors of critical illness. Crit Care Med，2010，38（7）：1513-1520.

［17］Dubois MJ，Bergeron N，Dumont M，et al. Delirium in an intensive care unit：a study of risk factors. Intensive Care Med，2001，27（8）：1297-1304.

［18］Pandharipande P，Shintani A，Peterson J，et al. Lorazepam is an independent risk factor for transitioning to delirium in intensive care unit patients. Anesthesiology，2006，104（1）：21-26.

［19］Xia ZQ，Chen SQ，Yao X，et al. Clinical benefits of dexmedetomidine versus propofol in adult intensive care unit patients：a meta-analysis of randomized clinical trials. J Surg Res，2013，185（2）：833-843.

［20］Djaiani G，Silverton N，Fedorko L，et al. Dexmedetomidine versus Propofol Sedation Reduces Delirium after Cardiac Surgery：A Randomized Controlled Trial. Anesthesiology，2016，124（2）：362-368.

［21］Li B，Wang H，Wu H，et al. Neurocognitive dysfunction risk alleviation with the use of dexmedetomidine in perioperative conditions or as ICU sedation：a meta-analysis. Medicine（Baltimore），2015，94（14）：e597.

［22］Patel SB，Poston JT，Pohlman A，et al. Rapidly reversible，sedation-related delirium versus persistent delirium in the intensive care unit. Am J Respir Crit Care Med，2014，189（6）：658-665.

［23］Maldonado JR. Neuropathogenesis of delirium：review of current etiologic theories and commonpathways. Am J Geriatr Psychiatry，2013，（12）：1190-1222.

［24］Zamani MM，Keshavarz-Fathi M，Fakhri-Bafghi MS，et al. Survival benefits of dexmedetomidine used for sedating septic patients in intensive care setting：A systematic review. J Crit Care，2016，32：93-100.

［25］Pandharipande PP，Pun BT，Herr DL，et al. Effect of sedation with dexmedetomidine vs lorazepam on acute brain dysfunction in mechanically ventilated patients：the MENDS randomized controlled trial. JAMA，2007，298（22）：2644-2653.

［26］Pandharipande P，Ely EW. Sedative and analgesic medications：risk factors for delirium and sleep disturbances in the critically ill. Crit Care Clin，2006，22（2）：313-27.

［27］Ferrell BA，Girard TD. Sedative choice：a critical decision. Am J Respir Crit Care Med，2014，189（11）：1295-1297.

［28］Peng M，Wang YL，Wang CY，et al. Dexmedetomidine attenuates lipopolysaccharide-induced proinflammatory response in primary microglia. J Surg Res，2013，179（1）：e219-225.

［29］MacLaren R. Immunosedation：a consideration for sepsis. Crit Care，2009，13（5）：191.

［30］Sanders RD，Godlee A，Fujimori T，et al. Benzodiazepine augmented γ-amino-butyric acid signaling increases mortality from pneumonia in mice. Crit Care Med,2013,41(7):1627-1636.

[31] Obiora E,Hubbard R,Sanders RD,et al. The impact of benzodiazepines on occurrence of pneumonia and mortality from pneumonia:a nested case-control and survival analysis in a population-based cohort. Thorax, 2013,68(2):163-170.

[32] Taniguchi T,Yamamoto K,Ohmoto N,et al. Effects of propofol on hemodynamic and inflammatory responses to endotoxemia in rats. Crit Care Med,2000,28(4):1101-1106.

[33] Vasileiou I,Xanthos T,Koudouna E,et al. Propofol:a review of its non-anaesthetic effects. Eur J Pharmacol, 2009,605(1-3):1-8.

[34] Camara-Lemarroy CR,Rendon-Ramirez EJ,Ibarra-Yruegas BE. Immunomodulatory effects of dexmedetomidine:From bench to clinic. World J Anesthesiol,2014,3(2):137-145.

[35] Hofer S,Steppan J,Wagner T,et al. Central sympatholytics prolong survival in experimental sepsis. Crit Care,2009,13(1):R11.

[36] Taniguchi T,Kurita A,Kobayashi K,et al. Dose- and time-related effects of dexmedetomidine on mortality and inflammatory responses to endotoxin-induced shock in rats. J Anesth,2008,22(3):221-228.

[37] Memiş D,Hekimoğlu S,Vatan I,et al. Effects of midazolam and dexmedetomidine on inflammatory responses and gastric intramucosal pH to sepsis,in critically ill patients. Br J Anaesth,2007,98(4):550-552.

[38] Zhang XY,Liu ZM,Wen SH,et al. Dexmedetomidine administration before,but not after,ischemia attenuates intestinal injury induced by intestinal ischemia-reperfusion in rats. Anesthesiology, 2012, 116 (5): 1035-1046.

[39] Oto J,Yamamoto K,Koike S,et al. Sleep quality of mechanically ventilated patients sedated with dexmedetomidine. Intensive Care Med,2012,38(12):1982-1989.

[40] Pandharipande PP,Sanders RD,Girard TD,et al. Research Effect of dexmedetomidine versus lorazepam on outcome in patients with sepsis:an apriori-designed analysis of the MENDS randomized controlled trial. et al. Crit Care,2010,14:R38.

[41] Ji F,Li Z,Nguyen H,et al. Perioperative dexmedetomidine improves outcomes of cardiac surgery. Circulation,2013,127(15):1576-1584.

[42] Zhao W,Zhou S,Yao W,et al. Propofol prevents lung injury after intestinal ischemia-reperfusion by inhibiting the interaction between mast cell activation and oxidative stress. Life Sci,2014,108(2):80-87.

[43] Yao W,Luo G,Zhu G,et al. Propofol activation of the Nrf2 pathway is associated with amelioration of acute lung injury in a rat liver transplantation model. Oxid Med Cell Longev,2014,2014:258567.

[44] Xu Y,Zhang R,Li C,et al. Dexmedetomidine attenuates acute lung injury induced by lipopolysaccharide in mouse through inhibition of MAPK pathway. Fundam Clin Pharmacol,2015,29(5):462-471.

[45] Jiang L,Li L,Shen J,et al. Effect of dexmedetomidine on lung ischemia-reperfusion injury. Mol Med Rep, 2014,9(2):419-426.

[46] Cai Y,Xu H,Yan J,et al. Molecular targets and mechanism of action of dexmedetomidine in treatment of ischemia/reperfusion injury. Mol Med Rep,2014,9(5):1542-1550.

[47] Shen J,Fu G,Jiang L,et al. Effect of dexmedetomidine pretreatment on lung injury following intestinal ischemia-reperfusion. Exp Ther Med,2013,6(6):1359-1364.

[48] Lemoine S,Zhu L,Gress S,et al. Mitochondrial involvement in propofol-induced cardioprotection:An in vitro study in human myocardium. Exp Biol Med (Maywood),2016,241(5):527-538.

[49] Hare GM. Studying propofol-induced cardioprotection:from mechanism to clinical phenomenon and back again. Can J Anaesth,2016,63(4):392-396.

[50] Siracusano L,Girasole V. Propofol and cardioprotection against arrhythmias. Anesthesiology,2009,111(2):

447-448.

[51] Davidson SM, Yellon DM, Sánchez G, et al. Dexmedetomidine protects the heart against ischemia-reperfusion injury by an endothelial eNOS/NO dependent mechanism. Pharmacol Res,2016,103:318-327.

[52] Yoshitomi O, Cho S, Hara T, et al. Direct protective effects of dexmedetomidine against myocardial ischemia-reperfusion injury in anesthetized pigs. Shock,2012,38(1):92-97.

[53] Ren J, Zhang H, Huang L, et al. Protective effect of dexmedetomidine in coronary artery bypass grafting surgery. Exp Ther Med,2013,6(2):497-502.

[54] Li Y, Zhong D, Lei L, et al. Propofol Prevents Renal Ischemia-Reperfusion Injury via Inhibiting the Oxidative Stress Pathways. Cell Physiol Biochem,2015,37(1):14-26.

[55] Tan F, Chen Y, Yuan D, et al. Dexmedetomidine protects against acute kidney injury through downregulating inflammatory reactions in endotoxemia rats. Biomed Rep,2015,3(3):365-370.

[56] Ji F, Li Z, Young JN, et al. Post-bypass dexmedetomidine use and postoperative acute kidney injury in patients undergoing cardiac surgery with cardiopulmonary bypass. PLoS One,2013,8(10):e77446.

3 RAS抑制剂用于脓毒症有利吗?

湖南省桃源县人民医院麻醉科/重症医学科
胡兴国

作者简介

胡兴国,见前。

摘要:背景 肾素-血管紧张素系统(renin-angiotensin system,RAS)的兴奋是维持容量状态和血管张力的重要机制之一。研究证实,脓毒症(sepsis)时 RAS 明显激活。RAS 的过度兴奋或抑制均可能产生不良的临床结局。RAS 过度兴奋可能导致强烈的血管收缩,组织缺血和急性肾衰竭,而 RAS 的抑制与难治性休克和多器官功能障碍有关。**目的** 介绍 RAS 在脓毒症和感染性休克(septic shock)中的可能作用和 RAS 抑制剂对脓毒症的可能治疗作用。**内容** 从 RAS 与 RAS 抑制剂、脓毒症时的 RAS、RAS 在脓毒症中的作用和 RAS 抑制剂在脓毒症中应用等几方面就 RAS 抑制剂在脓毒症中的应用进展作一简介。**趋向** 在脓毒症时应用 RAS 抑制剂,尤其是血管紧张素转换酶(ACE)抑制剂和血管紧张素 II(Ang II)受体阻滞剂可能产生有益作用,然而,由于其有益作用仅局限于脓毒症和急性肺损伤(ALI)的早期,因此应仔细考虑 RAS 抑制剂的给药时机。临床上 RAS 抑制剂在脓毒症患者中确切的治疗作用还需进一步研究。
关键词:脓毒症;肾素-血管紧张素系统;抑制剂

脓毒症 1.0(sepsis1.0)是指由感染因素引起的全身性炎症反应综合征(systemic inflammatory response syndrome,SIRS)。最近在奥兰多召开的美国重症医学会第45届重症医学年会上公布,并在 JAMA 发表的由美国重症医学会(SCCM)及欧洲重症医学会(ESICM)发起制定的新的脓毒症定义,也就是脓毒症 3.0(sepsis3.0),将脓毒症定义为机体对感染所产生的反应失调而引起的、危及生命的器官功能障碍[1-5]。简言之脓毒症 3.0(sepsis3.0)= 感染+序贯性器官功能衰竭评估评分(SOFA)≥2 分,相当于脓毒症 1.0 定义中的严重脓毒症(severe sepsis)。脓毒症是创伤、烧伤和感染性疾病患者的严重并发症[6-7]。它具有外周血管扩张,全身血管阻力降低,毛细血管通透性增高导致的全身性水肿等特征。它起病隐匿,进展迅速,后果严重,是导致重症患者死亡的第一因素。虽然多年来国内外学者围绕脓毒症、感染性休克(septic shock)的发病机制(图1,图2)和治疗策略进行了大量的研究,但其发病率和死亡率仍

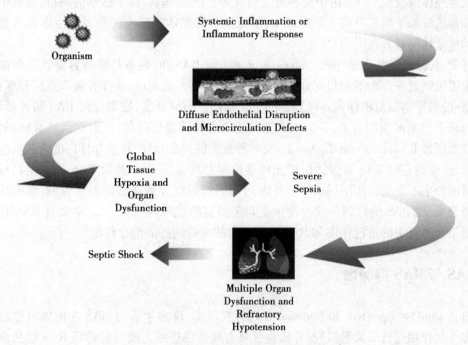

图1　从感染到感染性休克的病理生理学机制

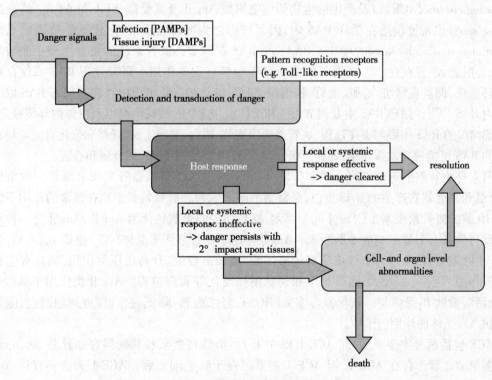

图2　脓毒症病理生理的 2015 概念

居高不下[6-8]。

在脓毒症期间为了保证重要器官特别是脑和心脏的血液供应,当血压降低时常常触发复杂的神经体液反应[9-11]。由于交感神经系统和下丘脑-垂体-肾上腺轴的兴奋,血浆中儿茶酚胺和皮质醇水平明显升高。研究证实,缺乏这种神经体液反应的患者发生多器官衰竭和死亡的危险性明显升高[11-13]。

肾素-血管紧张素系统(renin-angiotensin system,RAS)的兴奋是维持容量状态和血管张力的重要机制之一。RAS 通过对血容量和外周血管阻力的调控,发挥着调节血压和维持水、电解质、酸碱平衡以及机体内环境稳定的重要作用。研究证实,脓毒症时 RAS 明显激活,这主要与两个方面的原因有关,一方面严重的感染会导致血压降低,反射性激活 RAS;另一方面血管紧张素Ⅱ(angiotensinⅡ,AngⅡ)是一种重要的炎症介质,可参与体内的炎症反应。研究显示,在脓毒症时 RAS 被激活以扩充血容量和升高血压[14]。然而 RAS 的过度兴奋或抑制均可能产生不良的临床结局[15-17]。RAS 过度兴奋可能导致强烈的血管收缩,组织缺血和急性肾衰竭,而 RAS 的抑制与难治性休克和多器官功能障碍有关[18]。本文就 RAS 在脓毒症和感染性休克中的可能作用和 RAS 抑制剂对脓毒症的可能治疗作用作一简介。

1 RAS 与 RAS 抑制剂

自从 1898 年 Tigerstedt 和 Bergman 发现肾素以来,许多学者对 RAS 在机体内稳态和疾病状态下的作用进行了大量研究,并取得了卓有成效的进展。经典的循环 RAS 包括血管紧张素原(angiotensinogen,为血管紧张素前体)、肾素(renin)、血管紧张素转换酶(angiotensin converting enzyme,ACE)以及产生的生物活性物质如 AngⅡ及其受体 AT-1 和 AT-2。醛固酮(aldosterone)也常被包括在循环 RAS 内,因而被称之为循环肾素-血管紧张素-醛固酮系统(renin angiotensin aldosterone system,RAAS)。RAS 在调节心血管系统的正常生理功能与高血压、心肌肥大、充血性心力衰竭等的病理过程中具有重要作用。研究发现 RAS 不仅存在于循环系统,而且在肾脏、心脏、血管、脑组织、胰腺、淋巴和脂肪组织中存在有局部 RAS 以及细胞内 RAS[19,20]。循环 RAS 主要调节血压和维持水、电解质、酸碱平衡以及机体内环境稳定,而局部组织的 RAS 主要与炎症过程、血管通透性调节、凋亡、细胞生长、迁移和分化有关。局部组织的 RAS 可能独立发挥作用,如脑组织,或与循环 RAS 紧密联系,如肾脏和心脏。

肾素是由肾脏的近球细胞合成和分泌,经肾静脉进入血液。血管紧张素原是一种由肝脏、肾脏和其他器官产生的 α_2 球蛋白,是肾素的唯一底物。血管紧张素原在肾素的作用下转化成 10 肽的血管紧张素Ⅰ(AngⅠ),后者经 ACE 切去两个肽转化为 AngⅡ,AngⅡ是一种对血流动力学具有明显影响的 8 肽激素。AngⅡ作用于血管紧张素受体(AT)亚型 1,即 AT_1 受体,产生收缩血管、促进肾上腺皮质释放醛固酮、增加血容量、升高血压等作用,而且有生长激素样作用,促进心肌肥大、血管增生和动脉粥样硬化等病理过程。AngⅡ也作用于 AT_2 受体,激活缓激肽 B_2 受体与一氧化氮合成酶(NOS),舒张血管,降低血压,促进细胞凋亡,能部分拮抗 AT_1 受体的作用(图 3)。

ACE 包括两种主要亚型,即 ACE-1 和 ACE-2。虽然在血浆和其他器官如肾脏、脑、心脏和骨骼肌的血管床存在 ACE-1,但 ACE-1 主要存在于肺毛细血管。ACE-1 兴奋不仅使 AngⅠ转化成 AngⅡ,也能降解缓激肽,使之失活,从而升高血压。ACE-2 与 ACE-1 具有同源性,

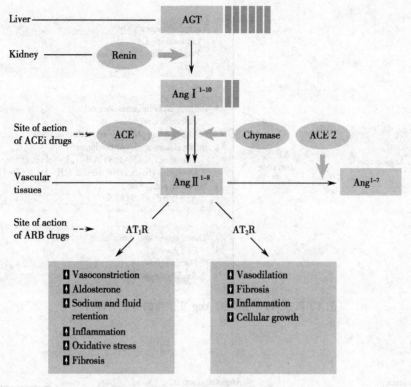

图 3　肾素-血管紧张素系统(RAS)

但其作用与 ACE-1 相反,它作为 RAS 的负性调节剂而发挥作用。ACE 和 ACE-2 两者的平衡通过调节和控制血液 Ang Ⅱ浓度在心血管病理生理学中发挥重要的作用。

　　RAS 中的 Ang Ⅱ作为一种效应肽,主要参与水钠代谢和心血管功能的调节。大量的实验研究显示 Ang Ⅱ与 AT-1 受体结合,通过多种机制促进细胞的生长和炎症反应(图 4)[21,22]。包括:①增加内皮源性黏附分子的表达;②增加促炎症细胞因子和趋化因子的表达;③诱导血管内皮细胞生长因子(VEGF),刺激内皮黏附分子(P-选择素和 E-选择素)、细胞间黏附分子-1(ICAM-1)和血管细胞黏附分子-1(VCAM-1)的表达而增加血管的通透性;④诱导促凝血(procoagulant)活性。此外 Ang Ⅱ还能促进反应氧簇(ROS)产生,细胞凋亡,血管生成,内皮功能障碍,细胞的迁移和分化,白细胞黏附和迁移,细胞外基质重塑。这种作用促进了炎症部位中性粒细胞的募集和集聚,从而加重组织的损伤。此外,Ang Ⅱ在导致器官和线粒体损伤的多种细胞内信号转导通路中起到重要作用[23]。Ang Ⅱ的主要的血管和非血管作用总结见图 5[22]。

　　RAS 抑制剂包括 ACE-1 抑制剂、AT₁ 受体阻滞剂和肾素抑制剂。ACE-1 抑制剂对 ACE 具有直接抑制作用,通过抑制 ACE,降低循环系统与血管组织 RAS 活性,减少 Ang Ⅱ的生成和升高缓激肽水平而发挥作用。临床上常用的 ACE 抑制剂包括卡托普利、依那普利、依那普利拉等。AT₁ 受体阻滞剂是在受体水平阻断 RAS,与 ACE 抑制剂比较具有专一性特点。研究证实 ACE 抑制剂不能抑制糜酶途径,而 AT₁ 受体阻滞剂能特异与 AT₁ 受体结合,阻断不同代谢途径生成的 Ang Ⅱ作用于 AT₁ 受体,从而抑制 Ang Ⅱ的作用。常用的 AT₁ 受体阻滞剂有氯沙坦、缬沙坦、坎地沙坦等。

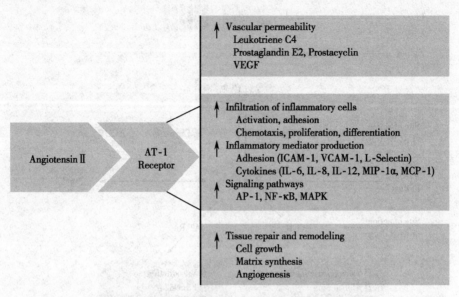

图 4 通过 AT-1 受体的 Ang Ⅱ 作用的可能关键机制

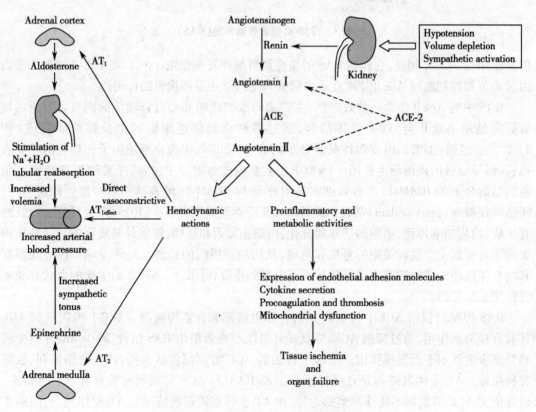

图 5 低血压状态时 RAS 激活的示意图

2 脓毒症时的 RAS

实验和临床研究均证实脓毒症期间 RAS 被激活[24-27]。未复苏的感染性休克具有低血容量、细胞外液容量不足、心输出量降低、低血压和全身血管阻力降低等特征[28]。感染性休克触发复杂的神经-体液反应,在循环中释放数种血管活性物质[29]。在感染性休克时有效的循环容量和动脉血压的恢复主要与以下四种机制有关[30],包括交感神经系统兴奋、神经垂体释放精氨酸加压素、抑制心房心房和脑利钠肽的分泌以及球旁细胞肾素分泌增加,导致血浆 Ang Ⅱ 水平升高和肾上腺皮质醛固酮分泌增加[30]。

在脓毒症期间,血浆肾素、Ang Ⅰ 和 Ang Ⅱ 的活性明显升高[26]。据报告尽管血浆 Ang Ⅱ 水平升高,但是严重的低血压伴随 Ang Ⅱ 血管加压效应的明显降低[24]。而且 RAS 激活促使了氧化应激和内皮功能障碍[31],研究报告这些与肾脏[14]、肺[32]的损伤的发生和器官功能障碍的严重性密切相关[26]。

动物实验研究表明脓毒症能引起 AT-1 和 AT-2 受体系统性下调[33,34]。在脓毒症期间促炎症细胞因子,如 IL-1β、TNF-α、干扰素 γ(IFN-γ)和一氧化氮(NO)大量释放,AT-1 受体表达下调。尽管血浆肾素活性和 Ang Ⅱ 水平明显升高,这导致了全身性低血压和醛固酮分泌明显降低[33,34]。最近,研究证实脓毒症时 AT-1 受体相关蛋白(Arap1)的表达下调,这促使了继发于血管对 Ang Ⅱ 敏感性降低的低血压的发生[35]。肾上腺 AT2 受体的下调可能损害肾上腺髓质儿茶酚胺的释放,因此在脓毒症引起的低血压的发生发展中起到重要的作用[34]。RAS 的介质也与脓毒症和感染性休克患者的微血管功能障碍有关[26]。

3 RAS 在脓毒症中的作用

脓毒症早期 RAS 的激活对机体具有保护作用,主要发挥稳定血压的生理效应。但随着脓毒症的进一步发展,循环及组织内的 RAS 高度激活,可以对机体造成明显的损害作用。

3.1 对心血管系统的影响 脓毒症相关循环衰竭的神经内分泌反应包括下丘脑-垂体-肾上腺轴和交感神经系统的兴奋、内皮素和血管加压素(vasopressin)的释放以及 RAS 的激活[9]。研究证实 RAS 激活不仅表现在体循环中,而且在微循环也能被发现,尤其是肾小球毛细血管和其他器官的毛细血管[36-38]。虽然 Ang Ⅱ 的作用主要是收缩血管,使血压升高,但血压降低可能与前列腺素合成增加有关。这种作用有助于减轻 Ang Ⅱ 的强烈血管收缩作用所致的缺血性损伤。

脓毒症引起的血管麻痹的主要机制之一是一氧化氮(NO)的过度产生[39-41]。在感染时,促炎症细胞因子如肿瘤坏死因子 α(TNF-α)、白介素-1(IL-1)等可诱导 NOS 的产生。但是,在脓毒症时给予 NOS 抑制剂并不能完全逆转对升压药的血管反应性降低,提示脓毒症引起的血管麻痹也与另外的途径有关。研究显示,在脓毒症时血浆和组织的 Ang Ⅱ 水平明显升高,但由于高水平的细胞因子和 NO 引起 Ang Ⅱ 受体下调,而使 Ang Ⅱ 的生物学作用明显降低。由于 Ang Ⅱ 受体亚型 AT_2 受体表达下降,而使 Ang Ⅱ 刺激肾上腺皮质分泌儿茶酚胺的作用可能降低。因而推测 RAS 的功能障碍可能促使难治性休克的发生。此外,酸中毒、高乳酸血症和细胞 ATP 水平降低可激活血管平滑肌细胞膜上的 ATP 敏感性钾(K_{ATP})通道,使 K^+

外流和膜发生超极化。结果抑制电压依赖性钙通道,降低细胞内 Ca^{2+} 水平,导致血管对血管加压激素、去甲肾上腺素、加压素和 Ang Ⅱ 的反应性降低和血管扩张[42]。简言之,NO 的过度产生和 K_{ATP} 通道的激活可能促使了 RAS 的功能降低和感染性休克时的循环衰竭。

ACE-1 和 Ang Ⅱ 均参与脓毒症相关内皮功能障碍的发生发展过程。在感染性休克的早期和晚期,心脏和主动脉的 Ang Ⅱ 水平明显升高,通过对 NO-环鸟苷酸(cGMP)通路的协同作用,使细胞内钙的平衡失调和线粒体功能紊乱,而可能加重 LPS 导致的心肌抑制。而且,Ang Ⅱ 能使微血管对水的渗透性明显升高,从而促使脓毒症时毛细血管渗漏明显加重。研究证实,RAS 的过度兴奋伴有血管收缩、微血管血栓形成和炎症,因此,应用 RAS 抑制剂有可能降低组织的炎症和水肿。

Ang Ⅱ 对心肌具有直接损害作用。外源性给予 Ang Ⅱ 可以使正常大鼠的心肌细胞膜通透性增高,细胞内结构崩解,最终细胞坏死。心脏 RAS 的激活可以明显增强脂多糖(LPS)对心脏的损害效应,主要表现为心肌细胞收缩功能受到抑制和介导心肌细胞的凋亡,而特异性 Ang Ⅱ 受体亚型 AT1 阻滞剂氯沙坦可以减轻 LPS 对心脏收缩功能的抑制.减少心肌细胞凋亡,表明 Ang Ⅱ 在 LPS 引起的心功能不全中具有重要作用[43]。研究还证实,Ang Ⅱ 能促进促炎症细胞因子 IL-1β 和 TNF-α 下调心脏成纤维细胞膜上的 AT2 受体,从而促进成纤维细胞的纤维化反应,导致心脏纤维化形成,进一步影响心脏功能。

3.2 对肾脏的影响 肾脏是全身血流最丰富的器官之一。有关脓毒症时急性肾损伤的病理生理学机制非常复杂,且为多因素性(图 6)[44-47]。由于肾小球毛细血管对血管活性激素

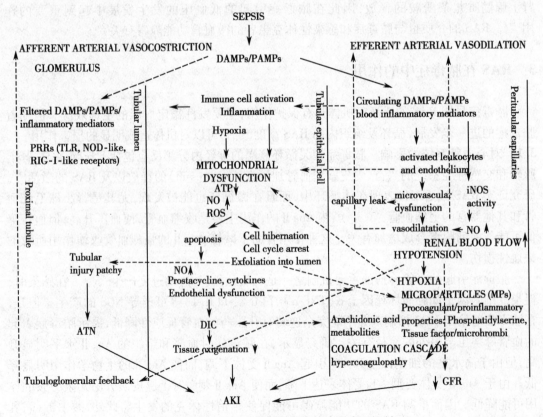

图 6 脓毒症引起的急性肾损伤的病理生理机制

非常敏感,肾脏易于受到脓毒症和缺血性损伤。在此方面,细胞因子和局部血管活性物质,如胰舒血管素-激肽、花生四烯酸产物和儿茶酚胺在引起局部缺血、内皮功能紊乱和细胞凋亡中可能起重要作用。研究证实 Ang Ⅱ 可以增强 LPS 诱导大鼠肾脏产生 TNF-α 和 IL-6 的效应,而 ACE 抑制剂依那普利和 ATl 受体阻滞剂坎地沙坦可以减少肾脏内 TNF-α 和 IL-6 的产生,减轻肾脏的炎症反应以及损伤程度。TNF-α 可以通过促进中性粒细胞在肾脏内的浸润破坏肾小球和肾小管的结构,导致急性肾衰竭。Ang Ⅱ 可能使入球和出球小动脉收缩而增加肾血管阻力,在脓毒症相关低灌注期间进一步加重肾脏的缺血。在实验性急性肾损伤模型中注射 LPS 后观察到局部 RAS 激活和内皮功能障碍。RAS 过

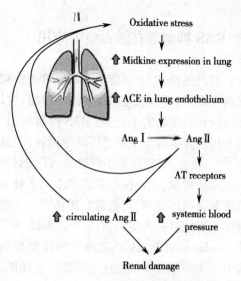

图 7　Ang Ⅱ 与肾损伤的关系

度兴奋和 Ang Ⅱ 大量产生与脓毒症时急性肾损伤(图 7)、肠系膜缺血和死亡率有关。

3.3　对呼吸的影响　在脓毒症时,RAS 除了与心血管和 AKI 有关外,还可通过促进肺的炎症反应和增加血管的通途性,在急性呼吸窘迫综合征(ARDS)的发生中起作用。RAS 导致肺损伤的机制不十分清楚,但可能包括:①引起血管内皮和平滑肌细胞上黏附分子的表达,促进白细胞跨内皮移行;②增强局部血管的收缩作用和微血管血栓形成,导致血流淤塞、炎症细胞聚集和组织缺血;③刺激炎症细胞因子和趋化因子的产生,和通过 NADPH 氧化酶依赖机制增加氧自由基的生成;④引起肺泡上皮细胞的凋亡和纤维增生反应。

在酸吸入或脓毒症引起的小鼠 ARDS 模型中,ACE-1 的活性、Ang Ⅱ 的产生和 AT$_1$ 受体的激活均与炎症性肺水肿和肺功能的损伤的发生有关,而提高 ACE-2 的活性、兴奋 AT$_2$ 受体和应用 AT$_1$ 受体拮抗剂氯沙坦则产生保护效应。提示 ACE-1 的活性明显超过 ACE-2 的这种平衡失调可使局部的 Ang Ⅱ 浓度明显升高,通过兴奋 AT$_1$ 受体,引起肺泡渗出明显增加、氧合明显损害和肺水肿。在啮齿类实验性腹腔脓毒症模型和内毒素模型中发现氯沙坦能预防 ALI/ARDS 的发生,应用氯沙坦的动物,其促炎症细胞因子(TNF-α、IL-6、IL-1β 和 HMGB-1)的产生明显减少,肺损伤的组织病理学较轻,气体交换明显改善和生存率较高。另外,氯沙坦能预防肺 ACE-2 的降低和抑制核因子 κB(NF-κB)和有丝分裂原活化蛋白激酶(MAPK)途径的激活,不同的机制可以解释这种药物在肺中的一些抗炎效应。与此相仿,Fischer 等在肺移植模型中将 ACE 抑制剂卡托普利加入到保存和冲洗液中,发现较少发生严重缺血再灌注损害。

研究表明,其他抗炎药也可能调节 RAS。例如,在大鼠盲肠结扎穿孔(CLP)脓毒症模型中,获得性蛋白 C 缺乏伴有急性肺损伤和肺的炎症介质浓度明显升高,肺 Ang Ⅱ 浓度升高同时伴有反向调节的 ACE-2 下调,而给予活化蛋白 C(APC)后能恢复肺上皮细胞 ACE-2 的表达,降低局部 Ang Ⅱ 的浓度,和局限肺的组织学损伤。这些结果提示 APC 可能通过 RAS 介导其抗炎作用。

4 RAS 抑制剂在脓毒症中应用

前已述及,RAS 可能通过缺血和炎症损伤机制,在脓毒症导致的器官损伤的发生发展中起重要作用。因此,在脓毒症的治疗时,可以考虑将 RAS 抑制剂作为一种可能的辅助治疗。在实验和临床研究中,已将 RAS 抑制剂用于脓毒症的治疗,且获得了鼓舞人心的结果[48-50]。但有可能发生或加重低血压的危险性,尤其是 RAS 衰竭伴有持续性低血压和休克时更易发生[51]。然而,研究显示小剂量的 AT$_1$ 受体阻滞剂并没有明显的血流动力学影响[49]。

众所周知,充血性心衰患者应用 RAS 抑制剂治疗的益处。这些患者常常发生内皮功能障碍和微循环异常,与脓毒症相仿[52]。持续性微循环障碍与不良结局密切相关,应用 ACE 抑制剂可能减轻内皮的损伤[53]。Boldt 等[48]的研究证实在脓毒症患者中持续输注依那普利拉(enalaprilat)能减轻内皮损伤和限制器官功能衰竭的发展。值得强调的是应用血管扩张药时应考虑到发生低血压与降低内皮功能障碍的血液标记物之间的矛盾。

研究证实,在脓毒症时应用 ACE 抑制剂或 Ang Ⅱ 受体阻滞剂能减轻器官功能衰竭。在实验性脓毒症模型中,给予选择性 AT$_1$ 受体拮抗剂坎地沙坦(candesartan)能改善肠系膜的灌注、肾血流和死亡率。另外,在不同的脓毒症和肺损伤模型中发现,依那普利和氯沙坦能预防 ALI 的发生[54,55]。Akpinar 等[56]在大鼠 CLP 引起的肺损伤模型中发现,肾素抑制剂阿利吉仑(aliskiren)能明显降低血清 Ang Ⅱ 水平,预防脓毒症引起的氧化应激改变,降低促炎症细胞因子(TNF-α、IL-1β、IL-6)浓度,同时对肺组织具有保护作用。图 8 显示了在脓毒症时 RAS 抑制剂发挥其作用的可能作用部位。

从有用的资料显示,在脓毒症时给予 RAS 抑制剂治疗的时机是非常重要的。理论上讲,如果在脓毒症的早期给予 RAS 抑制剂,分泌的血管活性激素的初期血管收缩效应可能被中和,并可能阻止器官功能障碍的发生。在一个脓毒症的实验模型中,在给予内毒素前给予选择性 AT$_1$ 受体阻滞剂坎地沙坦,发现死亡率明显降低,肠系膜循环明显得到改善。在社区获得性肺炎患者中,在入院前应用 ACE 抑制剂治疗,发现其死亡率明显降低。Boldt 等观察到在脓毒症早期接受依那普利拉的患者,较少发生内皮损伤,而且脓毒症和感染性休克的发生率也明显降低。相反,由于在感染性休克的晚期 ACE-1 和 Ang Ⅱ 活性降低可能促使难治性休克的发生,在已经发生休克后应用 RAS 拮抗剂治疗可能进一步加重器官灌注的恶化。因为研究发现在对去甲肾上腺素没有反应的感染性休克患者中,Ang Ⅱ 能使血压升高。而且,在猪内毒素血症发生后给予坎地沙坦的死亡率明显高于在内毒素血症发生前给药者。因此,上述资料表明了,Ang Ⅱ 活性过度升高可能与脓毒症早期的微循环障碍和器官功能衰竭有关,但在感染性休克发生后,Ang Ⅱ 活性对于维持血管的张力可能是必需的。

虽然实验和临床研究对 RAS 抑制剂应用于严重脓毒症的有限的研究结果是令人鼓舞的,如能明显降低器官衰竭的发生率和死亡率,然而 RAS 抑制剂在脓毒症治疗中产生有益作用的机制仍不十分清楚。研究认为可能与减少炎症细胞因子的生成、保护内皮功能和减轻微循环障碍有关。然而,由于在感染性休克时 Ang Ⅱ 活性对于维持血管的张力非常重要,因此 RAS 抑制剂产生有益作用的时间窗可能限制在脓毒症的早期。有关在脓毒症时应用 RAS 抑制剂(ACE 抑制剂和 Ang Ⅱ 受体阻滞剂)的最佳剂量、最好的类型、给药时机、Ang Ⅱ 的主要途径和作用以及阻滞 Ang Ⅱ 后的结局,和微循环靶控治疗(microcirculation-targeted

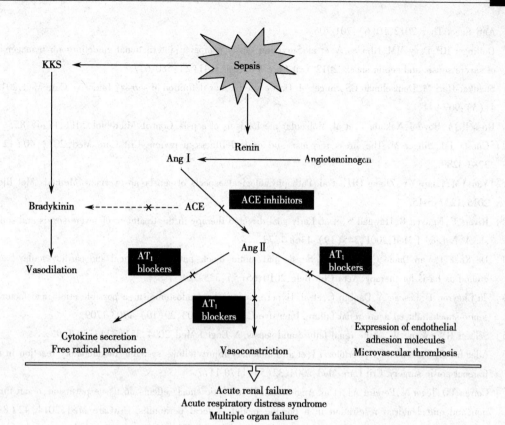

图8　脓毒症时 RAS 激活、RAS 抑制剂的作用部位示意图

therapy)的确切含义还需进一步研究。

综上所述,RAS 在脓毒症的发生发展中起着重要作用。在脓毒症时应用 RAS 抑制剂,尤其是 ACE 抑制剂和 Ang Ⅱ 受体阻滞剂可能产生有益作用。然而,由于其有益作用仅局限于脓毒症和 ALI 的早期,因此应仔细考虑 RAS 抑制剂的给药时机。临床上 RAS 抑制剂在脓毒症患者中确切的治疗作用还需进一步研究。

参 考 文 献

[1] Singer M,Deutschman CS,Seymour CW,et al. The Third International Consensus Definitions for Sepsis and Septic Shock (Sepsis-3). JAMA,2016,315(8):801-810.

[2] Shankar-Hari M,Phillips GS,Levy ML,et al. Developing a New Definition and Assessing New Clinical Criteria for Septic Shock:For the Third International Consensus Definitions for Sepsis and Septic Shock (Sepsis-3). JAMA,2016,315(8):775-787.

[3] Seymour CW,Liu VX,Iwashyna TJ,et al. Assessment of Clinical Criteria for Sepsis:For the Third International Consensus Definitions for Sepsis and Septic Shock (Sepsis-3). JAMA,2016,315(8):762-774.

[4] Abraham E. New Definitions for Sepsis and Septic Shock:Continuing Evolution but With Much Still to Be Done. JAMA,2016,315(8):757-759.

[5] Jacob JA. New Sepsis Diagnostic Guidelines Shift Focus to Organ Dysfunction. JAMA. 2016, 315 (8): 739-740.

[6] Martin GS. Sepsis,severe sepsis and septic shock:changes in incidence,pathogens and outcomes. Expert Rev

Anti Infect Ther,2012,10(6):701-706.

[7] Dellinger RP,Levy MM,Rhodes A,et al. Surviving sepsis campaign:international guidelines for management of severe sepsis and septic shock:2012. Crit Care Med,2013,41(2):580-637.

[8] Shankar-Hari M,Deutschman CS,Singer M. Do we need a new definition of sepsis? Intensive Care Med,2015, 41(5):909-911.

[9] Russell JA,Boyd J,Nakada T,et al. Molecular mechanisms of sepsis. Contrib Microbiol,2011,17:48-85.

[10] Cuesta JM,Singer M. The stress response and critical illness:a review. Crit Care Med,2012,40(12): 3283-3289.

[11] Yao YM,Luan YY,Zhang QH,et al. Pathophysiological aspects of sepsis:an overview. Methods Mol Biol, 2015,1237:5-15.

[12] Rivers E,Nguyen B,Havstad S,et al. Early goal-directed therapy in the treatment of severe sepsis and septic shock. N Engl J Med,2001,345(19):1368-1377.

[13] De Kock I,Van Daele C,Poelaert J. Sepsis and septic shock:pathophysiological and cardiovascular background as basis for therapy. Acta Clin Belg,2010,65(5):323-329.

[14] du Cheyron D,Lesage A,Daubin C,et al. Hyperreninemic hypoaldosteronism:a possible etiological factor of septic shock-induced acute renal failure. Intensive Care Med,2003,29(10):1703-1709.

[15] Schrier RW,Wang W. Acute renal failure and sepsis. N Engl J Med,2004,351(22):159-169.

[16] Adembri C,Kastamoniti E,Bertolozzi I,et al. Pulmonary injury follows systemic inflammatory reaction in infrarenal aortic surgery. Crit Care Med,2004,32(5):1170-1177.

[17] Correa TD,Jeger V,Pereira AJ,et al. Angiotensin II in septic shock:effects on tissue perfusion,organ function,and mitochondrial respiration in a porcine model of fecal peritonitis. CritCare Med,2014,42(8): e550-559.

[18] Corrêa TD,Takala J,Jakob SM. Angiotensin II in septic shock. Crit Care,2015,19:98.

[19] Fyhrquist F,Saijonmaa O. Renin-angiotensin system revisited. J Intern Med,2008,264(3):224-236.

[20] Paul M,Poyan MA,Kreutz R. Physiology of local renin-angiotensin systems. Physiol Rev,2006;86(3): 747-803.

[21] Suzuki Y,Ruiz-Ortega M,Lorenzo O,et al. Inflammation and angiotensin II. Int J Biochem Cell Biol,2003,35 (6):881-900.

[22] Salgado DR,Rocco JR,Silva E,et al. Modulation of the renin-angiotensin-aldosterone system in sepsis:a new therapeutic approach? 2010,14(1):11-20.

[23] Benigni A,Cassis P,Remuzzi G. Angiotensin II revisited:new roles in inflammation,immunology and aging. EMBO Mol Med,2010,2(7):247-257.

[24] Schaller MD,Waeber B,Nussberger J,et al. Angiotensin II,vasopressin,and sympathetic activity in conscious rats with endotoxemia. Am J Physiol,1985,249 (6 Pt 2):H1086-1092.

[25] Tamion F,Le Cam-Duchez V,Menard JF,et al. Erythropoietin and renin as biological markers in critically ill patients. Crit Care,2004,8(5):R328-R335.

[26] Doerschug KC,Delsing AS,Schmidt GA,et al. Renin-angiotensin system activation correlates with microvascular dysfunction in a prospective cohort study of clinical sepsis. Crit Care,2010,14(1):R24.

[27] Hilgenfeldt U,Kienapfel G,Kellermann W,et al. Renin-angiotensin system in sepsis. Clin Exp Hypertens A, 1987,9(8-9):1493-1504.

[28] Correa TD,Vuda M,Blaser AR,et al. Effect of treatment delay on disease severity and need for resuscitation in porcine fecal peritonitis. Crit Care Med,2012,40(10):2841-2849.

[29] Cuesta JM,Singer M. The stress response and critical illness:a review. Crit Care Med,2012,40(12):

3283-3289.

[30] Rolih CA, Ober KP. The endocrine response to critical illness. Med Clin North Am,1995,79(1):211-224.

[31] Lund DD, Brooks RM, Faraci FM, et al. Role of angiotensin II in endothelial dysfunction induced by lipopolysaccharide in mice. Am J Physiol Heart Circ Physiol,2007,293(6):H3726-3731.

[32] Klein N, Gembardt F, Supe S, et al. Angiotensin-(1-7) protects from experimental acute lung injury. Crit Care Med,2013,41(11):e334-343.

[33] Bucher M, Ittner KP, Hobbhahn J, et al. Downregulation of angiotensin II type 1 receptors during sepsis. Hypertension,2001,38(2):177-182.

[34] Bucher M, Hobbhahn J, Kurtz A. Nitric oxide-dependent down-regulation of angiotensin II type 2 receptors during experimental sepsis. Crit Care Med,2001,29(9):1750-1755.

[35] Mederle K, Schweda F, Kattler V, et al. The angiotensin II AT1 receptorassociated protein Arap1 is involved in sepsis-induced hypotension. Crit Care,2013,17(4):R130.

[36] Almeida WS, Maciel TT, Di Marco GS, et al. Escherichia coli lipopolysaccharide inhibits renin activity in human mesangial cells. Kidney Int,2006,69(6):974-980.

[37] Imai Y, Kuba K, Rao S, et al. Angiotensin-converting enzyme 2 protects from severe acute lung failure. Nature,2005,436(7047):112-116.

[38] Laesser M, Oi Y, Ewert S, et al. The angiotensin II receptor blocker candesartan improves survival and mesenteric perfusion in an acute porcine endotoxin model. Acta Anaesthesiol Scand,2004,48(2):198-204.

[39] Levy B, Collin S, Sennoun N, et al. Vascular hyporesponsiveness to vasopressors in septic shock:from bench to bedside. Intensive Care Med. 2010,36(12):2019-2029.

[40] Sharawy N. Vasoplegia in septic shock:do we really fight the right enemy? J Crit Care,2014,29(1):83-87.

[41] 郇京宁,郭峰. 脓毒症休克血管低反应性机制及临床对策. 中华创伤杂志,2012,28(1):871-875.

[42] Lange M, Morelli A, Ertmer C, et al. Role of adenosine triphosphate-sensitive potassium channel inhibition in shock states:physiology and clinical implications. Shock,2007,28(4):394-400.

[43] Li HL, Suzuki J, Bayna E, et al. Lipopolysaccharide induces apoptosis in adult rat ventricular myocytes via cardiac AT(1) receptors. Am J Physiol Heart Circ Physiol,2002,283(2):H461-467.

[44] Mårtensson J, Bellomo R. Sepsis-Induced Acute Kidney Injury. Crit Care Clin,2015,31(4):649-660.

[45] Morrell ED, Kellum JA, Pastor-Soler NM, et al. Septic acute kidney injury:molecular mechanisms and the importance of stratification and targeting therapy. Crit Care,2014,18(5):501.

[46] Honore PM, Jacobs R, Hendrickx I, et al. Prevention and treatment of sepsis-induced acute kidney injury:an update. Ann Intensive Care,2015,5(1):51.

[47] Umbro I, Gentile G, Tinti F, et al. Recent advances in pathophysiology and biomarkers of sepsis-induced acute kidney injury. J Infect,2016,72(2):131-142.

[48] Boldt J, Papsdorf M, Kumle B, et al. Influence of angiotensin-converting enzyme inhibitor enalaprilat on endothelial-derived substances in the critically ill. Crit Care Med,1998,26(10):1663-1670.

[49] Nitescu N, Grimberg E, Guron G. Low-dose candesartan improves renal blood flow and kidney oxygen tension in rats with endotoxin-induced acute kidney dysfunction. Shock,2008,30(2):166-172.

[50] 廖丽君,郭建荣,贾东林,等. 血管紧张素 II 1 型受体拮抗剂用于脓毒症大鼠的实验研究. 中国药理学通报,2011,27(1):1448-1451.

[51] Yunge M, Petros A. Angiotensin for septic shock unresponsive to noradrenaline. Arch Dis Child,2000,82(5):388-389.

[52] De Backer D, Creteur J, Dubois MJ, et al. Microvascular alterations in patients with acute severe heart failure and cardiogenic shock. Am Heart J,2004,147(1):91-99.

[53] Kan H,Finkel MS,Johnson LA. Fighting fire with fire. Crit Care Med,1998,26(10):1628-1629.

[54] Hagiwara S,Iwasaka H,Matumoto S,et al. Effects of an angiotensin-converting enzyme inhibitor on the inflammatory response in in vivo and in vitro models. Crit Care Med,2009,37(2):626-633.

[55] Mortensen EM,Pugh MJ,Copeland LA,et al. Impact of statins and angiotensin-converting enzyme inhibitors on mortality of subjects hospitalised with pneumonia. Eur Respir J,2008,31(3):611-617.

[56] Akpinar E,Halici Z,Cadirci E,et al. What is the role of renin inhibition during rat septic conditions:preventive effect of aliskiren on sepsis-induced lung injury. Naunyn Schmiedebergs Arch Pharmacol,2014,387 (10):969-978.

4 麻醉药物对能量代谢的影响

西安交通大学,西安,陕西,710061
林蓉,厉彦翔,景婷,张玮

作者简介

林蓉,女,西安交通大学医学部药理学教授,博士生导师。中国药理学会抗炎免疫专业委员会常务委员、中国药理学会麻醉药理专业委员会委员、中国药理学会生化与分子药理学委员会委员。主持和参加国家及省部级基金 50 余项,公开发表文章 100 多篇,其中 SCI 收录 40 多篇。主编和参编药理学教材等著作 28 部。先后获得陕西省科学技术一等奖 1 项,陕西省科学技术二等奖 1 项,陕西高等学校科技进步奖 2 项等共 10 余项奖励。

摘要:背景　能量的产生与代谢是维持机体生存的重要化学反应,麻醉药物在一定程度上可影响机体的能量代谢活动。**目的**　探讨麻醉药物对能量代谢的影响及影响因素,并为麻醉药物的临床应用提供一定的指导。**内容**　综述麻醉药物与能量代谢的关系,并进一步阐述临床常用的吸入麻醉药、静脉麻醉药及局部麻醉药对能量代谢的影响。**趋向**　了解麻醉药物对机体能量代谢的影响及影响因素,对麻醉医生合理选择麻醉药物是非常必要的。

关键词:麻醉药物;能量代谢;心肌功能;氧代谢率

能量代谢是生物体与外界环境之间能量交换和生物体内能量的转变过程。影响能量代谢的生理活动因素包括肌肉活动和精神活动。肌肉活动对能量代谢的影响最为显著,精神活动中脑组织的代谢水平对能量代谢有一定的影响。机体在麻醉状态下,肌肉活动和精神活动均处于抑制状态,麻醉药物可通过影响肌肉的收缩或舒张,调节体内能量的产生、脑组织血流量、代谢水平及耗氧量。一般情况下,麻醉药物可抑制机体的能量代谢活动,并在一定程度上使机体的代谢产物发生变化。麻醉药物如硫喷妥钠、氟烷、恩氟烷、异氟烷、七氟烷、地氟烷和氧化亚氮等均能降低细胞的活动功能和脂肪物质代谢。此外,麻醉状态下,氨基酸的代谢途径发生变化,而产能途径不发生变化。本文综述了临床常用的吸入麻醉药、静脉麻醉药及局部麻醉药对能量代谢的影响。

1 吸入麻醉药

氟烷(halothane)

在适宜的剂量下,氟烷可显著抑制 Na^+ 和 Ca^{2+} 交换,并抑制能量代谢和心肌收缩力,降低氧摄取率和心肌耗氧量。与此同时,氟烷还可增加冠脉血流量(coronary flow,CF),有利于心肌贮存较多的能量。在研究氟烷对缺血再灌注心肌功能和能量代谢的影响中发现:氟烷能够增加心肌的能量储备,使心肌缺血后心肌 ATP 下降缓慢,推迟无氧酵解的发生;缺血再灌注 30min 后,氟烷处理组中心肌 ATP 含量达到较高水平。此研究表明,氟烷降低缺血再灌注心肌的能量代谢,对心肌功能具有抑制作用,并促进缺血心肌能量代谢的恢复。

异氟烷(isoflurane)

研究者应用大鼠离体心脏模型,观察异氟烷能否减少缺血后心肌功能障碍和抑制 ATP 的耗竭及其可能的机制。研究发现,在生理状态下,与对照组相比,异氟烷处理组心肌 ATP 含量无显著差异;缺血处理 15min 后,异氟烷处理组心肌 ATP 含量显著高于对照组。再灌注后,异氟烷组心肌能量代谢恢复率显著高于对照组。此研究表明,异氟烷能显著改善缺血再灌注心肌功能,扩张冠脉血管,增加心肌供血和提高心肌能量代谢[1]。与此同时,异氟烷还能改善心肌缺血后能量代谢障碍的恢复,增强心肌磷酸腺苷和 ATP 的合成。机制可能是异氟烷激活开放 ATP 依赖的钾通道,降低细胞内 Ca^{2+} 浓度,从而减少心肌线粒体的能量消耗,延缓缺血处理期间 ATP 的耗竭,使得再灌注后心肌的能量代谢和功能明显恢复。此外,研究表明,异氟烷麻醉可能会影响糖代谢。Alkire 等应用正电子发射断层成像技术,研究异氟烷对人脑糖代谢的影响。研究结果显示,当受试者处于意识消失状态时,大脑及其不同区域的葡萄糖代谢率(glucose metabolic rate,GMR)均显著下降,大脑皮质内未发现有 GMR 上升的区域存在。Ori 等采用自动放射成像技术发现,当呼气末异氟烷的剂量达到 1.5MAC 时,与麻醉前比较,大鼠大脑皮质中 GMR 下降 44%;与此相反,锥体外运动系统和部分边缘系统 GMR 升高。当异氟烷剂量为 1.5~2MAC 时,与麻醉前相比较,大鼠大脑皮质中 GMR 下降 50%~70%。

七氟烷(sevoflurane)

应用大鼠肝脏缺血再灌注模型,研究七氟烷预处理对缺血再灌注大鼠肝组织能量代谢的影响。结果显示,七氟烷预处理可促进肝脏缺血再灌注期间 ATP 的形成及 Ca^{2+}-ATP 酶的活性恢复,增强细胞内能量的产生。此外,尚有报道认为,用七氟烷麻醉时可抑制葡萄糖导致的胰岛素分泌,且该作用与剂量相关。因此,在使用七氟烷麻醉时应注意糖代谢,特别是胰岛素分泌有障碍的患者更宜小心。

地氟烷(desflurane)

地氟烷作为挥发性麻醉药,对能量代谢也有影响。Mielck 等选用 9 例选择性冠脉搭桥术患者为研究对象,观察患者吸入 1MAC 地氟烷诱导麻醉后脑血流动力学变化。结果发现,与正常清醒状态下比较,地氟烷使脑平均氧代谢率下降51%,糖代谢率下降35%,机制可能与地氟烷影响大脑皮质血管收缩和减少脑血流量有关。此外,地氟烷还可影响脑内血流速度。脑部手术患者应用0.8MAC地氟烷时,脑脊液压力和大脑中动脉血流速度并无明显增加,当地氟烷剂量达到1.1MAC时,脑脊液压力和大脑动脉血流速度明显增加。应隽等应用地氟烷麻醉进行胸部手术后,研究红细胞磷酸果糖激酶活性和葡萄糖-6磷酸脱氢酶活性变化。结果表明,红细胞磷酸果糖激酶活性上升,而葡萄糖-6磷酸脱氢酶活性下降,这种变化的机制可能与红细胞抗氧化能力有关,从而使机体对手术作出应激反应。进一步研究发现,红细胞膜流动性无明显改变,其原因是地氟烷麻醉状态下,改变了糖代谢的通路,同时在吸入麻醉状态下,适当加深麻醉能减轻手术创伤引起的应激反应。此外,地氟烷-丙泊酚复合麻醉期间,大脑氧摄取率减少,大脑氧代谢率降低。

恩氟烷(enflurane)

恩氟烷对机体的作用效应类似于异氟烷。在恩氟烷对心肌能量代谢的影响中,温度是最重要的因素。低温条件下,恩氟烷对心肌抑制作用加强,ATP酶活性降低,心肌能量代谢减弱。相同剂量的恩氟烷在37℃对心肌收缩力的抑制作用较30℃弱。在低温条件下,观测不同剂量恩氟烷对心肌ATP酶活性和心肌能量代谢的影响。结果发现,常温下1.3MAC组ATP的含量明显高于0.65MAC组;低温下1.3MAC组ATP含量亦明显高于0.65MAC组。进一步研究表明,1.3MAC恩氟烷作用下,心肌ATP、ADP储备明显增加,低温条件下ATP含量高于高温条件下ATP含量,这可能与异氟烷通过抑制心肌ATP酶活性,从而影响心肌细胞能量代谢导致心肌收缩受到抑制有关。徐仲煌等临床应用中发现,吸入性全麻下用0.01%硝普钠和恩氟烷联合应用,血压出现明显下降,持续1h后,在供氧充分的情况下,对脑血流量及氧供需平衡无明显影响。研究表明,随着恩氟烷剂量升高,体循环、肺循环、肝动脉及肝脏氧供需平衡发生显著变化。硬外膜阻滞后,外周血管阻力、门静脉血流和供氧均下降,吸入0.5MAC恩氟烷后,心率、排血量和全身供氧出现下降;加大恩氟烷剂量至1.0MAC后,除以上三项指标出现进一步下降后,肝动脉血流及供氧也减少。

2 静脉麻醉药

丙泊酚(propofol)

早在1995年Alkire等通过研究发现,当受试者注射静脉麻醉药丙泊酚后,随着剂量的不断加大至受试者意识丧失时,整个大脑皮质的糖代谢率与清醒状态相比较下降(55±13)%。张慧等报道发现,与清醒状态比较,镇静状态下脑电双频指数(bispectral index,BIS)明显降低,平均动脉压(mean arterial pressure,MAP)、呼吸频率(breathing rate,RR)和心率(heart rate,HR)等指标无显著性改变;而意识消失状态下,MAP、BIS降低,呼吸抑制,呼气末二氧化碳分压升高等均有显著性差异。镇静状态下脑内葡萄糖代谢(cerebral glucose metabolism,CMGlu)比清醒状态时下降(18.0±4.0)%,大脑皮质中CMGlu的下降最为明显。CMGlu在丘脑、小脑、海马和脑桥等区域也有不同程度的降低,但与清醒状态比较无显著性差异。意识消失状态下,与清醒状态比较全脑CMGlu显著下降了(34.1±7.0)%,在丘脑、大脑皮质、小脑和海马等区域 CMGlu 明显低于清醒状态,其中以丘脑降幅最大,达到(51.5±5.0)%。

硫喷妥钠(thiopental sodium)

硫喷妥钠有降低颅内压、抑制脑代谢的作用,但同时也有明显降血压、抑制心血管和呼吸功能等副作用。赵文静等研究表明,硫喷妥钠有明显的抑制脑代谢的作用,随着硫喷妥钠剂量升高,抑制脑代谢作用也随之增强,但不同剂量硫喷妥钠对脑代谢的影响机制不同。硫喷妥钠血药浓度处于 36.5mmoL/L 以下时,脑血流量无明显变化,但脑组织氧供给率明显下降;硫喷妥钠血药浓度处于 48.59mmoL/L 以上时,脑血流量及脑组织耗氧率出现迅速下降[2]。此研究表明,低血药浓度的硫喷妥钠对脑氧耗的降低作用是直接通过其抑制能量代谢产生的;而高剂量硫喷妥钠降低脑氧耗除直接抑制作用外,还可能与降低脑组织的氧供,从而导致糖代谢降低有关。侯鸣宇等人的研究发现,硫喷妥钠可降低脑代谢,而且静脉全麻药丙泊酚也可降低脑代谢,但在作用程度上丙泊酚较硫喷妥钠有增强的趋势。

氯胺酮(ketamine)

谭华等人研究氯胺酮对脓毒症大鼠肝细胞能量代谢的影响及其机制,通过检测线粒体的呼吸功能,探究在氯胺酮麻醉状态下肝脏合成 ATP 的效率变化。结果表明,脓毒症大鼠线粒体中的氧化磷酸化偶联程度降低、ATP 的合成明显减少;而注射氯胺酮的脓毒症大鼠,与对照组相比,肝线粒体中呼吸抑制率(respiratory control rate,RCR)、磷/氧比(ADP/O)较显著提高。此研究结果表明,氯胺酮能通过减少肝线粒体的产生,增强线粒体的呼吸功能,提高细胞能量代谢,从而保护肝脏的结构和功能。

依托咪酯(etomidate)

依托咪酯主要在肝脏代谢,通过酯酶水解或 N-去烷基化,代谢产物无药理活性,此代谢过程是否会对线粒体的能量代谢产生影响尚不清楚。刘凤芝等在研究依托咪酯对肝线粒体能量代谢的影响时发现,依托咪酯剂量为 0.4μg/mL 时,对肝线粒体的能量代谢影响并不明显,但当剂量达到 4μg/mL 时,可导致肝线粒体 ATP 含量降低。这表明随着剂量的增加,依托咪酯将干扰肝线粒体中能量的产生,影响线粒体的氧化磷酸化过程,从而导致线粒体功能发生障碍,损伤能量代谢过程。依托咪酯抑制肝线粒体能量代谢可能是通过抑制呼吸链的电子传递,减少生物氧化中的能量释放和 ATP 水解,阻止 ATP 与 ADP、AMP 之间的生物转化等。此外,另有研究表明依托咪酯可以降低脑氧代谢率和脑组织氧合能力,但与静脉麻醉药丙泊酚相比,丙泊酚具有更显著的降低脑氧代谢率及改善脑组织氧合的作用。

3 局部麻醉药

普鲁卡因(procaine)

普鲁卡因对能量代谢的影响尚存在一定争议。屠伟峰等研究普鲁卡因静脉复合麻醉下,对人红细胞丙酮酸激酶活性的影响发现,丙酮酸激酶活性在普鲁卡因静脉复合麻醉下上腹部手术后发生明显抑制,至术后24h仍无恢复迹象,提示糖酵解通路中酶活性受到不同程度的抑制,导致细胞对葡萄糖的利用和ATP的合成发生障碍。而张国楼等研究则显示,使用静脉普鲁卡因复合全麻进行上腹部手术时,患者手术60min后血糖开始明显升高,高血糖反应持续至术后;但与麻醉前的基础值相比,各时相红细胞内ATP、ADP含量和ATP/ADP比值均无明显变化,提示红细胞能量代谢水平无明显下降[3]。陈莹等采用SD大鼠研究普鲁卡因对心肌缺血再灌注后ATP酶的影响发现,Na^+,K^+-ATP酶活力和Ca^{2+}-ATP酶活力均无明显差异。

利多卡因(lidocaine)

彭宇明等在应用利多卡因对幕上肿瘤切除术患者术中脑氧代谢和脑能量代谢的影响时发现,幕上肿瘤切除术患者全身麻醉诱导后静脉单次注射2%利多卡因1.5mg/kg,然后以2mg/(kg·h)的速度持续输注至手术完毕,患者的脑静脉含氧量高于对照组,而脑氧摄取率低于对照组,脑葡萄糖摄取率并无明显差别[4]。表明,手术中应用利多卡因可以降低脑氧代谢,减少无氧酵解,维持血糖稳定,从而发挥一定的脑保护作用。

布比卡因(bupivacaine)

布比卡因对心肌细胞的能量合成具有一定的抑制作用。Sztark报道,布比卡因可抑制线粒体呼吸链酶的活性,尤其是NADH合成酶,使高能质子的产生减少,并可使线粒体膜的通透性增加,线粒体内外质子浓度梯度降低,氧化磷酸化脱偶联,ATP的合成减少从而影响细胞功能。布比卡因若误注血管其抑制心肌细胞能量合成,细胞内ATP一旦耗竭,能量供应急剧减少,心肌细胞的功能将进一步受到严重抑制[5]。

可卡因(cocaine)

研究表明,给予大鼠静脉注射可卡因1mg/kg,发现脑内葡萄糖水平较正常组降低5%~10%。由此表明,可卡因可一定程度上降低机体的能量代谢[6]。

罗哌卡因(ropivacaine)

罗哌卡因对线粒体ATP合成具有一定的抑制作用,抑制作用较布比卡因弱[7]。顾卫东等人在研究罗哌卡因对心脏功能的影响时发现,12μmol/L罗哌卡因对心率具有抑制作用,左室舒张压明显降低,且使心肌中ATP含量降至对照组的47%,由此表明,罗哌卡因可以抑制心肌的能量代谢。

能量的产生与代谢是维持机体的重要化学反应,因此,麻醉药物对能量代谢的影响不容忽视。了解在麻醉状态下,麻醉药物对机体能量代谢的影响及影响因素,对麻醉医生合理选择麻醉药物是非常必要的。

参 考 文 献

[1] 许鹏程,许诺,王义桥,等.异氟烷对离体大鼠心脏缺血后能量代谢的影响及其机制[J].中国药理学通报,2006,22(12):1494-1499.
[2] 赵文静,曾因明.硫喷妥钠血药浓度对颅内压和脑代谢影响的实验研究[J].临床麻醉学杂志,1996,12

(1):9-11.

[3] 张国楼,林桂芳,钱燕宁,等.上腹部手术病人围麻醉期红细胞内 ATP/ADP 和 2,3DPG 含量的变化[J].临床麻醉学杂志,1996,12(3):115-117.

[4] 彭宇明,周晓莉,吉勇,等.利多卡因对幕上肿瘤切除患者术中脑氧代谢和脑能量代谢的影响[J].临床麻醉学杂志,2014,30(1):5-9.

[5] 杜晓红,陈勇,童希忠,等.不同剂量右美托咪定预先给药对大鼠布比卡因心脏毒性的影响[J].临床麻醉学杂志,2014,30(7):689-691.

[6] Kiyatkin EA,Lenoir M. Rapid fluctuations in extracellular brain glucose levels induced by natural arousing stimuli and intravenous cocaine:fueling the brain during neural activation [J]. Journal of Neurophysiology, 2012,108(6):1669-1684.

[7] 杜艺,程桥,韩峰,等.脂肪乳预处理对大鼠静脉注射布比卡因与罗哌卡因致心脏毒性的影响[J].中国当代医药,2011,18(5):9-11.

5 麻醉药物对生长发育的影响

西安交通大学,西安,陕西,710061

林蓉,厉彦翔,景婷,何延浩

作者简介

林蓉,见前。

摘要:**背景**　近年来,麻醉药物对机体生长发育的影响,尤其是麻醉药物的致畸性及对脑神经发育的影响逐渐受到关注。**目的**　探讨麻醉药物对机体生长发育的影响,并为麻醉药物的临床应用提供一定的指导。**内容**　本文综述临床常用的麻醉药物,包括吸入麻醉药、静脉麻醉药及局部麻醉药对生长发育的影响。**趋向**　深入研究麻醉药物对机体不同器官和组织生长发育的影响及机制,对麻醉医生合理选择麻醉药物具有重要的指导意义。

关键词:麻醉药物;神经元;生长发育;致畸性;胚胎毒性

影响机体生长发育的因素有很多,主要包括遗传、精神、营养、疾病、睡眠、锻炼、环境和气候等因素。临床上常用的麻醉药物可通过降低哺乳细胞活性,抑制 DNA 合成细胞分裂而影响生长发育。在研究氯胺酮和大鼠神经元凋亡的关系中发现,在麻醉剂量下,出生 7 天的幼鼠感觉运动皮质区和小脑神经元凋亡增加;高于麻醉剂量时则具有神经毒性。低剂量氯胺酮虽不影响神经元存活,但仍可引起树突发育障碍。氟烷能通过影响树突和突触的生长而损害脑的发育,并诱导麻醉后癫痫样发作,在婴幼儿和儿童中发生率极高。本文综述了临床常用的吸入麻醉药、静脉麻醉药及局部麻醉药对机体生长发育的影响。

1　吸入麻醉药

临床常用的吸入全身麻醉药氟烷、异氟烷、地氟烷等都会对发育期神经元的电生理功能产生一定影响[1]。此外,吸入麻醉药在一定条件下可导致鸡胚或啮齿动物畸形。有研究表明,吸入麻醉药作用于神经元可引起基因表达的改变及神经元凋亡,从而导致人体及动物认知能力的下降。Knill-Jones 等进行大量的流行病学研究发现，长期暴露于吸入麻醉废气环境中的女性工作者，其自然流产率及畸胎出生率显著高于不接触吸入麻醉废气的妇女。而 Boivin 等针对过去 10 年麻醉废气高暴露人群的生育状况进行 meta 分析，进一步指出，长期吸入麻醉废气的孕期妇女自然流产的风险高于不接触麻醉废气的女性。但其具体作用机制现在还不十分清楚。

氟烷(halothane)

目前氟烷对于机体生长发育影响的研究报道较少。已有研究表明，孕早期大鼠暴露于氟烷或者其他吸入性麻醉药环境中，鼠胎的生长和结构均会出现异常。氟烷剂量增大时，母鼠流产率和鼠胎死亡率明显增加。当处于低温、低通气和喂养条件改变的环境中吸入氟烷，其致畸性显著增高。但在正常喂养和生理平衡条件下，孕早期大鼠暴露于氟烷、恩氟烷和异氟烷的环境中，无畸形鼠胎出现。

异氟烷(isoflurane)

国内外学者关于异氟烷对幼儿生长发育的影响鲜有报道，但已有报道表明异氟烷对幼龄小鼠的生长发育趋势存在一定影响。田振等研究异氟烷对幼龄小鼠生长发育趋势的影响时发现，异氟烷在一定时期内可以影响幼龄小鼠的生长发育趋势，其作用机制可能是异氟烷影响了位于下丘脑对瘦素释放的调节，使得幼龄小鼠的生长发育趋势受到影响[2]。但其对小鼠后天的生长发育是否有影响还需进一步研究。施庆余等应用 1.5% 异氟烷麻醉 6h 能诱导发育期 SD 大鼠皮层神经元凋亡增加，但海马神经元凋亡没有影响[3]。此外，亚剂量的异氟烷可促进 C57BL/6 新生小鼠脑细胞凋亡，对小鼠脑神经生长发育具有影响，此影响可能与其 GABA 受体激动作用相关。由于异氟烷在一定时期内可以影响幼龄小鼠的生长发育趋势，故临床医生在遇到幼儿麻醉时，应慎重选择全麻药物，避免影响患儿的正常生长发育趋势[4]。

七氟烷(sevoflurane)

汪世高等以小鼠为实验对象，吸入 0.003%、0.01% 和 0.03% 等低剂量七氟烷，每天 2 小时，每周连续 5 天，持续 8 周研究七氟烷对雌性小鼠繁殖能力的影响。结果显示，小鼠长期吸入 0.03% 七氟烷可导致雄性小鼠生殖功能异常，而长期吸入 ≤0.01% 七氟烷对生殖功能未见影响。

氧化亚氮(nitrous oxide)

已证实，正常生理状态下，啮齿类动物吸入氧化亚氮后有轻微致畸性。有报道表明，动物暴露于高于 50% 的氧化亚氮环境 24 小时以上，致畸可能性将显著增加。氧化亚氮容易导致大鼠胚胎细胞增殖能力降低。研究已证实，氟烷和异氟烷均无致畸性，氧化亚氮与这两者联合应用，可防止氧化亚氮的致畸性出现，但对蛋氨酸合成酶活性仍有抑制作用，作用机制可能与氧化亚氮的血管收缩特性有关。因此，为预防氧化亚氮导致的动物发育迟缓和畸形，应用氧化亚氮麻醉的同时要补充蛋氨酸。

2　静脉麻醉药

丙泊酚(propofol)

丙泊酚作为静脉麻醉药常应用于新生儿或儿童的麻醉。但近期 Erasso DM 研究发现给予年幼大鼠丙泊酚刺激后,与对照组比较,成熟神经元的数量会显著的减少[5]。另有报道表明,丙泊酚可剂量依赖性的诱导 6 天出生的大鼠急性神经营养失衡以及神经元凋亡。因此,长期使用丙泊酚麻醉时可能会对脑神经的发育产生一定的影响[6]。

硫喷妥钠(thiopental sodium)

关于硫喷妥钠对人体或动物生长发育的影响研究报道较少,尚有待进一步研究。Fredriksson A 研究发现,给予 10 天出生后的小鼠硫喷妥钠 5mg/kg 刺激后,小鼠出现自发活动和学习中断,但体重与正常组比较无明显差别[7]。由此可看出,硫喷妥钠对脑组织的发育可能有一定程度的影响。

氯胺酮(ketamine)

一般认为,氯胺酮对机体生长发育及对脑神经的发育均有一定的影响[8]。吕宙等研究发现,氯胺酮对大头金蝇生长发育速度及发育期均存在一定影响,能抑制大头金蝇幼虫生长发育速度并相应延长发育过程,且氯胺酮剂量越大,对大头金蝇生长发育的抑制作用就越明显,其作用机制可能是氯胺酮影响大头金蝇体内的代谢过程。谭蕾等研究表明,氯胺酮能够诱导大鼠发育期海马神经元凋亡并减少突触形成,其机制可能与参与神经元突触形成的突触素Ⅰ表达减少有关。

3　局部麻醉药

普鲁卡因(procaine)

在以小鼠、大鼠、兔为实验对象进行的局部麻醉药致畸胎性研究中,分别给予临床等效剂量的普鲁卡因、丁卡因、布比卡因和狄布卡因。结果表明,局麻药中只有普鲁卡因能导致畸胎。临床研究显示,普鲁卡因的毒性反应发生在麻醉诱导后的 10~30 分钟,表现为肌肉、脉搏和血压的变化。普鲁卡因的毒性个体差异很大,且与静脉滴注速度相关,如单位时间内进入机体的普鲁卡因量过多,超过机体的代谢率,即可发生中毒反应。

利多卡因(lidocaine)

以剂量为 10mmol/L 利多卡因作用于细胞,持续 15min,神经元出现死亡,并且死亡的数量与接触利多卡因的剂量呈正相关,即随着利多卡因剂量的增加,神经元死亡的数量越多。利多卡因对细胞产生的毒性作用机制尚未阐明,目前已证实与其电压依赖性的钠通道无关。此外,利多卡因对心血管系统有不良作用,主要表现为抑制作用,动物实验表明,引起中枢毒性反应 3 倍以上的利多卡因量可导致心血管的不良反应。

可卡因(cocaine)

有研究表明,胎儿脑部发育迟缓可能与母亲孕期使用可卡因有关。王玉蓉等调查孕期使用可卡因的患者,发现孕期可卡因暴露组与未暴露组胎儿头颅尺寸有显著的统计学差异,进一步发现孕期暴露于可卡因的母亲所产婴儿,其头围/出生体重成比例减少。而且,宫内暴露可卡因的新生儿表现为不同程度的神经损害,对神经系统的损害程度与孕期可卡因的使用时间和剂量有关,常规剂量短期使用导致轻度的暂时性的神经行为异常综合征;长期大剂量使用可导致严重的生长和智力发育迟缓。宋君在研究可卡因对胎鼠生长发育的影响时发现,妊娠期低剂量使用可卡因并不能导致母鼠流产和死胎数量的增加,当剂量达到 40mg/(kg·d)中等剂量时,使用时间达到 5 天以上时,才能使母体的流产率和死亡胎儿的比例明显增加。实验还发现,妊娠期给予可卡因引起母鼠摄食量减少、营养不良、体重增长缓慢,且与给药剂量呈正相关,给药剂量越大,母鼠摄食量越少,体重增长越慢。可卡因引起胎儿发育迟缓机制是由于可卡因通过胎盘产生直接毒性;可卡因引起胎儿脑发育障碍由于其作用于单胺类神经递质。

另有研究报道,可卡因能影响男性生殖系统。刘剑新等研究已证明,长期暴露于可卡因的大鼠,其生育能力明显受到影响,在实验中,将大鼠暴露于可卡因 80 天左右,大鼠体重明显减轻,证实长期使用可卡因还会影响大鼠的生长发育。鉴于人体和动物生理基础的差异,用鸡胚、鼠等小动物所得实验数据并不能完全适用其他实验对象,尤其是人类。虽然研究证实长期使用可卡因会影响雄性大鼠的生长发育和繁殖能力,但可卡因对男性生殖系统的影响仍缺乏科学的证据。

罗哌卡因(ropivacaine)

目前,罗哌卡因对生长发育的影响尚存在一定争议。王玲玲研究表明,罗哌卡因可导致幼鼠中枢神经毒性,影响突触的可塑性。此外,罗哌卡因可影响其学习记忆能力:单次惊厥大鼠表现为一过性的学习能力障碍,而反复惊厥大鼠学习记忆能力障碍持续至成年后。机制可能与突触可塑性破坏、海马突触素表达下调、Camk Ⅱ 及 p-CREB 表达下调有关。而付卫星等随机选择要求阴道分娩的初产妇 200 例观察,结果表明罗哌卡因联合舒芬太尼用于分娩镇痛,两者合用安全、有效,对 12 个月内婴幼儿生长、体重、身高、头围,对新生儿智力和运动发育均无显著影响。

近年来,麻醉药对机体生长发育的影响,尤其是麻醉药的致畸性及对脑神经发育的影响逐渐受到关注。因此,了解麻醉药对机体生长发育的影响,选择合适的麻醉药具有重要的临床意义。

参 考 文 献

[1] 赵以林,罗爱林.吸入性全身麻醉药对发育期神经元的电生理功能影响研究进展[J].医学综述,2011,17(6):1069-1071.

[2] Narita M,Soma M,Mizoguchi H,et al. Implications of the NR2B subunit-containing NMDA receptor localized in mouse limbic forebrain in ethanol dependence [J]. Eur J Pharmacol,2000,401(2):191-195.

［3］ Wise-Faberowski L,Zhang H,Ing R,et al. Isoflurane-induced neuronal degeneration:anevaluation in organotypic hippocampal slice cultures ［J］. Anesth Analg,2005,101（3）:651- 657.

［4］ 施余,罗爱林,李世勇,等.米诺环素对异氟烷诱导的发育神经元毒性的保护作用［J］.临床麻醉学杂志,2011,27(9):79-81.

［5］ Erasso DM,Camporesi EM,Mangar D,et al. Effects of isoflurane or propofol on postnatal hippocampal neurogenesis in young and aged rats ［J］. Brain Research,2013,1530:1-12.

［6］ 马万,孟尽海,袁文俊,等.丙泊酚对发育期大鼠皮质神经元钙离子的影响［J］.宁夏医科大学学报,2014,12:1317-1320.

［7］ Fredriksson A,Ponten E,Gordh T,et al. Neonatal exposure to a combination of N-methyl-D-aspartate and gamma-aminobutyric acid type A receptor anesthetic agents potentiates apoptotic neurodegeneration and persistent behavioral deficits ［J］. Anesthesiology,2007,107(3):427-436.

［8］ 谭蕾,罗爱林,向强,等.氯胺酮、咪达唑仑及丙泊酚对发育期神经元细胞内钙的影响［J］.第四军医大学学报,2009,30(5):405-407.

6 麻醉药物对出血和凝血功能的影响

西安交通大学,西安,陕西,710061

林蓉,厉彦翔,张继业

作者简介

林蓉,见前。

摘要:背景 围手术期维持正常的凝血功能是非常重要的,而麻醉药物可能影响机体的凝血功能或引起凝血障碍。**目的** 探讨麻醉药物对出血和凝血功能的影响,以期为麻醉药物的临床应用提供一定的指导。**内容** 本文综述了临床常用的吸入麻醉药、静脉麻醉药及局部麻醉药对出血和凝血功能的影响。**趋向** 深入研究不同类型麻醉药物对凝血功能的影响及机制,为围手术期麻醉药物的合理应用提供一定的理论依据。
关键词:麻醉药物;围手术期;出血;凝血功能

影响围手术期凝血功能的因素很多,病变(如感染、肿瘤等)、手术创伤、低温、缺氧和血液的输注及某些药物(如影响血液和造血系统的药物、麻醉药物等)均可引起凝血功能的改变。麻醉及外科手术均可能影响机体的凝血功能或引起凝血障碍。

随着现代医学研究的不断发展,围手术期抗凝和促凝血药物研究与应用逐渐深入。虽然麻醉药物对凝血功能的影响不是围手术期发生凝血功能障碍的主要原因,但其对出血和凝血功能的影响仍不容忽视。因此,了解麻醉药物对凝血功能的影响,对临床工作中合理选择麻醉药是非常必要的。

1 吸入麻醉药

随着检测技术的改善,吸入麻醉药麻醉深度容易控制,目前已广泛应用于临床实践中。吸入麻醉药诱导和苏醒迅速,一般用于全身麻醉的维持,有时也用于麻醉诱导。已有研究表明,氟烷、七氟烷、恩氟烷等临床常用吸入麻醉药对血小板的功能均有一定的抑制作用。

氟烷(halothane)

氟烷具有作用强而快、诱导期短、停药后苏醒快等特点,临床主要用于大手术的全麻和诱导麻醉。一些研究表明,氟烷能延长出血时间,抑制血小板聚集。其机制可能是氟烷影响细胞内三磷酸肌醇(inositol 1,4,5,-trisphosphate,IP_3),抑制血小板 Ca^{2+} 稳定作用和血栓素 A_2(thromboxane A_2,TXA_2)的形成及包括环磷腺苷在内的信号转导通路。此外,也有研究发现,氟烷抑制血小板的聚集反应的同时血小板 p-选择素(cluster of differentiation 62 platelet,CD62p)的表达也明显减少,但目前仍有争论。

七氟烷(sevoflurane)

七氟烷是一种新型的吸入性麻醉药,具有刺激性小、诱导迅速、循环稳定等优点,是一种接近理想的全麻药。但近年来的研究表明,七氟烷可通过抑制血小板表面环氧化酶活性,抑制血小板聚集,延长出血时间,且这种作用与剂量呈相关性。临床研究表明,七氟烷吸入麻醉30分钟、1小时、2小时对血小板聚集均有显著的抑制作用,且在停用七氟烷后1小时基本恢复正常。七氟烷浓度升至0.5MAC时即可增加血小板表面的黏附因子 P 选择素表达,而七氟烷浓度升至2.0MAC时便可使血小板表面的 vW 因子重新分布,表现出七氟烷有抑制血小板聚集作用。研究也表明,当呼气末七氟烷浓度达1~1.5MAC后5~10分钟,由于血小板内 TXA_2 的合成受到抑制,ADP 和肾上腺素不能诱导血小板发生聚集反应。Dogan 等发现术中吸入七氟烷维持麻醉时血小板聚集率明显降低。因此,对于有出血倾向及术中需要大量输血的患者七氟烷应当慎用。

恩氟烷(enflurane)

恩氟烷一般用于复合全身麻醉,可与多种静脉全身麻醉药和全身麻醉辅助药物联合应用。恩氟烷能稳定血小板膜功能,改变膜的通透性,抑制血小板的聚集反应。李永荣等给患者吸入恩氟烷30分钟后,ADP、肾上腺素诱导的血小板聚集率和血小板内血栓素 B_2(TXB_2,TXA_2 的稳定代谢产物)生成量均显著降低,并且血小板内 TXB_2 生成量的减少与血小板聚集率的下降呈显著正相关。其机制可能是恩氟烷抑制了 TXA_2 受体的亲和力,减少 TXA_2 向 TXB_2 的代谢转化。

异氟烷(isoflurane)

异氟烷对心脏的安全性大于一般吸入麻醉剂,因其不增加心肌对肾上腺素的敏感性,因此异氟烷在国内外临床上广泛使用。一般认为,异氟烷对血小板功能无明显抑制作用。体外研究显示:异氟烷促进血小板与白细胞之间的黏附、增强 CD62p 表达,增强血小板 α 颗粒释放反应。但临床研究表明,术中吸入异氟烷维持麻醉对患者的血小板聚集能力没有明显影响。择期行小手术患者静脉麻醉诱导后吸入异氟烷,当呼气末异氟烷浓度达到1~1.5MAC后5~10分钟,ADP 和肾上腺素诱导的血小板聚集反应未受到影响。血小板聚集实验也表明,异氟烷无显著血小板聚集抑制作用。因此,在术中及术后出血危险性较大患者,推荐术中吸入麻醉剂使用异氟烷麻醉更为适宜。

2　静脉麻醉药

静脉麻醉药为非挥发性全身麻醉药,主要由静脉注射给药,临床上常用于吸入性麻醉的诱导以及复合全身麻醉。静脉麻醉药在临床麻醉中的应用已有半个多世纪,为外科手术创造了良好条件。

丙泊酚(propofol)

丙泊酚作为一种新型的快速、短效的非巴比妥类静脉麻醉药,广泛应用于手术麻醉和重症患者的镇静。近年来,许多临床研究表明,对于术前凝血功能正常的患者,丙泊酚有显著的抑制血小板聚集作用。关于丙泊酚对血小板聚集抑制作用的机制目前还存在争议。曾有报道认为,丙泊酚对血小板聚集的抑制作用与其剂型脂肪乳剂有关[1];但另有研究报道证实,丙泊酚的抑制作用是药物本身的作用,与其剂型没有关系。也有研究表明,丙泊酚影响血小板聚集作用可能与其刺激淋巴细胞内一氧化氮合成酶(nitric oxide synthase,NOS)有关,通过一氧化氮/环鸟苷酸途径影响血小板聚集。Hiroshi 等则认为丙泊酚对血小板聚集抑制作用与其调节细胞内的 Ca^{2+} 浓度和 ADP 的含量有关,通过抑制血小板细胞内血栓合成酶,抑制花生四烯酸诱导的 TXA_2 的增加。另外,丙泊酚对血小板聚集的抑制作用呈剂量相关性。因此,对于长时间的全麻手术或有凝血功能障碍的患者手术中应避免长期大剂量使用丙泊酚[2]。

氯胺酮(ketamine)

氯胺酮是一类具有镇痛作用的静脉全麻药,对循环系统有交感兴奋作用,但对呼吸系统影响小。近年来,关于氯胺酮对凝血功能的影响尚有争议。研究表明,氯胺酮能够通过改变血小板膜流动性,影响磷脂酶 C(phospholipase C,PLC)以及蛋白激酶 C(protein kinase C,PKC)活性,从而抑制磷酸肌醇(phosphatidylinositol)分解,使 TXA_2、IP_3 生成和 Ca^{2+} 释放减少,抑制血小板聚集。此外,也有研究表明,静注氯胺酮可影响机体正常的凝血功能,激活血小板,增加血小板黏附、聚集和释放等活化反应的作用,导致循环内 TXA_2/前列环素 I_2(prostacyclin I_2,PGI_2)之间的动态平衡失调,并可增强术中内、外源性凝血系统因子的促凝活性[3]。

依托咪酯(etomidate)

依托咪酯是非巴比妥类催眠性静脉全麻药,全麻诱导对循环系统影响小是其重要的特点之一。目前,已有相关研究报道表明,依托咪酯对血小板的活化有一定的抑制作用,可通过抑制血小板活化标志物的表达抑制血栓的形成。其机制可能与依托咪酯降低血小板活化聚集时细胞内的 Ca^{2+} 浓度和 ADP 的含量有关。另外,依托咪酯对血小板聚集功能的影响也和减少血小板活化因子的表达、抑制血栓形成有关。

硫喷妥钠(thiopental sodium)

硫喷妥钠为超短时作用的巴比妥类药物,静注后很快产生麻醉作用。研究表明,硫喷妥钠对血小板的影响,体外与体内研究存在差异。体内研究表明,硫喷妥钠对血小板聚集有明显的抑制作用。使用硫喷妥钠麻醉诱导后不影响 CD62p、血小板糖蛋白 GPI- I b/Ⅲa 的表达以及血小板与白细胞的黏附,但对血小板聚集反应有抑制作用。而体外研究则显示硫喷妥钠可抑制 CD62p 表达、减少血小板聚集反应。

咪达唑仑(midazolam)

咪达唑仑是目前临床上常用的水溶性苯二氮䓬类药物。临床镇静浓度的咪达唑仑可抑制血小板的聚集功能,其机制可能是咪达唑仑影响血小板膜流动性,改变 PLC 及 PKC 的活性,使血小板活化受到抑制,并且这种抑制作用存在剂量相关性。进一步研究发现咪达唑仑(15~30mM)可提高活化血小板内的环磷酸腺苷(cyclic adenosine monophosphate, cAMP)水平,同时抑制 Na^+/H^+ 交换,使血小板聚集率明显下降。体外实验中,临床常用浓度的咪达唑仑能够减少炎症反应时离体 CD62p 的表达,抑制血小板与白细胞的黏附,减轻炎症反应。

瑞芬太尼(remifentanil)

瑞芬太尼为 μ 受体激动剂,有起效快、清除快、持续输注半衰期短和长时间输注无蓄积等特点,且麻醉诱导和术中机械通气大剂量使用时不影响术后的苏醒。静脉应用瑞芬太尼可抗血小板聚集但不影响凝血功能。研究表明,瑞芬太尼对 ADP 诱导的血小板聚集有显著性抑制作用。但对血小板计数和血浆凝血功能指标(如 PT、TT 等)无显著性抑制,且上述指标在停用瑞芬太尼后 1h 基本恢复正常。瑞芬太尼可在不增加术后出血的同时,改善手术应激状态下血液的流变特性,维持血流通畅和防止血栓形成,有利于组织微循环灌注,对缺血性心脏病和术中高凝状态的患者尤为有利。

3 局部麻醉药

局部麻醉药是一类能在用药局部可逆性的阻断感觉神经冲动发生与传递的药品。已有研究表明,局部麻醉药可以抑制血小板的功能,包括抑制血小板 α 颗粒的释放和血小板的聚集,同时抑制 TXA_2 通路,从而抑制凝血功能。

布比卡因(bupivacaine)

布比卡因为长效酰胺类局麻药,具有起效快,作用时间长,可通过改变药物浓度而产生感觉神经和运动神经分离阻滞等特点,常用于神经阻滞、硬膜外或蛛网膜下腔阻滞及术后镇痛。研究表明,布比卡因可抑制血液凝固,延长活化凝血时间(activated coagulation time,ACT)[4]。雷成明等报道布比卡因可抑制血栓素(thromboxane,TX)信号通路,使花生四烯酸代谢障碍,阻断对血小板聚集有诱导作用的 TXA_2 产生,血小板聚集受到抑制。因此,应用布比卡因麻醉时,应根据手术的种类、患者状况而注意提早使用止血药物,预防术中失血过多。此外,左旋布比卡因对血小板的功能也有一定的抑制作用,且与剂量呈相关性。

利多卡因(lidocaine)

利多卡因除局部麻醉和抗心律失常作用外,其对凝血功能的影响已引起许多学者的关注。Tobias等对利多卡因进行离体血栓弹力图测定时发现,利多卡因可抑制血小板的功能,且其抑制凝血的作用强于布比卡因。进一步研究表明,利多卡因接近中毒剂量(5mg/L)或在中毒剂量(10mg/L)下,对血小板聚集抑制作用显著增加。其机制可能是利多卡因通过稳定血小板膜,影响血小板活性物质的释放而抑制血小板聚集。

罗哌卡因(ropivacaine)

罗哌卡因广泛用于硬膜外麻醉和术后镇痛,由于其低浓度(0.1% ~ 0.2%)下表现出明显的感觉神经和运动神经阻滞分离的特点,在术后镇痛中具有特殊的意义。罗哌卡因在临床用量时即可抑制血小板的聚集功能,机制可能与抑制血小板膜上CD62p的表达有关,但罗哌卡因能否预防术后深静脉血栓形成有待进一步的研究。

血小板在机体的止血过程中发挥着至关重要的作用,激活的血小板可通过释放多种物质启动凝血机制加速凝血过程。常用的全麻药对血小板的各个活化途径以及黏附、聚集、释放等功能都有一定影响,并可能引起患者在围手术期的止血和凝血功能障碍[5]。对于存在合并出血倾向或有其他影响血小板功能因素的患者,以及失血量较多的外科手术等情况时,选择上述麻醉药应慎重。但是,伴有动脉粥样硬化性疾病、糖尿病等患者,血小板易于发生活化或者已经处于活化状态,这些麻醉药可能会改善手术应激状态下血液的流变特性,防止血栓形成,有利于减轻器官及组织的缺血、减少围手术期血栓性意外事件的发生。因此,临床工作中,应根据患者具体的病理生理状况选择麻醉药,尽量减少麻醉药对止血、凝血功能的不良干扰。

此外,不同麻醉方法对围手术期凝血功能的影响也有差异。已有研究表明,硬膜外阻滞麻醉可防止手术后血液的高凝状态,降低术后血栓形成和肺栓塞的发生率,并保护机体的抗凝系统和纤溶系统,降低凝血因子活性等以阻止血液高凝状态的发生。全麻对凝血功能有促进作用,可使血液处于高凝状态,增加术后患者血栓形成的危险性[6]。此外,在全麻基础上加用硬膜外麻醉能充分抑制应激反应对血液流变学的若干影响,有利于预防术后上肢静脉炎和静脉血栓的形成。机制为全麻只能阻断大脑皮质边缘系统或下丘脑对大脑皮质的投射系统;而加用硬膜外麻醉可在神经根水平阻滞经交感神经传入的伤害性刺激,有效抑制儿茶酚胺的分泌和交感-肾上腺系统兴奋引起的血液黏滞、血浆纤维蛋白原(fibrinogen,FIB)浓度升高。

参 考 文 献

[1] 陶国才,陈杰鲁,鲁开智等.异丙酚对上腹部手术患者血小板聚集及凝血功能的影响[J].中华麻醉学杂志,2005,25(10):740-742.

[2] De Hert SG,Cromheecke S,ten Broecke PW,et al. Effects of propofol,desflurane,and sevoflurane on recovery of myocardial function after coronary surgery in elderly high-risk patients [J]. Anesthesiology,2003,99(2): 314-323.

［3］ 蔡宜良.氯胺酮对部分凝血机制影响的临床观察与分析［J］.中国地方病防治杂志,2014,29(2):203-204.

［4］ Kohrs R,Hoenemann CW,Feirer N,et al. Bupivacaine inhibits whole blood coagulation in vitro ［J］. Regional anesthesia and pain medicine,1999,24(4):326-330.

［5］ 梁桦,杨承祥,曾因明.全麻药对血小板功能的影响［J］.国际麻醉学与复苏杂志,2007,28(3):240-242.

［6］ 胡戈,葛衡江.麻醉对凝血功能的影响［J］.国际麻醉学与复苏杂志,2007,28(5):406-407.

7 抗凝血药物对麻醉的影响

西安交通大学,西安,陕西,710061

林蓉,厉彦翔,王维蓉,杨小丰

作者简介

林蓉,见前。

摘要:**背景** 抗凝血药物的应用,使围手术期患者血栓相关并发症的发生率大大降低。但是,服用此类药物患者的麻醉相关问题也逐渐受到人们的关注。**目的** 探讨抗凝血药物的应用对术中麻醉的影响,并为抗凝治疗后麻醉的实施提供一定的指导。**内容** 综述抗凝血药物与麻醉的关系,并进一步阐述临床常用的抗凝血和(或)抗血小板药物对麻醉的影响。**趋向** 在实施麻醉的过程中权衡抗凝剂与抗血小板药物的利弊,从而指导麻醉的实施是非常必要的。

关键词:抗凝血药物;麻醉;围手术期;抗血小板;止血功能

在心血管外科围手术期,需要主动而短暂地控制患者的凝血功能,而后又要迅速恢复止血功能。因此,必须了解临床中常用的抗凝与促凝血药物。抗凝血药物主要通过影响凝血系统的不同环节,阻止血液凝固过程,从而达到抗凝目的。促凝血药物主要是促进血液凝固、抑制纤维蛋白溶解或通过作用于血管使围手术期出血停止的药物。

抗凝血药物的应用,使手术期患者血栓相关并发症的发生率大大降低。但是,服用此类药物患者的麻醉相关问题也逐渐受到人们的关注。围手术期接受抗凝血药物治疗的患者,术中出血及椎管内麻醉血肿形成的风险显著增加。报道显示,应用低分子量肝素后,椎管内穿刺血肿的发生率增加,且有一半以上发生在硬膜外导管拔除后。椎管内血肿的发生率虽然较低,但是其后果却极为严重。因此,对接受抗凝药物治疗的患者实施区域性麻醉应该慎重,以确保抗凝治疗后麻醉的安全实施。

目前,关于服用促凝血药的患者对术中麻醉的影响尚未见报道。越来越多的患者在围手术期服用抗凝血和(或)抗血小板药物,这关系到能否选择及如何实施麻醉。因此,应该了解围手术期常用抗凝血/抗血小板药物对麻醉的影响,在实施麻醉的过程中仍应根据个体化的原则,权衡抗凝剂与抗血小板药物的利弊来指导麻醉的实施。

肝素(heparin)

肝素在体内、体外均有迅速而强大的抗凝作用,临床上肝素作为抗凝剂被广泛使用[1]。各种剂型的肝素均可诱发血小板减少症,导致肝素诱导性血小板减少。根据临床上应用肝素治疗后所诱发的血小板减少症的病程过程,可以分为暂时性血小板减少和持久性血小板减少。动物实验表明,高分子量的肝素更易于与血小板相互作用,导致血小板减少症,这与临床中所观察到的使用低分子量肝素治疗的患者血小板减少症发生率较低的结果一致。肝素所致的血小板减少的程度与肝素的剂量、注射的途径和既往有无肝素接触史等并无明确的关系,但是与肝素制剂的来源有关。

肝素静脉/皮下注射治疗发生椎管内血肿或硬膜外血肿的危险性较小[2]。临床研究证实,对250例患者在全麻诱导后全身肝素化前1h进行硬膜外穿刺,无一例发生硬膜外血肿。因此,一般情况下,椎管内麻醉在术后进行肝素化抗凝是可行的,但大剂量、频繁使用肝素者将增加出血风险,不推荐实施椎管内麻醉。此外,肝素合并应用其他的抗凝治疗如阿司匹林等非甾体抗炎药、右旋糖酐、双嘧达莫等合用,可增加出血并发症的危险。

低分子量肝素(low molecular weight heparin)

低分子量肝素具有抗凝、抗血栓等多种生物活性,与普通肝素比较具有抗栓作用强、出血副作用小、皮下给药生物利用度高、半衰期长等特点。早期的报道显示,对于术前预防性应用低分子量肝素的患者行椎管内麻醉几乎没有风险。但近年来的研究发现,接受低分子量肝素预防性抗凝的患者实施椎管内麻醉可能会增加术后发生椎管内血肿的几率。临床统计资料显示,骨科接受低分子量肝素预防性抗凝的患者,术后发生椎管内血肿的几率在1:1000到1:10 000。美国区域麻醉协会在2002年也指出,在给予低分子量肝素的同时,给予抗血小板药或口服抗凝药可增加椎管内血肿的危险。一般情况下,术前预防性应用低分子量肝素可以改变血凝状态[3],最早在给药后10~12小时后可行椎管内穿刺;如果患者术前应用更高剂量的低分子量肝素,至少需要在24小时后评价血凝状态后再考虑进行椎管内穿刺。

华法林(warfarin)

华法林为香豆素类口服抗凝血药,通过抑制维生素K在肝内由环氧化物向氢醌型转化,进而阻止维生素K的利用。对于围手术期应用华法林进行椎管麻醉及硬膜外麻醉的患者应慎用[4]。美国局部麻醉与疼痛医学协会建议,术前首次应用华法林超过24小时或长期应用华法林治疗的患者,在进行麻醉前,抗凝治疗必须停止且应对凝血酶原时间/国际标准化比率(PT/INR)进行测定,凝血功能检查PT/INR恢复正常时才能够实施椎管内麻醉。对接受华法林治疗的患者进行硬膜外麻醉时,应常规对感觉和运动神经功能进行神经学检测,并选择引起感觉和运动阻滞程度最小的局麻药。

阿司匹林(aspirin)

阿司匹林与环加氧酶活性部分丝氨酸可发生不可逆的乙酰化反应,抑制血小板的聚集功能。大量临床资料显示,服用常规剂量的阿司匹林不会增加椎管内血肿及神经功能障碍的发生率。因此,在实施区域麻醉中,常规剂量的阿司匹林并不影响麻醉的实施。但是在操作过程中,仍应避免反复穿刺、术中控制血压、术后密切观察周围神经功能[5]。手术中可监测血小板功能及凝血功能。对于服用阿司匹林的患者,不建议术前停用,但术前须仔细评估患者的凝血功能从而指导麻醉方式的选择[6]。

氯吡格雷(clopidogrel)

氯吡格雷是一种噻吩吡啶类衍生物,作为抗血小板药物已广泛应用于冠心病等疾病的抗栓治疗中。氯吡格雷通过选择性结合血小板表面腺苷酸环化酶受体而不可逆的抑制血小板的聚集。目前,尚无关于氯吡格雷引起椎管阻滞麻醉后脊髓血肿等发生的相关报道。但单次给药后氯吡格雷的消除半衰期为7.7小时,撤药后氯吡格雷的血小板抑制作用仍会持续几天,并随血小板的更新而成比例的消除。一般情况下,氯吡格雷施行椎管内麻醉前推荐的停药时间建议为7天。应用上述常用的抗凝药物及抗血小板药物治疗后均会影响麻醉的安全实施。

随着对围手术期深静脉血栓认识的不断深入,抗凝治疗已逐渐成为防治术后深静脉血栓的常规治疗。另一方面,抗凝治疗可增加患者出血倾向,椎管内麻醉操作一旦损伤血管,可能导致椎管内血肿,引发严重的神经并发症。除特殊情况外,应用抗栓药和纤溶药的患者尽量避免施行椎管内麻醉。目前,尚无椎管内麻醉和溶栓治疗方面的指南,一般认为溶栓治疗10天内椎管内麻醉应视为禁忌,在椎管内麻醉后10天内应避免应用该类药物。对已施行椎管内麻醉者,应至少每隔2小时进行神经功能评估。

在对围手术期服用抗凝血和(或)抗血小板药物的患者进行麻醉选择时,需要综合考虑是否需要停止抗凝,选择硬膜外麻醉、全身麻醉还是椎管内麻醉,并对每个患者的危险/获益程度个体化衡量,在应用时严格按规范处理,才能减少手术及术后的风险。

参 考 文 献

[1] Quian DJ, Mc Quillan A, Eikelboom JW. Low-molecular-weight heparin compared with intravenous unfractionated heparin for treatment of pulmonary embolism: a meta-analysis of randomized, controlled trials [J]. Ann Intern Med,2004,140:175-183.

[2] 朱斌,叶铁虎,华宝来.抗凝药物和抗血小板药物与硬膜外麻醉[J].中华麻醉学杂志,2006,26(3):285-287.

[3] 陈晓云,吴新民.硬膜外阻滞对胸科患者血液流变学及凝血功能的影响[J].中华麻醉学杂志,2004,24(6):410-414.

[4] 王华,叶慧仪,李云龙等.腰硬联合麻醉对患者下肢骨关节手术围手术期凝血功能的影响[J].中国实用医药杂志,2012,7(24):1-4.

[5] Horlocker TT, Wedel DJ, Benzon H, et al. Regional anesthesia in the anticoagulated patient: defining the risks

（the second ASRA Consensus Conference on Neuraxial anesthesia and anticoagulation）［J］. Regional anesthesia and pain medicine,2003,28:172-197.

［6］ 严江,区金燕,罗富荣等.不同麻醉方式对创伤股骨骨折手术高凝状态的影响［J］.中国实用医药杂志,2009,4(9):7-8.

8 麻醉药物对内分泌功能的影响

第三军医大学,重庆,400038

周红,岑彦艳

作者简介

周红,教授,博士生导师。现担任中国药理学会理事、中国药理学会化疗药理学委员会副主任委员兼秘书长、中国药理学会麻醉药理专业委员会常务委员、中国药理学会教学与科普专业委员会常务委员、中国药理学会生化与分子药理学专业委员会委员、全军药学教育专业分会委员等多项学术任职;是全国学位与研究生教育评估专家、军队药品审评专家、重庆市公共安全技术专家。从事药理学的教学工作30年,主编、副主编、参编15部教材,发表教学论文35篇,参加世界银行贷款21世纪初高等教育教学改革项目1项,主持重庆市高等教育教学改革研究重点项目1项,以第一完成人获学校教学成果二等奖1项。获得国家进步二等奖和军队科技进步二等奖各一项,主持国家、军队、省部级项目30余项,发表论文400余篇,其中国外SCI收录杂志文章40余篇。

摘要:背景 麻醉药是指能使整个机体或机体局部暂时、可逆性失去知觉及痛觉的药物。麻醉药可以提供舒适医疗,为手术提供一个良好的条件,自1846年在马萨诸塞总医院演示乙醚麻醉进行外科手术获得了成功,麻醉进入了历史的新纪元。**目的** 介绍麻醉药对内分泌功能影响的新认识。**内容** 麻醉药根据其作用范围可分为全身麻醉药及局部麻醉药,全身麻醉药根据给药方式不同,又可分为吸入麻醉药和静脉麻醉药。麻醉的不同给药方式、持续时间、刺激强度和部位等均有可能对内分泌功能产生影响,造成机体内环境的紊乱。**趋向** 本文综述了麻醉药对内分泌功能的影响,及其作用机制和不良反应相关研究进展。

关键词:麻醉药;下丘脑、垂体功能;甲状腺;肾上腺皮质;最小肺泡浓度

　　随着麻醉药在临床中的广泛使用,带来医疗手术便利的同时,也对机体带来了许多影响,这些具体的功能影响仍需去探索。大多数麻醉药均能够抑制机体对手术刺激等应激的内分泌反应。呼吸麻醉药、静脉麻醉药、镇痛性麻醉药对内分泌功能均有不同程度影响,但是肌松药对内分泌系统活性的影响尚不清楚。麻醉方式对内分泌功能影响也存在不同程度的影响,神经阻滞除对儿茶酚胺和胰岛功能有一定影响外,对内分泌-代谢功能影响并不明显。探索麻醉药对内分泌功能的影响,对指导麻醉用药具有重要作用,迄今和今后仍有很大意义。

1　麻醉药物对下丘脑、垂体功能的影响

1.1　吸入麻醉药　多数的吸入麻醉药对下丘脑-垂体均有不同程度的兴奋作用[1]。乙醚麻醉时抗利尿激素、生长激素、ACTH 均明显增高。氟烷麻醉时对促甲状腺激素没有影响,抗利尿激素增加较乙醚小,但血浆生长激素浓度明显升高。甲氧氟烷可促进抗利尿激素、生长激素分泌。恩氟烷麻醉时 ACTH、生长激素未见增加。恩氟烷、异氟烷对内分泌影响较小,生长激素及泌乳素变化不大。

1.2　静脉麻醉药　不少全麻药能促进催乳素分泌,但可能因同时应用的局部麻醉药阻滞传入神经,因此全麻药并不引起血浆催乳素浓度显著升高。巴比妥类药可抑制下丘脑-垂体-肾上腺轴的肾上腺皮质激素的释放,刺激抗利尿激素[2]。氯胺酮和 γ-羟丁酸钠促使 ACTH 分泌和肾上腺皮质激素分泌,但对促甲状腺素无影响。硫喷妥钠对 ACTH、生长激素无影响,可促进抗利尿激素的分泌。吩噻嗪类药物可增加 ACTH 的分泌。

1.3　其他麻醉相关药物　阿片类药物对内分泌系统的影响主要通过下丘脑-垂体-靶细胞轴[3]。由于内源性阿片肽受到抑制,进而可抑制下丘脑神经细胞的正常分泌,引起 CRH、TRH、GRH 分泌减少,导致 ACTH、TSH、LH、FSH 分泌的改变,引起次级组织器官功能衰退和继发损害,包括肾上腺髓质分泌肾上腺素、胰腺分泌胰岛素和胰高血糖素紊乱。吩噻嗪类药物如使用时间较长可抑制小丘脑-垂体,使 ACTH 减少,但短时间使用可导致 ACTH 增加。氟哌利多、哌替啶、喷他佐辛可使生长激素增加[4]。

2　麻醉药物对甲状腺的影响

2.1　吸入麻醉药　吸入麻醉药中,乙醚能明显兴奋内分泌活动,但目前常用的氟烷、恩氟烷、异氟烷、氧化亚氮对甲状腺功能影响不大。

2.2　静脉麻醉药　静脉麻醉药如硫喷妥钠、氯胺酮对甲状腺功能没有明显影响。巴比妥类药可抑制甲状腺摄碘和释放碘的作用。术前用药如苯二氮䓬类、吗啡类等对甲状腺功能基本没有影响。

　　全麻下行心脏和腹部大手术后甲状腺激素代谢改变的特点是术后血清 T3 和 T4 的平均浓度降低。在低温情况下,甲状腺功能于降温初期亢进,随温度下降而被抑制;手术本身也可引起机体的应激,T3 和 T4 均会增加。

2.3　其他麻醉相关药物　阿片类药物通过抑制下丘脑 TRH 分泌,使垂体 TSH 分泌减少、血液中 TSH、T3、T4 水平下降;纳洛酮可阻断阿片类药物的作用,使血液中 T3、T4 回升。哌替

啶对 ACTH 也有一定抑制作用。

3 麻醉药物对肾上腺皮质的影响

3.1 吸入麻醉药 吸入麻醉药中,乙醚麻醉可促使皮质醇分泌增加,而恩氟烷、异氟烷对皮质醇分泌均有一定抑制作用。

3.2 静脉麻醉药 氯胺酮、羟丁酸钠可使血浆皮质醇浓度增高,依托咪酯对肾上腺皮质功能有抑制作用。丙泊酚能较好的抑制插管时的应激反应,对皮质醇的干扰明显较依托咪酯轻。

3.3 其他麻醉相关药物 术前焦虑不安均会引起皮质醇分泌增加。术前用药如巴比妥类、苯二氮䓬类药物、吗啡类药物等均可影响垂体 ACTH 及肾上腺皮质激素的分泌、促进抗利尿激素分泌[5]。腹部大手术给予吗啡 1mg/kg 可抑制可的松浓度的升高。心脏手术中使用较大剂量吗啡后,体外循环前可的松和生长激素却无明显升高。

4 麻醉药物对交感-肾上腺髓质功能的影响

体内儿茶酚胺中肾上腺素主要来源于肾上腺髓质,去甲肾上腺素(NE)一部分来源于肾上腺髓质,一部分来自交感神经束梢。肾上腺髓质接受内脏大神经的支配,腹腔神经丛的节前交感神经纤维穿过肾上腺皮质到达髓质,直接和嗜铬细胞接触,手术、创伤等应激状态下儿茶酚胺(catecholamine,CA)分泌量可急剧升高[6]。

4.1 吸入麻醉药 乙醚吸入可使CA尤其是NE释放增加。虽然氟烷本身不引起CA增高,但口罩吸入氟烷时血中 NE 浓度增高,而且可能随氟烷吸入浓度的增加而肾上腺素(adrenalin,NA)的释放反而减低。使用恩氟烷进行吸入麻醉时,手术刺激可使血中 NE 上升,但随恩氟烷吸入浓度的增加血中 NE 反而降低,恩氟烷可能有抑制交感神经的作用。异氟烷麻醉下的开腹术中,血中 NE 可能会增加。卤醚类麻醉药在恶性嗜铬细胞瘤细胞瘤手术中血浆 CA 浓度无变化,手术开始后尿中游离型 NE 升高,对亢进的交感神经无明显影响。

4.2 静脉麻醉药 氯胺酮使血浆 CA 明显增加,而在加用阿片类镇痛药后血浆 CA 则无明显增高;硫喷妥钠、氟哌利多对 CA 的影响不大。

4.3 其他麻醉相关药物 芬太尼对 CA 分泌无影响[7];术前使用哌替啶 2mg/kg 时,血浆 CA 水平不变或略有升高;术前使用阿托品及东莨菪碱,尿中 CA 代谢产物 CA 无变化;经静脉注射喷他佐辛 1.2mg/kg 后 5 分钟,血浆 CA 浓度增高可达 70%;短暂使用的吩噻嗪类药物对肾上腺髓质具有阻滞作用。

5 麻醉药物对胰腺的影响

麻醉药物对胰腺功能影响较小,手术创伤可导致胰腺内分泌功能紊乱,主要表现为代谢率增加、负氮平衡和葡萄糖耐量降低。有实验证实手术中吸入异氟烷 1×MAC(minimum alveolar concentration,最小肺泡浓度)时血糖升高,1.5×MAC 时血糖升高显著,最高值达 8.2mmol/L。由于麻醉前后 ACTH、皮质醇没有显著差异,血糖升高的原因有待进一步研究。

6 麻醉药物对性腺的影响

阿片类药物对性腺有影响,在男性表现为雄激素分泌降低,生精小管发育不良,抑制精子的生成和发育成熟。在女性表现为卵泡分泌雌激素降低,影响卵泡成熟,抑制排卵和黄体形成,出现月经紊乱甚至闭经。

参 考 文 献

[1] 冯荣芳、孟庆、云柳,等.不同全麻诱导药对循环及内分泌功能的影响。中国麻醉学杂志[J].2001,21
   (1)14-17.

[2] 刘新伟、房秀生.三种静脉麻醉药诱导期对循环及内分泌的影响[J].重庆医科大学学报 2001,26(1)
   80-82.

[3] 闫军让.阿片类药物对脑中枢及内分泌系统的影响[J].中国公共卫生,2001,17(10)941-942.

[4] Sukhminder Jit Singh Bajwa,Sanjay Kalra. Endocrine anesthesia:A rapidly evolving anesthesia specialty[J].
   SAUDI J ANASETH. 2014,8(1):1-3.

[5] Bajwa SJ,Kulshrestha A. Renal endocrine manifestations during polytrauma:A cause of concern for the anes-
   thesiologist[J]. INDIAN J ENDOCRINOL METAB. 2012,16(2):252-257.

[6] 张国楼。内分泌疾病危象及其处理(三)[J].临床麻醉学杂志 2003,19(12),759-761.

[7] 林桂芳、傅诚章、绍志军,等.普鲁卡因-芬太尼静脉复合麻醉下施行上腹部手术对内分泌功能的影响
   [J].中华麻醉学杂志 1990,10(2),94-96.

9 化疗药物与麻醉药物的相互作用

第三军医大学药学院,重庆,400038
周 红

作者简介

周红,见前。

摘要:**背景** 化疗药物在单独使用过程中都有可能出现不良反应,当化疗药物与麻醉药物联合使用,围手术期患者更易发生诸多不良的事件,现对此方面有了更全面的认识。**目的** 介绍抗菌药物、抗肿瘤药物与麻醉药物联合使用时的相互作用及注意事项。**内容** 围手术期常用抗菌药物与麻醉药物的相互作用;常用抗肿瘤药与麻醉药物的的相互作用。**趋向** 应对更多的抗菌药物、尤其是新型的抗肿瘤药物与麻醉药物联合使用的相互作用展开更广泛、深入地研究,麻醉医生要充分了解化疗药物与麻醉药物合用时可能出现的诸多不良的事件,为围手术期可能发生的各种情况做好充分的准备。
关键词:抗菌药物、抗肿瘤药物、麻醉药物、相互作用

抗菌药物与麻醉药物联合使用的时候或者抗肿瘤药物与麻醉药物联合使用的时候,可能发生的不良的事件包括高热、癫痫样发作、谵妄、寒战、神经系统损害、血液及造血系统损害、肝损害、肾损害、大疱性表皮、过敏性休克,严重者甚至发生死亡[1-3]。有病例报告指出,麻醉诱导与抗生素输入同时进行时易引起单纯皮肤症状、支气管痉挛、低血压、抽搐、类过敏反应、肌松时间延长等不良反应。对患者而言,意味着严重的手术并发症及麻醉并发症,甚至是死亡;对麻醉医师而言,则意味着麻醉复杂性的提高、准确判断患者生命状态的难度增高、麻醉过程中精神压力的增加及麻醉并发症发生风险的提高;对外科医师而言,则可能意味着手术的终止、术中失血及相关手术风险的提高和术后并发症的增加。本文就抗菌药物与麻醉药物相互作用,抗肿瘤药物与麻醉药物相互作用可能产生的不良反应做一综述。

1 抗菌药物与麻醉药物的相互作用

不论是抗菌药物还是麻醉药物在单独使用过程中都有可能出现不良反应,在两者同时

应用时,加上患者个体的差异性,围手术期患者更易发生诸多不良的事件,如高热、癫痫样发作、谵妄、寒战、神经系统损害、血液及造血系统损害、肝损害、肾损害、大疱性表皮、过敏性休克,严重者甚至发生死亡[1-3]。有病例报告指出,麻醉诱导与抗生素输入同时进行时易引起单纯皮肤症状、支气管痉挛、低血压、抽搐、类过敏反应、肌松时间延长等不良反应。对患者而言,意味着严重的手术并发症及麻醉并发症,甚至是死亡;对麻醉医师而言,则意味着麻醉复杂性的提高、准确判断患者生命状态的难度增高、麻醉过程中精神压力的增加及麻醉并发症发生风险的提高;对外科医师而言,则可能意味着手术的终止、术中失血及相关手术风险的提高和术后并发症的增加。因此,麻醉医生要充分了解抗菌药物与麻醉药合用时可能出现的诸多不良的事件,为围手术期可能发生的各种情况做好充分的准备。

1.1 神经肌肉接头阻断作用 以氨基糖苷类抗生素为代表,这类药物可能与 Ca^{2+} 络合,使体液内的 Ca^{2+} 含量降低,或与 Ca^{2+} 竞争,抑制神经末梢 Ach 的释放,并降低突触后膜对 Ach 敏感性,造成神经肌肉接头传导阻滞,肌肉兴奋性降低或不能兴奋,收缩力减弱。按由强到弱的顺序排列为:新霉素、链霉素、庆大霉素、双氢链霉素、卡那霉素。在全身麻醉的情况下,这些抗生素与肌松药的协同作用更明显(表1),会加强去极化型肌松药琥珀胆碱持久去极化作用,以及加强以维库溴铵为代表的非去极化型肌松药的神经肌肉传导阻滞作用,最终都会导致苏醒时间的延长、麻醉反应加重。多见于手术时腹腔内放置大剂量或大剂量静滴后,表现为急剧出现的肌无力和呼吸麻痹,尤以乙醚、硫喷妥钠麻醉患者,以及使用肌松剂者,肾功能损害及低钙症患者易发生。与乙醚、肌松剂合用会引起骨骼肌麻痹,常见于手术后呼吸困难,严重者可因呼吸衰竭而死亡。氟烷麻醉时肌松药应减量,而恩氟烷或异氟烷麻醉时,肌松药的用量宜更小,并重视对呼吸的监测。钙剂能够对抗氨基糖苷类抗生素引起的神经肌肉接头传导阻滞。新斯的明或其他抗胆碱酯酶药能够逆转非去极化型肌松药的神经肌肉阻滞作用,但不能逆转去极化型肌松药的作用。

除氨基糖苷类抗生素,呋喃类药物由于可干扰神经组织糖代谢,也会引起肌无力及腱反射消失。

表1 已知抗生素与神经肌肉阻断药的相互作用[4]

抗生素	D-筒箭毒碱的增强	氯琥珀胆碱的增强	用新斯的明逆转	用钙逆转
新霉素	是	是	有效	有效
链霉素	是	是	有效	有效
庆大霉素	是	未研究	可能有效	有效
卡那霉素	是	是	可能有效	可能有效
新霉素	是	是	有效	有效
多黏菌素 A	是	未研究	无效	无效
多黏菌素 B	是	是	有效	无效
抗敌素	是	是	无效	可能有效
四环素	是	否	部分有效	部分有效
林可霉素	是	未研究	部分有效	部分有效
克林霉素	是	未研究	部分有效	部分有效

1.2 过敏反应 抗菌药物与麻醉药物一起使用容易发生过敏性休克及类过敏性反应[5]。

大多数抗菌药物都会引起过敏反应,包括青霉素类、头孢菌素类、氨基糖苷类、四环素类、氯霉素类等抗生素以及抗结核病药异烟肼。其中,尤以青霉素类、头孢菌素类抗生素引起的过敏反应最为典型和常见。青霉素类、头孢菌素类抗生素引起过敏反应的发生率约为用药人数的 0.7% ~ 10%,严重会导致过敏性休克,该反应大多发生在已往接受过该药治疗的患者,但也可在首次用药后发生。

麻醉过程中有可能出现的过敏/类过敏反应是导致患者发生严重并发症和死亡的重要原因,其中 1/3 与麻醉有关。麻醉药物与抗生素配伍使用时,患者麻醉诱导用药导致的生命体征变化与抗生素不良反应呈现的体征变化常常混淆,如呼吸减弱、血压降低、心率减慢等。并且由于患者已进入麻醉状态,出现不适时没有主诉,极大地影响麻醉医师的判断。头孢拉定与琥珀胆碱、利多卡因、苯妥英钠、间羟胺等麻醉相关的药物存在配伍禁忌。确有病例报道头孢拉定与咪达唑仑、芬太尼、丙泊酚、琥珀胆碱合用,患者发生过敏性休克的事件。

1.3 耳毒性 临床上引起耳毒性的抗菌药物有氨基糖苷类抗生素、青霉素、红霉素、琥乙红霉素、罗红霉素、阿奇霉素、培氟沙星、氧氟沙星、左氧氟沙星、莫西沙星、万古霉素、去甲万古霉素、甲硝唑、替硝唑、异烟肼、利福喷汀以及抗疟药奎宁[6],其中以氨基糖苷类抗生素最常见,氨基糖苷类中任何一种药物均可引起第八对脑神经的前庭或耳蜗损害,但各有侧重,损害的程度也有差异,如新霉素、卡那霉素、阿米卡星与乙基西梭霉素以损害耳蜗功能为主,表现为耳鸣与不同程度的听力减退,严重者可引起耳聋。其发生率的报道不一,约在 3% ~ 24% 之间。

链霉素、庆大霉素主要损害前庭功能,表现为晕眩、恶心、呕吐、眼球震颤和平衡失调。妥布霉素对耳蜗和前庭功能有同等的损害作用。一般认为耳毒性与氨基糖苷类特异分布有关,已知在内耳的外淋巴中浓度很高(超过血药浓度 670 倍),且消除缓慢(耳液半衰期比血浆长 5 ~ 6 倍)。有研究表明,此类抗生素主要影响维持内淋巴离子平衡的主动转运系统,使迷路液中正常的离子浓度改变,因而损伤柯蒂氏器的前庭及耳蜗感觉毛细胞的活动及神经传递,最后造成毛细胞变性及不可逆损伤(感觉毛细胞不能再生),而导致永久性耳聋。

有病例报道麻醉药中利多卡因、丁卡因、异氟烷、氧化亚氮也会引起耳毒性,两类药物联合使用过程中,可能增加耳毒性发生的风险。

1.4 肝脏毒性 吸入麻醉药能增强异烟肼对肝的毒性作用。这是因为异烟肼的代谢产物之一联胺可促进肝细胞微粒体细胞色素 P_{450} 的生成,加速体内卤族挥发麻醉药的脱氟基反应,从而加速氟离子的生成。异烟肼代谢物有抑制单胺氧化酶的作用,故用此药的结核患者,不宜用哌替啶。有报道这 2 药合用时发生昏迷、休克和呼吸抑制,甚者可致死。

1.5 与代谢相关的相互作用 化学结构属于对氨基苯甲酸衍生物的局麻药如普鲁卡因、丁卡因、苯佐卡因等,在体内水解为对氨基苯甲酸,能减弱磺胺类药物的作用。因而,已用磺胺类药物的患者,不宜用这类局麻药。

多西环素与戊巴比妥、苯妥英钠合用,由于多西环素可竞争与血浆蛋白结合,致使中枢抑制作用加强,并且由于戊巴比妥、苯妥英钠为肝药酶诱导剂,可使多西环素半衰期缩短、血药浓度降低而影响疗效。

异烟肼、氯霉素、红霉素、喹诺酮类药物(诺氟沙星、甲诺氟沙星、依诺沙星、氧氟沙星和丙诺氟沙星等)为肝药酶抑制剂;利福平为肝药酶的诱导剂,可诱导肝微粒体酶。而麻醉药、镇痛药、镇静药多数是通过肝脏代谢,因此这些药物与麻醉药联合使用时要考虑调整麻醉药的剂量。

1.6　其他　四环素类与强效吸入麻醉剂甲氧氟烷合用加强本类抗生素毒性,导致肾衰,严重者可死亡。

　　喹诺酮类药物能抵制 γ-氨基丁酸与其受体的结合,因此与氟比洛芬酯配伍使用时可能会导致患者"抽搐"。

　　异烟肼对其他麻醉药(乙醚、晋鲁卡因、镇痛性麻醉药和氯化琥珀胆碱等)亦可增效或延长作用时间;与恩氟烷合用可增加具有肾毒性的无机氟代谢物的形成。

2　抗肿瘤药与麻醉药物的的相互作用

　　肿瘤化疗是肿瘤治疗的主要措施之一,但是长时间使用抗肿瘤药后会对各脏器产生毒性作用,如肺毒性、心脏毒性、骨髓抑制和肾毒性等,加之化疗药物与麻醉药物之间的相互作用,因此抗肿瘤药有可能给麻醉和围手术期带来一定的危险性。因此,麻醉医师应熟悉抗肿瘤药的毒性反应,并且充分了解毒性反应可能对麻醉过程和围手术期造成的影响,对于辅助化疗后实施手术的患者,需要经常评估这些药物的短期和长期毒性。麻醉和围手术期应着重考虑和评估抗肿瘤药的毒性作用主要有以下几个方面:

2.1　抗肿瘤药的心脏毒性

　　2.1.1　蒽环类抗肿瘤药　如多柔比星、表柔比星、柔红毒素等药物可产生较多氧自由基,破坏心肌细胞膜导致心肌细胞损伤[7],通常不可逆转。患者常表现为心动过速(期前收缩)、ST 段下移、T 波低平甚至心肌病,严重者还可发生心力衰竭。

　　心脏毒性发生率与药物总剂量或总累积剂量有关。总量达 450～550mg/m^2 者,发生率约 1%～4%;总量超过 550mg/m^2 者,发生率明显增加,可达 30%,故接受过大剂量多柔比星的患者在大手术之前应充分评估其心脏功能。

　　化疗后患者的麻醉处理特别是已有明显心肌病变的患者,应注意手术时机、麻醉方式和麻醉药物的选择,做好充分的术前准备,加强围手术期心肌保护措施。

　　2.1.1.1　麻醉前充分准备和准确估计心功能　已有心脏毒性者术前应控制好再施行麻醉。

　　2.1.1.2　麻醉处理　围手术期维持血流动力状态稳定,及时纠正缺氧、补充减少的循环血量和处理电解质失衡等,应特别注意处理术中可能出现的与抗肿瘤药心脏毒性有关的低血压、心律失常和术后心衰。术中使用多柔比星的患者于术后 24h 内应高度警惕迟发性肺水肿和死亡的可能。如术前、术中确需使用多柔比星者,剂量宜小。

　　2.1.1.3　长期使用蒽环类化疗药物的患者,对麻醉药常比较敏感,可出现原有心律失常的加重或新的心律失常的发生。布比卡因具有明显的心脏毒性,心电图主要表现为窦缓、P-R 间期、QRS 间期、Q-T 时间延长和室性心律失常,甚至心衰、死亡,而且心肺复苏极为困难。因此,术前用多柔比星化疗的患者应慎用布比卡因,已发生心脏毒性者更应禁用。由于多柔比星有导致心律失常的潜在可能,故围手术期已有急性心功能恶化者应禁用多柔比星。

　　2.1.1.4　可选用对心血管影响轻微的药物如芬太尼、阿芬太尼、依托咪酯、丙泊酚、咪唑安定、非去极化肌松药如阿曲库铵等作全麻,也可选用异氟烷,但术前已有心脏毒性表现者则不宜用氟烷硫喷妥钠。此外,全麻诱导前就应开始进行心肺功能的监测直至术后患者完全苏醒。

2.1.2 氟尿嘧啶(5-FU) 5-FU 具有明显的心脏毒性,其常见临床表现为胸痛、心律失常和缺血性 ST-T 改变,但有时也可表现为致命性的心肌梗死、急性左心衰、心源性休克,甚至突然心搏骤停[8]。

接受 5-FU 化疗的患者术前要准确估计心功能。对术中应用 5-FU 的患者,要严格掌握其用药剂量;匀速缓慢地输注是减轻 5-FU 毒性反应,预防严重心脏并发症的关键。在使用过程中应严密观察患者生命体征变化,当出现心脏并发症且怀疑与化疗药有关时,应立即停止药物输入。此外,如在麻醉过程中仍然进行化疗的患者,应建立 3 条静脉通路:一条供麻醉使用,一条供术中补充所需液体,一条供静滴化疗药物专用,滴速应控制在 40 滴/min。

2.2 抗肿瘤药的肺毒性 博来霉素的不良反应为引起急性间质性肺炎或慢性肺纤维化,因此患者肺组织对氧敏感性增强,吸氧浓度稍高、时间稍长,就能造成明显肺损害。所以用博来霉素等对肺有影响的抗肿瘤药,应限制吸入氧的浓度以防肺部并发症。近期接受博来霉素治疗的患者不应暴露于高浓度氧(>30%)。暴露过博来霉素或白消安的患者应接受肺部功能的评估,并记录其肺功能不全的证据。

2.3 抗肿瘤药的神经毒性 接受过长春碱类化合物(特别是长春新碱)或铂类化合物的患者,应当检查是否有外周神经病变的迹象,应详细记录外周神经病变的证据,并给予特别关注。

2.4 抗肿瘤药的肾毒性 接受顺铂治疗的患者应进行肾功能评价。其他化疗药包括亚硝基脲类、羟基脲及甲氨蝶呤,通常也会引发肾脏毒性。

2.5 抗肿瘤药对肝功能及药物代谢酶的影响 很多抗肿瘤药经肝脏混合功能氧化酶进行代谢,而麻醉药、镇痛药和镇静药多数也是通过肝脏代谢,故长期应用抗肿瘤药和免疫抑制药的患者,可能对麻醉药、镇痛或镇静药特别敏感,麻醉过程中合用药物时即使常规用量也可能发生严重反应,故应注意适当调整用量。

肿瘤患者的血清胆碱酯酶活性往往受抑制,肿瘤组织也可产生或激活胆碱酯酶抑制物,加上某些抗痛药如环磷酰胺、氮芥等抑制假性胆碱酯酶的活性,故麻醉时使用去极化肌松药就必须注意,如环磷酰胺与琥珀胆碱合用可使呼吸抑制。

2.6 抗肿瘤药对血液、造血系统的影响 绝大多数抗肿瘤药物均有不同程度的骨髓抑制,通常粒细胞减少发生较快,血小板减少次之,而贫血发生较晚。骨髓抑制毒性较明显的药物有蒽环类药物、氮芥、甲氨蝶呤、丝裂霉素、替尼泊苷、长春地辛、拓扑替康、多西他赛、紫杉醇、吉西他滨、顺铂、卡铂、环磷酰胺、异环磷酰胺等[9]。虽然临床上化疗后血小板减少而导致严重出血的并发症并不常见,但当血小板低于 $20 \times 10^9/L$ 则有发生自发出血的可能,因此对经过化疗的肿瘤患者术前应常规检查血小板计数。对于血小板显著减少者,可以输注单采血小板或皮下注射一些能促进血小板生长的细胞因子如 TPO、白介素-11。为预防手术过程中因凝血障碍引发的出血,手术过程中应慎用抗凝作用的药物,并预备止血药物。

参 考 文 献

[1] 戴体俊,喻田.麻醉药理学[M].人民卫生出版社,第 3 版 2011,202.

[2] 段世明.麻醉药理学[M].人民卫生出版社,第 1 版.2001,211.

［3］叶铁虎,李大魁.麻醉药理学基础与临床[M].人民卫生出版社,第1版,2011,247.

［4］马民玉,刘春兰.麻醉临床药理学[M].中国医药科技出版社,第1版,2003,244.

［5］邹国庆.抗生素与麻醉药物临床应用[J].中国中医药现代远程教育,2010,8(4):96-97.

［6］王芙荣,王跃峰,刘朋.非氨基糖苷类药物引发耳毒性文献的回顾性分析[J].首都医药,2012.02(下):44-45.

［7］何并文,邹小英,温文钊.多柔比星的心脏毒性与麻醉处理[J].国外医学麻醉学与复苏分册,1995,16(6):321-324.

［8］昂梅鲜,刘宗民,张兰香 术中静滴5氟尿嘧啶致心搏骤停1例报告 [J].解放军护理杂志,2003,20(1):97.

［9］刘天舒,李伟.抗肿瘤药物的不良反应与处理 [J].药物警戒,2008,5(6):368-372.

10 七氟烷肺保护与PI3K/Akt信号通路的研究进展

遵义医学院,遵义,贵州,563000

罗俊丽,张红

作者简介

罗俊丽,女,麻醉学硕士,遵义医学院附属医院麻醉科住院医师。

通讯作者:张红,女,主任医师,硕士生导师,中国药理学会麻醉药理学专业委员会常委,遵义医学院麻醉学系副主任,主要研究方向:体外循环的器官保护。

摘要:背景 PI3K/Akt 信号通路在细胞中广泛参与细胞增殖、生长及凋亡调节,而 Akt 处于该通路的核心部分,是 PI3K 的直接靶基因,可调节下游一系列效应分子的活化状态,影响细胞凋亡。**目的** 介绍 PI3K/Akt 信号通路在七氟烷肺保护中的研究。**内容** 近年来研究发现七氟烷作为常用的吸入麻醉药具有肺保护作用,广泛应用于临床,本文就 PI3K/Akt 信号通路在七氟烷肺保护中的研究进行综述。**趋向** 深入研究 PI3K/Akt 信号通路在肺保护中的作用,将为临床治疗肺损伤提供更佳有效的途径以及靶向药物的研究提供相应理论依据。

关键词:PI3K;Akt;七氟烷;肺保护

1 七氟烷肺保护的研究现状

七氟烷(sevoflurane)是近年来新型的吸入麻醉药物之一。临床上使用具有诱导起效快、麻醉深度易调控、苏醒质量佳、对循环抑制轻、呼吸道刺激小,对器官有保护作用等优点。现已广泛应用于临床麻醉,尤其在心脏外科、小儿外科手术中。近年来有关七氟烷对肺功能影响的研究发现,其对肺具有保护作用。

双腔气管插管单肺通气因其可以充分暴露胸腔手术视野为术者提供良好的操作条件,

同时还可将左右肺有效隔离避免手术侧肺的分泌物或者渗出物进入健侧肺而成为心胸外科手术的常用的麻醉技术。然而单肺通气常引起肺内分流增加出现低氧血症[1],低氧性肺血管收缩,肺内中性粒细胞和巨噬细胞数量增多,细胞间黏附分子和炎症因子的产生[2],此外手术操作以及患侧肺反复萎陷复张可增强炎症反应而导致肺损伤。研究发现[1]在单肺通气前吸入 2.4% 的七氟烷 30 分钟,纯氧洗脱 15 分钟,肺组织的病理学损伤减轻,湿/干重比降低,HO-1 表达增加,而单肺通气组的结果与其相反,推测七氟烷减轻单肺通气肺损伤的机制可能与 HO-1 表达增加增加有关。血红素氧合酶-1(HO-1)为应激性蛋白[3],主要分布在心、肺、肝及肾脏等组织细胞中,缺血、缺氧及机械化学损伤等刺激常诱发其表达,HO-1 可通过清除自由基,抑制质膜氧化及炎症细胞的黏附、浸润等减轻单肺通气相关性肺损伤[4]。

内毒素的主要成分为脂多糖(lipopolysaccharide, LPS)是引起急性肺损伤的常见原因。动物实验[5]发现用 LPS 诱导肺损伤的大鼠分别给予七氟烷和丙泊酚处理后,七氟烷处理组氧合指数比丙泊酚组高,且肺泡灌洗液及肺组织中的中性粒细胞趋化因子和单核细胞趋化因子明显低于丙泊酚组,有效的改善了炎症反应引起的肺损伤。

缺血再灌注损伤(ischemic reperfusion injury, IRI)是指组织细胞经历低灌流缺血后获得血液再供应时,组织细胞缺血性损害不但未减轻或恢复,反而加重了缺血性损伤,常发生于体外循环心脏手术、冠脉搭桥、脏器血供梗死后再通,器官移植术等。体外循环(cardiopulmonary bypass, CPB)为一种非生理性的循环方式,在辅助手术的同时对组织器官存在一定的损伤,严重时可发生急性肺损伤(acute lung injury, ALI)或呼吸窘迫综合征(acute respiratorydistress syndrome, ARDS),为体外循环患者死亡的主要原因之一[6]。多数学者认为可能与血液暴露于人工仪器而引起的全身炎症反应[7]及肺缺血/再灌注损伤[8]有关。其中肺缺血/再灌注损伤是始动因素。CPB 时肺循环处于停滞状态,无法得到均匀有效的降温,肺泡上皮不同程度的缺氧,肺泡表面活性物质减少,常常出现肺萎陷,心脏复跳后,肺循环开放时大量氧合血进入肺组织,产生细胞毒性酶如髓过氧化物酶及释放大量氧自由基导致内皮细胞损伤,细胞膜破裂,细胞凋亡,释放大量蛋白水解酶,损伤肺的超微结构,导致肺泡-毛细血管壁及内皮细胞通透性增高,引起肺缺血-再灌注损伤。

近年来研究发现七氟烷具有抑制炎症反应以及抗缺血再灌注损伤的保护效应[9],其后处理可减少犬体外循环肺缺血再灌注时乳酸脱氢酶(LDH)的释放,并降低其活性,有效的抑制了炎性细胞的浸润,对体外循环肺损伤有一定的保护作用,其机制可能与其抑制晚期糖基化终末产物受体(RAGE)合成与激活有关[10]。临床研究证实,七氟烷后处理能阻断体外循环下冠状动脉搭桥患者补体系统的激活,抑制炎症因子的释放及活性,减轻全身炎症反应,产生肺保护作用[11]。梁敬柱等[12]在临床研究中表明应用七氟烷预处理能够提高患者肺顺应性,改善肺换气功能,减轻 CPB 引起的肺损伤,其机制可能与抑制炎症因子相关。

2 PI3K/Akt 信号通路与细胞凋亡

磷脂酰肌醇-3 激酶(Phosphoinositide-3kinase, PI3K)具有蛋白激酶活性和脂类激酶双重活性,是一种胞内磷脂酰肌醇激酶,为催化亚单位 p110 和调节亚基 p85 组成异源二聚体[13]。多种细胞因子可以使 PI3K 激活,在质膜上产生 3,4,5-三磷酸磷脂酰肌醇(Phosphatidyrlinositol3,4,5-trisphosphate, PIP3),PIP3 与磷酸肌醇依赖激酶(Phosphoinositide dependentkinase, PDK)以及细胞内信号蛋白 Akt 结合,促使 Akt 发生磷酸化[14],p-Akt 可进一步抑制或激活其下游相关靶蛋白而发挥生物效应。PI3K 为胞外信号与细胞应答效应的纽带,在相关上游或旁路信号分子的作用下,可调节下游信号分子活性,影响细胞凋亡。

Akt 也被称为蛋白激酶 B(protein kinaseB, PKB),分子量约为 60kDa,是丝氨酸/苏氨酸蛋白激酶[15],为 PI3K 重要的下游分子,对调控细胞的生长、增殖、存活以及糖代谢起着十分重要的作用,在真核生物调控网络中普遍存在[16]。Akt 主要由氨基端、中间激酶区以及羧基端组成[17]。研究发现 Akt 的 PH 结构域与 3-磷酸磷脂酰肌醇的 pH 机构具有相似性[18],可调节其与 3-磷酸磷脂酰肌醇的结合,介导 Akt 向质膜移位。Akt 的中间激酶区有催化丝氨酸(Ser473)/苏氨酸(Thr308)残基磷酸化的作用,当 Akt 向质膜移位时,3 磷酸激酶依赖性蛋白激酶1(PDK1)可催化 Akt 的 Thr308 位点磷酸而部分激活,3 磷酸激酶依赖性蛋白激酶1(PDK2)则催化 Akt 的 Ser473 位点磷酸化使其完全活化形成 p-Akt[19]。

PI3K/Akt 通路的激活可通过多条信号途径调节下游相关效应分子的活化状态,在细胞内发挥着促进增殖、抑制凋亡的生物学效应,其调控细胞凋亡的机制如下:

Bcl-2 家族成员中的 Bad 是常见的促凋亡因子,其与 Bcl-2 家族促存活因子 Bcl-xL、Bcl-2 结合产生促凋亡作用。而磷酸化的 Akt 可直接使 Bad 的 Serl36 位点磷酸化,磷酸化 Bad 与 Bcl-xL 等解离,对抗其促凋亡作用。

caspase 即半胱天冬蛋白酶,在凋亡过程中起着至关重要的作用。caspase 通常以无活性的酶原形式存在于活细胞中,其介导的细胞凋亡过程为 caspase 不可逆水解底物的级联放大反应过程。活化的 Akt 可使 caspase-9 的 Serl96 位点磷酸化失活,对抗其促凋亡作用[20]。

通常 NF-κB 与其抑制蛋白 IκB 以非活性形式存在于胞浆中。当细胞受到各种外界或内在刺激时,活化的 Akt 可激活 NF-κB 上游激酶 IKKs,促使 IκB 磷酸化降解失活,释放出 NF-κB[21],NF-κB 转移至细胞核,激活相应的靶基因,抑制死亡受体途径和线粒体途径介导的细胞凋亡。

正常情况下,cyt-C 主要分布于线粒体膜上,并与不饱和脂肪酸心磷脂"锚定"在一起,是细胞凋亡过程的关键蛋白。当细胞受到伤害刺激时,线粒体膜电位、通透性发生改变,cyt-C 释放到胞浆中,介导线粒体途径的细胞凋亡。通常细胞色素 C 与 caspase3 的表达量反映了线粒体的功能,其活性的高低代表了线粒体凋亡途径被激活的程度。研究发现活化的 Akt 可与线粒体释放入胞质的 cyt-C 结合,抑制其促凋亡活性[22,23]。

癌细胞是一种变异细胞,具有三大特点即无限生长、转化和转移,可无限增殖并破坏正常细胞组织。近年来研究发现 PI3K/Akt 信号通路过度激活参与多种肿瘤的发生如肝癌、结肠癌、胃癌、乳腺癌、非小细胞肺癌、卵巢癌、子宫内膜癌等。在正常情况下此信号通路的激活具有一定的器官保护作用,但如果被过度激活可下调肿瘤抑制蛋白 p53,促进蛋白质合成,抑制细胞凋亡等引起肿瘤细胞无限增殖,成为肿瘤预后不良的标志[24]。临床研究表明,在小细胞肺癌的发生发展中蛋白酪氨酸磷酸酶基因(PTEN)的表达缺失,Akt 通路的激活起着非常重要的作用,联合检测可作为诊断非小细胞肺癌的重要肿瘤标志物[25]。因此,在肿瘤的发生及发展中,抑制该信号通路过度激活有利于肿瘤的治疗及预后。

目前 PI3K 的抑制剂主要有 LY294002 和渥曼青霉素(wortmannin)两种。LY294002 是第一个人工合成的抑制 PI3K 的分子,wortmannin 可以通透细胞,和 PI3K 的 110kD 催化亚基相结合,特异性抑制 PI3K,以及抑制 Akt 磷酸化等。夏等[26]研究表明七氟烷后处理可减轻大鼠局灶性脑缺血再灌注损伤,具有脑保护作用,其机制可能与 PI3K/Akt 激活有上调 p-Bad 表达有关,这一效应可被 PI3K 抑制剂 wortmannin 抵抗。研究发现 LY294002 和 wortmannin 与常规放化疗联合使用具有协同作用,因此对标准放化疗治疗方案耐药的肿瘤可与 PI3K 抑制剂联合应用[27]。

3　七氟烷对 PI3K/Akt 信号通路的影响

PI3K/Akt 信号通路为经典的细胞内信号转导途径,其在细胞生长、增殖、分化、能量代谢及凋亡中的作用日益受到关注。许多细胞因子、生长因子和物理刺激等都可激活 PI3K 使 Akt 发生磷酸化,p-Akt 可经过多条途径影响下游相应效应分子的活化状态,发挥抑制凋亡、促进增殖的生物学效应。近年来七氟烷对器官的保护作用与 PI3K/Akt 信号通路的关系越来越受到研究者的关注。动物研究发现[28]七氟烷后处理明显减轻神经细胞的损伤,可能与 PI3K/Akt 信号通路上调低氧诱导因子 α(HIF-1α)和血红素加氧酶(HO-1)有关。七氟烷后处理还能减少脑缺血梗死面积,改善空间学习和记忆能力,其机制可能与激活 PI3K/Akt 信号通路和抑制神经细胞凋亡有关[29]。在心肌缺血再灌注损伤中七氟烷后处理可通过 Akt 和 ERK 的磷酸化抑制 caspase-3 和 caspase-9 活性,减轻豚鼠的心肌血再灌注损伤[30]。以上研究表明七氟烷对心脏,脑具有器官保护作用,且与 PI3K/Akt 信号通路的激活有关。

4　结语

PI3K/Akt 信号通路的激活存在两面性,阻断此信号通路可以促进细胞凋亡,避免细胞的过度增殖,一定程度上减少了肿瘤的发生;另一方面,在损伤反应中,如缺血再灌注损伤,活化此信号通路增强细胞对有害刺激的抵抗力,减少下游促凋亡效应分子的表达、减少细胞凋亡,从而对组织器官起到了保护作用。七氟烷作为临床上常用的吸入麻醉药,研究发现,它除了对心脏,脑有保护作用外,对肺脏也有保护作用,其机制与抑制炎症反应有关,但七氟烷对肺的保护作用是否与 PI3K/Akt 信号通路有关,目前尚不十分清楚,因此深入研究 PI3K/Akt 信号通路在肺保护中的作用,将为临床治疗肺损伤提供更佳有效的途径以及靶向药物的研究提供相应理论依据。

参 考 文 献

[1] 冯惠民,李廷坤,吕帅国,等.七氟烷预处理对大鼠单肺通气时肺组织血红素氧合酶-1 表达的影响 中华麻醉学杂志,2012,32(2):232-234.

[2] Celal Tekinbas,Hulya Ulusoy,Esin Yulug. One-lung ventilation:For how long[J]. The Journal of Thoracic and Cardiovascular Surgery,2007,134(2):405-410.

[3] Jianfeng Wang,Li Zhang,Ying Zhang. Transcriptional upregulation centra of HO-1 by EGB via the MAPKs/ Nrf2 pathway in mouse C2C12 myoblasts[J]. Toxicology in Vitro,2015,29(2):380-388.

[4] Durante W. Protective role of heme oxenase-1 against inflammation inatherosclerosis[J]. Front Biosci,2011, 17(1):2372-2388.

[5] Voigsberger S,Lachmann RA,Leutert AC,et al. Sevoflurane ameliorates gas exchange and attenuates lung damage in experimental lipopilysaccharide-induced lung injury [J]. Anesthesiology, 2009, 111 (6):

1238-1248.

[6] ApostolakisE, FilosKS, KoletsisE, et al. Lung dysfunction following cardiopulmonary bypass[J]. cardSurg, 2010, 25(1):47-55.

[7] 涂洪强, 体外循环肺损伤及肺保护的研究进展[J]. 实用临床医学, 2010, 11(2):121-124.

[8] 高光洁, 宋丹丹, 张铁铮. 体外循环后再灌注氧化及全身炎症反应与肺上皮损伤关系的探讨[J]. 现代预防医学, 2011, 36(7):1383-1385.

[9] Bedirli N, Ofluglu E, Kerem M et al. Hepatic energy metabolism and the deffential protective effects of sevoflurane and isoflurane anesthesia in a rat hepatic ischemic-referfusion injury model[J]. Anesth Analg, 2008, 106(3):830-837.

[10] 荣健, 叶升, 江楠, 等. 七氟烷后处理下调 RAGE 抑制犬体外循环肺缺血/再灌注损伤[J]. 中国药理学通报, 2010, 26(6):723-726.

[11] 毛倩倩, 邹俊, 张中军, 等. 七氟烷后处理对 40 例患者体外循环下肺静脉炎症因子的影响[J]. 重庆医学, 2012, 41(19):1975-1976.

[12] 梁敬柱, 吴立新, 张志刚. 七氟醚在体外循环中的肺保护作用[J]. 麻醉与镇痛, 2012, 2(12):96-97.

[13] 武利娟, 刘轲, 刘昱言, 等. 调节 PI3K/Akt 信号转到通路对脑缺血-再灌注后微血管生成机制的研究进展[J]. 中国急救医学, 2014, 34(5):463-467.

[14] Goyagi T, Nishikawa T, Tobe Y et al. The combined neuroprotective effects of lidocaine and dexmedetomidine after transient forebrain ischemia in rats[J]. Acta Anaesthesiol Scand, 2009, 53(9):1176-1183.

[15] Masaaki Nakayama, Tetsuyoshi Inoue, Mariko Naito, et al. Attenuation of the Phosphatidylinositol 3-Kinase/Akt Signaling Pathway by Porphyromonas gingivalis Gingipains RgpA, RgpB, andkgp[J]. JBC, 2015, 290(8):5190-5202.

[16] 赵雪芹, 黄宪章. Akt/PKB 信号通路调控机制的研究进展[J]. 广东医学, 2009, 30(12):1920-1922.

[17] Vasudevan KM, Garraway LA. AKT Signaling in Physiology and Disease[J]. Curr Top Microbiol Immunol, 2010, 347:105-33.

[18] Huang BX, Akbar M, Kevala K. Phosphatidylserine is a critical modulator for Akt activation[J]. Cell Biol, 2011, 192(6):979-992.

[19] Moea Dawood, Gordon B. Mills, Zhiyong Ding. Shrewd AKT regulation to survive[J]. Oncoscience, 2014, 1(2):113-114.

[20] 陈毅刚, 尹波. Akt 信号通络与细胞存活的研究进展[J]. 国际神经病学神经外科学杂志, 2012, 39(4):362-365.

[21] Chen N, Debnath J. IκB kinase complex (IKK) triggers detachment-induced autophagy in mammary epithelial cells independently of the PI3K-AKT-MTORC1 pathway[J]. Autophagy, 2013, 9(8):1214-1227.

[22] Stetler RA. Hsp27 protects against ischemic brain in jury via attenuation of novel stress-response cascade upstream of mitochondrial cell death signaling[J]. Neurosci, 2008, 28:13038-13055.

[23] 窦学军, 王亮, 路伟强, 等. Akt 和 PTEN 基因在非小细胞肺癌组织中的表达及临床意义[J]. 北京医学, 2014, 36(6):458-461.

[24] 夏萍萍, 叶治, 王娜, 等. PI3K/Akt 信号通路在七氟醚后处理减轻大鼠局灶性脑缺血再灌注损伤中的作用[J]. 中华麻醉学杂志, 2010, 30(7):868-870.

[25] Havasi A. Hsp27 inhibits Bax activation and apoptosis via a phosphatidylinositol3-kinase-dependentmechanism[J]. Biolchem, 2008, 283:12305-12313.

[26] Kim W, Sesong J, An JH, et al. Enhancement of Tumor radioresponse by wormannin in C3H/HeJ hepatocarcinoma[J]. Radiat Res, 2007, 48(3):187-195.

[27] Ye Z, Guo Q, Xia P, et al. Sevoflurane postconditioning involves an up-regulation of HIF-1α and HO-1 ex-

pression via PI3K/Akt pathway in a rat model of focal cerebral ischemia[J]. Brain Res,2012,7 (29): 63-74.

[28] Wang JK,Yu LN,Zhang FJ,et al. Postconditioning with sevoflurane protects against focal cerebral ischemia and reperfusion injury via PI3K/Akt pathway[J]. Brain Res,2010,10(21):142-151.

[29] Inamura Y,Miyamae M,Sugioka S,et al. Sevoflurane postconditioning prevents activation of caspase 3 and 9 through antiapoptotic signaling after myocardial ischemia-reperfusion[J]. Anesth. 2010,24(2)215-224.

11 脂肪乳的临床应用及其解毒作用的研究进展

河北医科大学中西医结合研究所

陈玲,霍立芳,程义如,张炜

作者简介

陈玲,女,硕士研究生;

通讯作者:张炜,女,教授,研究方向:分子药理学;E-mail: weizhang@heb-mu.edu.cn。

国家自然科学基金项目(No. 31200808,81573416),教育部青年千人计划项目,人社部留学人员科技活动基金(No. CG2013003005)。

摘要:背景 脂肪乳剂(Lipid emulsion,LE)是临床上最为常用的肠外营养剂,近年来还发现脂肪乳剂可以救治脂溶性药物的中毒。**目的** 介绍脂肪乳的临床应用和救治急性药物中毒这一新的作用。**内容** 脂肪乳剂主要用于为机体补充营养,提供必需脂肪酸及能量,治疗和预防患者因脂肪酸缺乏引起的必需脂肪酸缺乏症等。越来越多的证据表明脂肪乳剂能够救治酰胺类局部麻醉药的中毒反应,且脂肪乳对其他的脂溶性药物的中毒也具有降低毒性的作用。**趋向** 脂肪乳的非营养作用将受到越来越多的关注,相关的机制将会被进一步阐明。

关键词:脂肪乳剂;脂溶性药物;酰胺类局部麻醉药;中毒;解毒;临床应用;机制

　　自20世纪60年代,werlind等人成功研制出了以大豆油为原料的脂肪乳剂,成为第一代达到临床安全应用标准的脂肪乳剂。开创了临床肠外营养的新的纪元。至今脂肪乳剂在临床应用已有近六十年的历史,在患者肠外营养治疗中发挥着积极的作用。脂肪乳(Lipid emulsion, LE)可用于为机体补充营养,提供必需脂肪酸及能量,治疗和预防患者因脂肪酸缺乏引起的必需脂肪酸缺乏症等。此外,以磷脂和甘油三酯为主要组成成分的脂肪乳在药用辅料中还可作为乳化剂、增溶剂、油脂类药物的抗氧化剂,如用作依托咪酯,丙泊酚、复合脂溶性维生素和前列腺素 E1 的溶媒。近年来随着脂肪乳临床使用率的增加和进一步的研究实验,脂肪乳的应用已不再仅仅局限于静脉给药和肠外营养方面了,它在非营养方面的作用逐渐被人们所发现。

1 脂肪乳剂临床应用

临床使用脂肪乳剂按脂肪酸碳链的长度分类:长链脂肪乳(LCT)以大豆油为原料,含有 14～24 个碳原子的甘油三酯,约 60% 的脂肪酸为必需脂肪酸,代谢功能需线粒体膜上的生物氧化酶(肉毒碱)参与。中链脂肪乳(MCT)含有 6～12 个碳原子的甘油三酯。短链脂肪乳(SCT)含有 2～4 个碳原子的甘油三酯(目前尚处于动物实验和临床试用阶段)。将一定比例的中链和长链脂肪乳剂进行物理混合形成的脂肪乳剂为物理混合型中/长链脂肪乳剂(LCT/MCT)(简称中/长链脂肪乳),而中/长链脂肪乳是目前临床使用的主要类型[1]。

中/长链脂肪乳目前主要应用于严重肝功能不全患者、儿科病患及存在严重肺功能不全患者等危重患者的救治[2]。其中在肝脏外科手术患者中,中/长链脂肪乳剂(LCT/MCT)对提高术后血糖等各项指标发挥了安全有效的作用。针对儿科患者应用中,一些临床研究发现脂肪乳在救治存在喂养不耐受早产儿方面能够显著提高其生存率和生存质量[3],缩短其住院监护时间,具有良好的临床意义。此外,亦有报道脂肪乳应用于严重肺功能不全的患者,可以提高接受呼吸机治疗的慢性阻塞性肺病(COPD)患者的临床疗效[4]。

随着脂肪乳的发展,结构脂肪乳剂(STG)是临床上应用的一种新型脂肪乳剂,它是将中链脂肪酸(MCFA)和(LCFA)放在同一个甘油分子架构上进行了重组获得的,结构脂肪乳剂改构后可以改变脂肪酸的水解速度,即加快长链脂肪酸的水解,降低中链脂肪酸的水解过程。这一新的结构特点可以促进脂肪乳剂在体内的代谢,使其有效性和安全性更好,而且具有更好的节氮效应和更平稳的血脂水平[5]。

随着脂肪乳临床应用的逐渐增多,相关脂肪乳发生的不良反应也随之增加。主要表现为:以脑内乙酰胆碱含量增高出现相关临床表现为特征的中枢神经系统不良反应;表现为皮肤瘙痒、恶心、呕吐、心慌、胸闷、烦躁不安、呼吸困难、严重的甚至发生休克的变态反应;因脂肪乳剂部分在肝脏的淤积和浸润而诱发肝功能损害;临床患者肝脏对外源性脂质清除功能的丧失易引发脂肪超载综合征;脂肪乳体内代谢形成脂肪酸,损伤血管内皮细胞,激活机体凝血系统而诱发弥散性血管内凝血(DIC);晚期肝病患者直接静脉输注脂肪乳剂易引发低血糖;其他不良反应包括偶发血栓静脉炎、诱导心律失常等。

综上所述,脂肪乳作为临床当中一种治疗手段是很必要的,但是和其他各种药物一样都会存在不良反应,并且还会发生一些严重不良反应,所以在临床使用当中,应严格把握脂肪乳的应用适应证。

2 脂肪乳剂解毒作用方面的研究

2.1 脂肪乳的解毒作用 随着外科手术案例的增加,局部麻醉药的应用也相应增加。其中,酰胺类局麻药作为中长效局部麻醉药更是被广泛应用于临床外科手术。而局麻药在注射使用时误入血管或给药剂量过大均会引起患者心血管系统和中枢神经系统的毒性反应。

有临床案例报道,使用局麻药出现心血管系统毒性反应尤其多发于老年性患者或是有明显临床并发症(如糖尿病,冠脉系统疾病)的患者[6],且至今尚无特效药。有报道称局麻药使用不当引起心脏毒性的发生率为2‰[7]。因此目前众多学者致力于研究局麻药毒性反应的救治。

1998年,Weinberg等[8]首次报道在大鼠的动物实验中,使用脂肪乳能够逆转布比卡因引起的中毒反应。并且提出了"脂肪池"的理论。2003年,他们又通过狗的动物实验观察到,给狗注射致死剂量的布比卡因后,静脉给予脂肪乳发现狗的血压迅速恢复至正常,而且全部存活[9]。目前在临床上,已有很多成功的案例应用脂肪乳剂救治酰胺类局麻药中毒,如Wurren等报道静脉注射脂肪乳救治布比卡因所致心脏毒性[10];2006年,Rosenblatt等首次使用长链脂肪乳救治一例因腋部神经阻滞麻醉发生布比卡因中毒致心脏骤停的58岁男性患者[11];同年,Litz等报道了一例84岁女性患者在手术中使用罗哌卡因致心搏骤停,常规心肺复苏无效,使用脂肪乳静脉给药200ml后,复苏成功,最终患者痊愈且无任何并发症[12];2008年,Ludot等报道了应用20%中长链脂肪乳成功救治小儿局麻药引起的中毒反应[13]。因此,2012年英国麻醉医师协会,美国局麻和疼痛治疗协会曾相继将脂肪乳抢救局麻药中毒应用于临床实践[14]。随后美国心脏高级生命支持协会也将其列入抢救指南[15]。

研究表明,在逆转局麻药布比卡因诱导的血管舒张效果方面,中长链脂肪乳(LCTs/MCTs)比长链脂肪乳(LCTS)的效果要强,而在逆转利多卡因与罗哌卡因诱导的血管舒张方面作用则相同,产生这种差异的原因可能与各种局麻药的脂溶性不完全相同有关[16],中长链脂肪乳剂能够更有效的将血浆中的布比卡因析出[17]。而另有一研究却表明在救治布比卡因中毒大鼠心搏骤停模型中,长链脂肪乳比中长链脂肪乳在减轻心脏毒性,减少复苏大鼠模型心脏停搏的复发率,降低布比卡因血浆中含量方面效果更优[18]。

2.2　脂肪乳对其他药物的解毒作用　除了局麻药外,脂肪乳对在急诊时出现的非局麻药物如β受体阻滞剂、钙通道阻滞剂、三环类抗抑郁药等药物引起的中毒也具有降低毒性的作用。普萘洛尔是较常用的非选择性β-受体阻滞剂,具有高脂溶性。2006年,Cave等首次发现在大鼠普萘洛尔中毒模型中,应用脂肪乳剂具有一定的解毒作用[19]。随后Harvey等在兔模型中也证明应用脂肪乳能够减轻普萘洛尔诱发的血压降低反应[20]。维拉帕米作为钙通道阻滞剂,中毒剂量死亡率极高。Tebbutt等在大鼠的维拉帕米中毒模型中研究发现应用脂肪乳剂具有一定的解毒作用[21]。Bania等也发现在维拉帕米中毒的狗模型中,标准心肺复苏的基础上给予脂肪乳,可以明显提高其生存率[22]。且French等2011年成功应用脂肪乳降低维拉帕米中毒患者体内的血药浓度[23]。除此之外在动物实验中观察到脂肪乳能够降低丙米嗪中毒大鼠的死亡率[24]。动物实验中与传统的氯米帕明中毒解毒剂碳酸氢钠比较,脂肪乳在逆转氯米帕明中毒引起的严重低血压,起效更迅速,疗效更好[25]。临床上,已有报道脂肪乳剂能够逆转三环类抗抑郁药过量导致的心脏功能抑制[26]。急性有机磷中毒是临床常见的危急重症之一,抢救不及时常导致患者死亡。国内临床学者研究发现在急性有机磷中毒的抢救治疗过程中,辅以脂肪乳剂治疗可使患者迅速达到阿托品化,减少阿托品的使用剂量,加快促进病情的转归[27]。以上研究表明,对于脂溶性药物引起的中毒脂肪乳均具有解毒作用。

2.3　解毒作用的机制研究　目前脂肪乳剂对于亲脂类药物中毒的解毒机制仍未完全阐明。目前公认的理论有脂质沉积理论和脂肪酸代谢理论。"脂质沉积"理论认为脂肪乳剂输入体内在血浆中形成"脂质相",能够将组织血液中摄取的脂溶性高的药物萃取出来吸附到脂质相中,使组织、血液中的药物浓度降低,进而达到降低药物毒性的效果[28,29]。体外研究亦发现苯妥英钠和氯丙嗪与脂肪乳结合的部分显著增加,这也是支持脂质相吸附机制的重要证明之一[30,31]。"脂肪酸代谢"理论认为,脂肪乳可以为机体提供所必需的脂肪酸和能量。正常情况下,心肌细胞分解脂肪酸提供能量,脂肪酸是心肌细胞氧化磷酸化的一种必需性物质,可参与心脏80% ~90%的ATP合成。而局部麻醉药可以抑制心肌细胞的脂肪酸代谢,外源性补充脂肪乳能够为机体补充额外的脂肪酸,直接营养心肌,促进心脏功能的迅速恢复[32]。且动物实验已经表明静脉输注脂肪乳提供外源性能量是脂肪乳逆转高剂量布比卡因心脏毒性的机制之一[33]。除了脂质沉积理论和脂肪酸代谢理论,部分学者还认为脂肪乳可能还有正性肌力作用,可以逆转局麻药对心脏离子通道的抑制作用,且可以影响肉碱运输,最终可以提高心脏脂肪酸的利用[34]。

3 脂肪乳推荐使用方法

2011年,美国医学毒理学会(ACMT)提出了脂肪乳救治指南推荐在特殊情况下尤其是局麻药中毒时脂肪乳剂的使用方法[35]:首次剂量为20%的脂肪乳原液以1.5ml/kg快速静注(Time>2 ~3分钟),如果没有起效,可在15分钟之内再重复使用一次,随后按照0.25ml/(kg·min)速度静注,直至恢复生命体征10分钟,病情危重者可根据情况剂量加倍(0.5ml/(kg·min)),待患者病情稳定,1h内必须减量或停止应用。

4 展望

总之,脂肪乳对于多种亲脂类药物中毒具有解毒作用,已经受到越来越多的关注,相关的机制有待进一步阐明。且随着脂肪乳的临床应用和实验研究的进一步发展,脂肪乳剂更多方面的作用将逐渐被人们所发掘。

参 考 文 献

[1] 国家药典委员会. 临床用药须知. 人民卫生出版社,2005,化学药和生物制品卷[M]:773-774.

[2] 郝艳茹,须星. 中/长链脂肪乳注射液国内临床应用进展. 数理医药学杂志,2012,25(2):218-221.

[3] 于芳,李彤. 早期应用脂肪乳对极低出生体重儿体质量增长的影响及安全性分析. 中国中西医结合儿科学,2015,7(6):548-550.

[4] 甄亨民,吴粤,周伟民等. 中长链脂肪乳及长链脂肪乳对COPD接受呼吸机治疗患者营养疗效的比较. 广东医学,2003,24(5):547-548.

[5] Lin MT,Yeh SL,Tsou SS,et al. Effects of parenteral structured lipid emulsion on modula-ting the inflammatory response in rats undergoing a total gastrectomy. Nutrition,2009,25(1):115-21.

[6] Badgwell JM,Heavner JE,Kytta J,et al. Bupivacaine toxicity in young pigs is age-dependent and is affected by volatile anesthetics. Anesthes-iology,1990,73(2):297-303.

[7] Wolfe JW,Butterworth JF. Local anesthetic systemic toxicity:update on mechanisms and treatment. Curr Opin Anaesthesiol,2011,24(5):561-6.

[8] Weinberg GL,Vadeboncour T,Ramareju GA,et al. Pretreatment or resuscitation with a lipid infusion shifts the

dose-response to bupivacaine-induced asystole in rats. Anesthes-iology,1998,88(4):1071-5.

[9] Weinberg G, Ripper R, Feinstein DL, et al. Lipid emulsion infusion rescues dogs from bupiva-caine-induced cardiac toxicity. Reg Anesth Pain Med,2003,28(3):198-202.

[10] Mazoit JX, Le Guen R, Beloeil H, et al. Binding of long-lasting local anesthetics to lipid emulsions. Anesthesiology,2009,110(2):380-6.

[11] Rosenblatt MA, Abel M, Fischer GW, et al. Successful use of a 20% lipid emulsion to resu-scitate a patient after a presumed bupivacaine-related cardiac arrest. Anest-hesiology,2006,105(1):217-8.

[12] Litz RJ, Popp M, Stehrs N, et al. Successful resuscitation of a patient with ropivacaine-induced asystole after axillary plexus block using lipid infusion. Anaes-thesia,2006,61(8):800-1.

[13] Ludot H, Tharin JY, Belouadah M, et al. Successful resuscitation after ropivacaine and lidocaine-induced ventricular arrhythmia following posterior lumbar plexus block in a child. Anesth Analg,2008,106(5):1572-4, table of contents.

[14] Neal JM, Mulroy MF, Weinberg GL, et al. American Society of Regional Anesthesia and Pain Medicine checklist for managing local anesthetic systemic toxicity:2012 version. Reg Anesth Pain Med,2012,37(1):16-8.

[15] Vanden Hoek TL, Morrison LJ, Shuster M, et al. Part 12:cardiac arrest in special situations:2010 American Heart Association Guidelines for Cardiopulmonary Resu-scitation and Emergency Cardiovascular Care. Circulation,2010,122(18 Suppl 3):S829-61.

[16] Ok SH, Han JY, Lee SH, et al. Lipid emulsion-mediated reversal of toxic-dose amin-oamide local anesthetic-induced vasodilation in isolated rat aorta. Korean J Anesthesiol,2013,64(4):353-9.

[17] Ruan W, French D, Wong A, et al. A mixed (long-and medium-chain) triglyceride lipid emulsion extracts local anesthetic from human serum in vitro more effectively than a long-chain emulsion. Anesthesiology,2012,116(2):334-9.

[18] Li Z, Xia Y, Dong X, et al. Lipid resuscitation of bupivacaine toxicity:long-chain triglyceride emulsion provides benefits over long-and medium-chain triglyceride mulsion. Anesthesiology,2011,115(6):1219-28.

[19] Cave G, Harvey MG, Castle CD, et al. The role of fat emulsion therapy in a rodent model of propranolol toxicity:a preliminary study. J Med Toxicol,2006,2(1):4-7.

[20] Harvey MG, Cave GR. Intralipid infusion ameliorates propranolol-induced hypotension in rabbits. J Med Toxicol,2008,4(2):71-6.

[21] Tebbutt S, Harvery M, Nicholson T, et al. Intralipid prolongs survival in a rat model of verapamil toxicity. Acad Emerg Med,2006,13(2):134-9.

[22] Bania TC, Chu J, perez E, et al. Hemodynamic effects of intravenous fat emulsion in an animal model of severe verapamil toxicity resuscitated with atropine, calcium, and saline. Acad Emerg Med,2007,14(2):105-11.

[23] French D, Armenian P, Ruan W, et al. Serum verapamil concentrations before and after Intra-lipid(R) therapy during treatment of an overdose. Clin Toxicol(Phila),2011,49(4):340-4.

[24] Yoav G, Odelia G, Shaltiel C, et al. A lipid emulsion reduces mortality from clomipramine overdose in rats. Vet Hum Toxicol,2002,44(1):30.

[25] Harvey M, Cave G. Intralipid outperforms sodium bicarbonate in a rabbit model of clomipramine toxicity. Ann Emerg Med,2007,49(2):178-85,185 e1-4.

[26] Blaber MS, Khan JN, Brebner JA, et al. "Lipid rescue" for tricyclic antidepressant cardiotoxicity. J Emerg Med,2012,43(3):465-7.

[27] 唐建国,丁旻珺. 脂肪乳用于急性重度有机磷中毒的临床研究,临床急诊杂志,2013,14(11):546-548.

［28］ Weinberg GL,Ripper R,Murphy P,et al. Lipid infusion accelerates removal of bupivacaine and recovery from bupivacaine toxicity in the isolated rat heart. Reg Anesth Pain Med,2006,31(4):296-303.

［29］ Howell BA,Chauhan A. Bupivacaine binding to pegylated liposo-mes. Anesth Analg,2009,109(2):678-82.

［30］ Straathof DJ,Driessen O,Meijer JW,et al. Influence of Intralipid infusion on the elimination of phenytoin. Arch Int Pharmacodyn Ther,1984,267(2):180-6.

［31］ Krieglstein J,Meffert A,Niemeyer DH,et al. Influence of emulsified fat on chlorpromazine availability in rabbit blood. Experientia,1974,30(8):924-6.

［32］ Van de Velde M,Wouters PF,Rolf N,et al. Long-chain triglycerides improve recovery from myocardial stunning in conscious dogs. Cardiovasc Res,1996,32(6):1008-15.

［33］ Eledjam JJ,de La Coussaye JE,Brugada J,et al. In vitro study on mechanisms of bupivacaine-induced depression of myocardial contractility. Anesth Analg,1989,69(6):732-5.

［34］ Huang JM,Xian H,Bacaner M,et al. Long-chain fatty acids activate calcium channels in ventricular myocytes. Proc Natl Acad Sci U S A,1992,89(14):6452-6.

［35］ ACMT position statement:interim guidance for the use of lipid resusc-itation therapy. J Med Toxicol,2011,7(1):81-82.

12 慢性疼痛导致抑郁的机制研究进展

1. 南京中医药大学附属徐州市中医院麻醉科 221002
2. 徐州医学院江苏省麻醉学重点实验室 221004
宋苏沛[1,2] 曹君利[2]

作者简介

宋苏沛，男，住院医师，硕士，研究方向：麻醉与镇痛的基础与临床，E-mail：lacycpb@yeah.net。

曹君利，男、博士、教授、主任医师、博士生导师、教育部长江学者特聘教授。徐州医学院麻醉学院院长、江苏省麻醉学重点实验室（麻醉学国家重点实验室培育建设点）主任、江苏省麻醉临床医学中心主任、江苏省"科教兴卫工程"医学（麻醉学）重点学科带头人，江苏省麻醉与镇痛应用技术重点实验室副主任，徐州医学院附属医院麻醉科副主任。国家自然科学基金委终审专家，中国高等教育学会医学教育专业委员会麻醉学教育研究会常务理事兼秘书长，中国药理学会麻醉药理学专业委员会委员，中华麻醉学会基础与应用基础学组副组长，江苏省医学会麻醉学会副主任委员。主要从事病理性疼痛的神经环路、细胞和分子机制的研究，主持国家自然科学基金3项，其中重点项目1项。

摘要：背景 在临床上，慢性疼痛的患者常滋生出负性情绪，其中抑郁和焦虑最为常见，基础研究也发现，慢性疼痛模型的动物常表现出抑郁或焦虑。目前对于慢性疼痛导致抑郁的研究越来越多，但其具体的机制仍未完全阐明。**目的** 通过查阅分析近年来国内外关于疼痛导致抑郁的文献，总结其可能的发生机制。**内容** 慢性疼痛引起抑郁可能的机制较多，脑内的核团、神经环路以及相关神经化学物质均有可能涉及。**趋向** 慢性疼痛引起的抑郁在临床上极为常见，随着临床和基础研究的不断深入，其发生机制这层面纱将逐渐被揭开，对临床的治疗也将提供更为有力的理论依据。

关键词：慢性疼痛；抑郁；核团；神经环路；神经递质或调质；机制

　　疼痛是一种与组织损伤或潜在的损伤相关的不愉快的主观感觉和情绪体验,无交流能力决不能否认一个个体正有着痛体验,以及需要缓解疼痛治疗的可能性。从中我们可以看出,疼痛不仅仅是一种生理性的感觉,又是对这种感觉的情绪反应。目前的调查表明,全球约有35%的人被疼痛所困扰,在我国门诊患者中伴有疼痛症状的患者,保守估计约为40%[1]。病理条件下的疼痛是大多数疾病具有的共同症状,部分疼痛持续时间过长,且难以根治,往往与自主神经反射、运动反射、心理和情绪反应交织在一起,容易滋生出一些以抑郁为主要表现的负性情绪,这种继发性的负性情绪所引起的心理问题远远比疼痛本身导致的生理性影响更加长久和深远[1-2]。2007 年,一项全美的流行病学调查发现,慢性疼痛中有30% ~54%患者伴有抑郁症状[3]。国内张文祥[4]等报道,北京宣武医院疼痛科收治的来自全国各地的大量慢性难治性疼痛患者,其中有49.62%的患者合并有抑郁症状。大量的基础研究也发现,慢性疼痛模型的动物表现出抑郁样行为。随着人们对疼痛的认识不断深入,以及对疼痛的治疗措施的增多,慢性疼痛的所伴随情绪障碍也越来越受到重视,目前,部分抗抑郁药逐渐用来治疗神经病理性疼痛,例如,2010 年,欧洲神经病学协会联合会推荐三环类抗抑郁药为治疗除三叉神经痛的神经病理性疼痛的一线用药,推荐选择性 5-羟色胺和去甲肾上腺素双重再摄取抑制药作为治疗痛性糖尿病性外周神经病的一线用药[5]。2010 年肿瘤学实践指南(中国版)也推荐抗抑郁药作为治疗癌症相关神经病理性疼痛的一线辅助镇痛药物[6]。同样,基础研究中,抗抑郁药可以减轻病理性疼痛动物模型的疼痛症状。目前,疼痛所导致的抑郁已经成为目前临床和基础研究的热点问题,但其具体机制仍未完全阐明,本文就慢性疼痛导致抑郁的机制进行综述。

1　慢性疼痛导致抑郁所涉及的脑区

　　人功能脑成像研究发现,在慢性疼痛状态下,中脑腹侧被盖区、岛叶、前脑皮层、前扣带回、杏仁核、海马等脑区均出现不同程度的激活,前脑皮层灰质密度降低,海马形态和基因表达改变[7]。单光子发射计算机断层扫描发现,在慢性疼痛状态下,前脑皮层和杏仁核血流增多,前扣带回血流量减少。而在抑郁状态下,上述脑区显示出相同或相似的活动变化[8-11]。

2　慢性疼痛导致抑郁的相关神经环路或系统

2.1　下丘脑-垂体-肾上腺轴(Hypothalamic-pituitary-adrenal axis,HPA 轴)　　HPA 轴是神经内分泌系统的重要组成部分,参与控制应激反应,并调节消化、免疫系统情绪、性行为等诸多机体活动。正常情况下,HPA 轴存在负反馈机制。在慢性疼痛状态下,这种长时间的持续性伤害性应激会引起 HPA 轴的紊乱致使中枢和外周的糖皮质激素受体下调,诱导产生更高水平的糖皮质激素,从而破坏这一反馈机制[12]。更为严重的是,糖皮质激素在这种慢性疼痛下的异常增多,对大脑产生毒害作用,尤其是可以引起海马突触减少以及星形胶质细胞和小胶质细胞的破坏和死亡[13],使海马对垂体轴和应激反应的调节功能下降,导致抑郁的发生。临床上也有报道认为,慢性骨盆疼痛的患者 HPA 轴激活,从而导致抑郁症的发生[14]。目前较为公认的观点认为,抑郁是由于 HPA 轴功能紊乱,表现为促肾上腺皮层激素和血中

皮层醇水平升高,尤其是在重症抑郁情况下,表现出 HPA 轴的极度活跃[15]。因此,慢性疼痛这种持续性的伤害性刺激引起 HPA 轴调节的紊乱,导致中枢和外周的皮层激素水平紊乱,可能是导致抑郁的原因之一。

2.2 中脑多巴胺奖赏环路 生活兴趣的缺失是慢性疼痛和抑郁所表现出的共同症状,奖赏系统的受损是其主要原因。中脑多巴胺奖赏系统是奖赏系统中重要的神经环路,主要由中脑腹侧被盖区(Ventral tegmental area,VTA)及其投射区伏核(nucleus accumbens,NAc)和前脑皮层(prefrontal cortex,PFC)组成。慢性疼痛状态下,中脑多巴胺奖赏系统可以通过下丘脑、中脑导水管周围灰质等核团调节痛的感觉成分。慢性疼痛引起的伤害性刺激也可以通过这些核团调节中脑多巴胺奖赏系统功能,从而介导疼痛引起的相关情绪的改变[16-17]。临床和基础的研究亦证实,中脑多巴胺奖赏系统在抑郁的形成、发展中发挥着重要的作用,尤其是 VTA 到 NAc 环路在抑郁动物中的调节作用更为显著[18-19]。深部脑刺激 NAc 对于难治性抑郁个体可以产生抗抑郁效果[20],增加中脑多巴胺回路功能依赖性的 BDNF 释放可以调节动物社交挫败引起抑郁[21]。因此,慢性疼痛有可能通过引起中脑多巴胺奖赏系统的变化从而引发抑郁的形成,影响中脑多巴胺系统内部区域或核团,从而对抑郁症状产生明显的影响。

2.3 情绪激活系统(emotional motor system,EMS) 情绪激活系统主要包括海马、杏仁核、下丘脑、前扣带回膝上部、岛叶前部和眶额叶皮层,是参与情绪反应的重要系统[22]。研究证实,负性生活事件如内脏痛等长期的慢性应激产生的异常内脏感觉信号由外周传入中枢,作用于情绪激活系统,产生负性情绪反应[23]。肠易激综合征(irritable bowel syndrome,IBS)患者长期伴有排便引起的腹痛或腹部不适,功能性脑成像研究发现,此类患者前扣带回膝上部、岛叶和右侧海马兴奋性增加[24]。另有研究从神经解剖和功能方面得出结论认为,内脏痛信号经丘脑传入岛叶,由岛叶投射至前扣带回、额叶皮层、初级和次级躯体感觉皮层,从而对疼痛进行调控[25]。在进行疼痛调控的同时,内脏痛信号通过丘脑皮质传入前扣带回膝上部、岛叶前部和眶额叶皮质等核团,产生主观感受;而内脏痛信号通过海马传入下丘脑和杏仁核进行信息整合,从而产生焦虑、抑郁等情绪反应[26]。因此,长期的 IBS 引起的内脏痛信号可通过内脏传入机制传入中枢,激活 EMS,进而导致焦虑、抑郁等情绪异常。

3 慢性疼痛导致抑郁的神经递质或调质

3.1 5-羟色胺和去甲肾上腺素 慢性疼痛可引起单胺类神经递质含量异常[27],目前多认为单胺类神经递质的不足可能是慢性疼痛伴发抑郁异常的机制,其中 5-羟色胺(5-HT)和去甲肾上腺素(NE)是关注的焦点。5-HT 和 NE 是参与痛觉下行调控的重要物质。从脑干发出5-HT 和 NE 能纤维下行投射到脊髓背角,对伤害性感受信息的传入产生抑制作用。慢性疼痛患者脑脊液中,5-HT 和 NE 的含量较正常人群显著降低[28]。长期以来,抑郁被认为是脑内 5-HT 和 NE 较少造成的。抑郁患者脑脊液中这两类递质的水平比健康人群显著降低,其中 5-HT 减少在有强烈自杀倾向的抑郁患者尤为显著[29-30]。因此慢性疼痛引起抑郁可能与中枢神经系统 5-HT 和 NE 水平的变化有关。

3.2 脑源性神经营养因子(brain derived neurotrophic factor,BDNF) BDNF 与神经的发育、分化、修复、再生以及突触的可塑性有关。在慢性疼痛状态下,由于痛觉过敏,神经元的可塑性发生变化,而这一过程伴随着 BDNF 表达的变化。有研究认为,疼痛的程度伴随着 BDNF 含量或者活性的改变[31]。此外,在暴露于疼痛中的啮齿动物,其海马 BDNF 表达下降[15]。临床研究中,纤肌痛患者常伴有抑郁症状,这类患者血清中 BDNF 含量明显低于正常人[32]。在啮齿类动物的海马直接注射 BDNF 可以表现出抗抑郁作用[33],抗抑郁药可以逆转啮齿类动物抑郁状态下海马中的 BDNF 的下降[34]。慢性疼痛状态下,动物表现出抑郁行为,并伴有中脑多巴胺奖赏系统 VTA 和 NAc 的 BDNF 表达增加。在 VTA-NAc 环路中,VTA 核团内直接注射外源性 BDNF 能引起动物的抑郁样行为,而在 NAc 内直接阻断 BDNF 受体 TrKB 则具有明显的抗抑郁的效应[35]。抑郁模型的动物在前脑区域敲除编码 BDNF 的基因可以阻止抑郁的进展[36],因此,BDNF 可能是影响抑郁进程的重要物质之一。以上研究表明,慢性疼痛在发生和发展过程中伴随着不同脑区 BDNF 含量的变化,从而导致了抑郁产生。此外,神经生长因子(NGF)、神经营养因子 3、神经激肽 1 等也参与了疼痛伴发抑郁的进展[37]。

3.3 细胞因子
细胞因子是由细胞产生的在细胞间传递信息的小分子物质,如淋巴因子、白介素、C 反应蛋白等。细胞因子在疼痛的发生发展中具有重要的作用。复杂性区域疼痛综合征患者在炎症前期表现出 TNF-α、IL-2 的 mRNA 和蛋白质水平升高及 IL-4、IL-10 水平下降[38],在周围神经疼痛的患者中,也存在与疼痛相关的炎症前期细胞因子谱[39]。有研究发现,炎症通路激活后释放的细胞因子进入中枢神经系统可以引起 5-羟色胺和多巴胺代谢的改变,同时可以激活促肾上腺皮层激素释放因子,提高血清糖皮质激素水平,继而导致 HPA 轴功能的紊乱。神经病理性疼痛模型的小鼠表现出抑郁样行为,前额叶皮层 IL-1β 基因表达上调,使用 IL-1β 拮抗剂后,可以改善该疼痛模型导致的抑郁样行为[40]。CFA 模型产生的炎性痛可以表现出抑郁样行为,并伴随着海马区吲哚胺 2,3 双氧酶 1(IDO1)的表达上调,敲除 IDO1 基因或给予阻断剂后,小鼠炎性痛缓解,抑郁行为改善[41]。在慢性疼痛状态下引起的细胞因子的改变,可能是导致抑郁的产生的原因之一[42-44]。

3.4 促肾上腺皮质激素释放因子(Corticotropin releasing factor,CRF)
CRF 广泛分布于中枢神经系统,如室旁核、蓝斑核、杏仁核、延髓等,此外,在脊髓和外周组织中也有 CRF 的表达[45]。CRF 可以作为神经递质在中枢神经系统协调机体对应激的自律性、行为学以及免疫应答反应,并能够整合哺乳动物机体的应激反应[46]。有报道认为,CRF 是应激反应的中枢起始调节因子,各种应激反应引起的神经冲动经过外周传入中枢,然后经过中枢神经系统内复杂的信号整合汇聚于下丘脑室旁核的 CRF 神经元,引起 CRF 的 mRNA 表达增加,CRF 合成释放增加[47]。T. Rouwette 等在研究大鼠甲醛溶液引起的急性疼痛时,发现中枢下丘脑室旁核、纹状体、杏仁核和 E-W 核(npEW)四个核团的 CRF 及其受体的表达明显增加,CRF 在室旁核表达最早出现,在 npEW CRF 受体表达出现最晚,杏仁核的 CRF 及受体表达都增加明显[48]。因此,CRF 在疼痛的发生和维持中扮演着重要的角色。

慢性疼痛引起的 CRF 长期过表达会使焦虑、抑郁样行为的易感性增加。有报道认为,长期暴露于应激环境下,CRF 过度表达和分泌,海马糖皮质激素受体功能低下导致了 HPA 轴负反馈出现障碍,此轴被持续过度激活,从而介导抑郁症等情感障碍的发病[49]。也有研究发现,长期的应激环境下,杏仁核接受外周应激信号的传入,通过 CRF 对 GABA 能神经元投射的调控,将感觉信息转化为焦虑、抑郁样行为或生理反应[50]。Koichi Isogawa[51]研究团队发现,向外侧杏仁核注入 CRF 可以促进厌恶情绪记忆的形成。Jessica E. Vicentini[52]在雄性 Wistar 鼠的双侧内侧杏仁核中分别注入 CRF 和 CRFRl 阻滞剂 antalarmin,结果显示,CRF 有产生焦虑的效应,而 antalarmin 能对抗 CRF 产生焦虑的作用。这表明,脑内 CRF 水平的改变影响着负性情绪的进展。

4 总结与展望

综上所述,慢性疼痛和抑郁所涉及的脑区、共同的神经环路以及神经化学物质在慢性疼痛导致抑郁的过程中发挥着重要的作用。随着研究的不断深入,尤其是基础的研究广泛深入开展,慢性疼痛导致抑郁内在机制的面纱将逐渐被揭开,对临床治疗提供更加有力的证据。

参 考 文 献

[1] 方向明. 主编. 分子麻醉学[M]. 北京:科学出版社,2012:612.

[2] 韩济生. 主编. 疼痛学[M]. 北京:北京大学医学出版社,2011:3.

[3] Sarah EP Munce,Donna E Stewan. Gender Differences in Depression and Chronic Pain Conditions in a National Epidemiologic Survey[J]. Psychosomatics,2007,48:394-399.

[4] 张文祥,倪家骧. 慢性疼痛患者发生抑郁和焦虑症状的研究[J]. 中国全科医学,2009,12(5A):775-777.

[5] Attal N,Cruccu G,Baron R,et al. EFNS guidelines on the pharmacological treatment of neuropathic pain:2010 revision. Eur J Neurol,2010,17(9):1113-1123.

[6] Robert Swarm,Amy Pickar Abernethy,Doralina L,et al. NCCN Clinical Practice Guidelines in Oncology™. National Comprehensive Cancer Network,Inc. 2010.

[7] Michael J. Robinson,Sara E. Edwards,Smriti Iyengar,et al. Depression and pain [J]. Frontiers in Bioscience,2009,14:5031-5051.

[8] Paul Dunckley,Richard G. Wise,Merle Fairhurst,et al. A Comparison of Visceral and Somatic Pain Processing in the Human Brain stem Using Functional Magnetic Resonance Imaging[J]. J Neurosci,2005,25(32):7333-7341.

[9] P. Kumar,G. Waiter,T. Ahearn,et al. Abnormal temporal difference reward learning signals in major depression [J]. Brain,2008,131:2084-2093.

[10] Sahay A,HenR. Adult hippocampal neurogenesis in depression[J]. Nat Neurosci,2007,10:1110-1115.

[11] Munn M,Alexopoulos J,NishinoT,et al. Amygdala volume analysis in female twins with major depression [J]. Biol Psychiatry,2007,62:415-422.

[12] Gordon Blackburn-Munro G. Hypothalamc-pituitary-adrenal axis dysfunction as a contributory factor to chronic pain and depression[J]. Curt Pain Headache Rep,2004,8(2):116-124.

[13] Eric Nestler,Michel Ba rrot,Ralph DiLeone,Amelia Eisch,Stephen Gold,and Lisa Monteggia:Neurobiology of depression[J]. Neuron,2002,34:13-25.

[14] Wingenfeld K,Hellhammer DH,Sehmidt I,et al. HPA axis reactivity in chronic pelvic pain:association with depression[J]. J Psychosom Obstet Gynaecol,2009,30(4):282-286.

[15] Hubertus Himmerich,Petra Zimmermann,Marcus Ising,et al. Changes in the hypothalamic-pituitary-adrenal axis and leptin levels during antidepressant treatment[J]. Neuropsychobiology,2007,55:28-35.

[16] Wiech K,Tracey I. The influence of negative emotions on pain:behavioral effects and neural mechanisms [J]. Neuroimage,2009,47:987-994.

[17] Leknes S,Tracey I. A common neurobiology for pain and pleasure [J]. Nat Rev Neurosci,2008,9:314-320.

[18] Krishnan V,Nestler EJ. The molecular neurobiology of depression [J]. Nature,2008,55:894-902.

[19] Nestler EJ,Carlezon WA Jr. The mesolimbic dopamine reward circuit in depression[J]. Biol Psychiatry, 2006,59:1151-1159.

[20] Schlaepfer, T. E. Deep brain stimulation to reward circuitry alleviates anhedonia in refractory major depression[J]. Neuropsychopharmacology,2008,33:368-377.

[21] Krishnan V,Han MH. Molecular adaptations underlying susceptibility and resistance to social defeat in brain reward regions[J]. Cell,2007,131:391-404.

[22] Pessoa L. On the relationship between emotion and cognition[J]. Nat Rev Neumsci,2008,9(2):148-158.

[23] Mayer EA. The neurobiology of stress and gastrointestinal disease[J]. Gut,2000,47(6):861-869.

[24] Larsson MB,Tillisch K,Cralg AD,et al. Brain sponses to visceral stimuli reflect visceral sensitivity thresholds in patients with irritable bowel syndrome[J]. Gastroenterology,2012,142(3):463-472.

[25] Moisset X,Bouhassira D,Denis D,et al. Anatomical connentions between brain areas activated during rectal distension in healthy volunteers:a visceral pain network[J]. Eur J Pain,2010,14(2):142-148.

[26] 周吕,柯美云. 主编. 神经胃肠病学与动力[M]. 北京:科学出版社,2005:3-19.

[27] Berrocoso E,Snehez-Blzquez P,Garzn J,et al,Opiates as antidepressants[J]. Curr Pharrn Des,2009,15 (14):1612-1622.

[28] Strittmatter M,Ostertag D,Hoffmann KH,et al. Monoaminergic transmitters in the cerebrospinal fluid of patients with acute,chronic,and intermittent pajn Interface between pain and depression[J]. Nervenarzt,2005, 76(4):443-452.

[29] Csemansky JG,Sheline YI. Abnormalities ofsemtonin metabolism and nonpsychotic psychiatric disorders[J]. Ann Clin Psychiatry,1993,5(4):275-281.

[30] Mann JJ,Malone KM. Cerebrospinal fluid amines and higher-lethality suicide attempts in depressed inpatients [J]. Biol Psychiatry,1997,41(2):162-171.

[31] Marcol W,Kotulska K,Larysz-Brysz M,et al. BDNF contributes to animal model neuropathic pain after peripheral nerve transection[J]. NeurosurgRev,2007,30(3):235-243.

[32] Fukuhara K,Ishikawa K,Yasuda S,et al. Intracerebroventricular 4-methylcatechol (4-MC) ameliorates chronic pain associated with depression-like behavior via induction of brain-derived neurotrophic factor(BDNF) [J]. Cell Mol Neurobiol,2012,32(6):971-977.

[33] Shirayama Y.,Chen A. C.,Nakagawa S.,et al. Brain-derived neurotrophic factor produces antidepressant effects in behavioral models of depression[J]. J. Neurosci,2002,22:3251-3261.

[34] Ronald Duman,Lisa Monteggia. A neurotrophic model for stress-related mood disorders[J]. Biol Psychiatry, 2006,59:1116-1127.

[35] Eisch AJ,Bolanos CA,de Wit J,et al. Brain-derived neurotrophic factor in the ventral midbrain-nucleus accumbens pathway:a role in depression[J]. Biol Psychiatry,2003,54:994-1005.

[36] Vaishnav Krishnan, Eric J. Nestler. The molecular neurobiology of depression [J]. Nature, 2008, 455: 894-902.

[37] Robinson MJ,Edwards SE,Iyengar S,et al. Depression and pain[J]. Frontiers in Bioseience,2009,14(6): 5031-5051.

[38] Nurcan Uceyler,Tatiana Eberle,Roman Rolke,et al. Differential expression patterns of cytokines in complex regional pain syndrome[J]. Pain,2007,132:195-205.

[39] Nurcan Uceyler,Jan Rogausch,Klaus Toyka,et al. Differential expression of cytokines in painful and painless neuropathies[J]. Neurology,2007,69:42-49.

[40] Norman GJ,Karelina K,Zhang N,et al. Stress and IL-lbeta contribute to the development of depressive-like behavior following peripheral nerve injury[J]. Mol Psychiatry,2010,15（4）:404-414.

[41] Kim H,Chen L,Lim G,et al. Brain indoleamine 2,3dioxygenase contributes to the comorbidity of pain and depression[J]. J Clin Invest,2012,122(8):2940-2954.

[42] Charles Raison,Lucile Capuron,Andrew Miller. Cytokines sing the blues:inflammation and the pathogenesis of depression[J]. Trends Immunol,2006,27:24-31.

[43] Simon NM,McNamara K,Chow CW,et al. A detailed examination of cytokine abnormalities in Major Depressive Disorder. Eur Neuropsychopharmacol,2008,18(3):230-233.

[44] Triin Eller,Veiko Vasar,Jakov Shlik,et al. Pro-inflammatory cytokines and treatment response to escitaloprsam in major depressive disorder[J]. Prog Neuropsychopharmacol Biol Psychiatry,2008,32:445-450.

[45] Dautzenberg FM,Hauger RL. The CRF peptide family and their receptors:yet more partners discovered[J]. Trends Pharmacol Sci,2002,23(2):71-77.

[46] Owens MJ,Nemeroff CB. Physiology and pharmacology of corticotropin-releasing factor[J]. Pharm Rev,1991,43:425-473.

[47] Sam RJ,Hoare AK,Susan K,et al. Conformational states of the corticotrophin releasing factor 1(CRF1) receptor:detection,and pharmacological evaluation by peptide ligands[J]. Peptides,2003,24:1881-1897.

[48] T. Rouwette,K. Klemann. B,GA. Szner,et al. Differential responses of corticotropin-releasing factor and urocortin 1 to acute pains stress in the rat[J]. Neuroscience,2011,183:15-24.

[49] Keck ME,Ohl F,Holsboer F,et al. Listening to mutant mice:a spotlight on the role of CRF/CRF receptor systems in affeetive disorders[J]. Neurosci Biobehav Rev,2005,29(4/5):867-889.

[50] 丁宁,欧阳雨晴,邢国刚. 促肾上腺皮质激素释放因子及其受体在痛和痛相关负性情绪中的作用研究进展[J]. 中国疼痛医学杂志,2015,21(6):449-453.

[51] Isogawa K,BushDE,LeDoux JE. Contrasting effects of pretraining,posttraining,andpretesting infusionsof corticotropin-releasing factorinto the lateral amygdale:attenuationoffear memory formation but facilitation of its expression[J]. BiolPsychiatry,2013,73(4):353-359.

[52] Vicentini JE. CRF type 1 receptors of the medial amygdale modulate inhibitory avoidance responses in the elevated T-maze[J]. Horm Behav,2014,65(3):195-202.

13 导致抑郁的慢性疼痛动物模型研究进展

1. 南京中医药大学附属徐州市中医院麻醉科 221002
2. 徐州医学院江苏省麻醉学重点实验室 221004
宋苏沛[1,2] 曹君利[2]

作者简介

宋苏沛,男,住院医师,硕士,研究方向:麻醉与镇痛的基础与临床,E-mail:lacycpb@ yeah. net。

曹君利,见前。

摘要:背景　慢性疼痛引起情绪的改变在临床上较为常见,如焦虑、抑郁等,基础研究中也发现慢性疼痛的动物模型可以表现出焦虑、抑郁等症状。目前对慢性疼痛引起抑郁的研究越来越广泛和深入,导致抑郁的慢性疼痛的动物模型也越来越多。目的　通过查阅分析近年来国内外相关文献,对导致抑郁的慢性疼痛动物模型的研究进展进行综述。内容　通过常见的抑郁行为评价方法如旷场实验、悬尾实验、强迫游泳实验和糖水偏好实验等发现,完全弗氏佐剂模型、纤维肌痛模型、慢性压迫性损伤模型、坐骨神经束缚损伤模型、保留性神经损伤模型、脊神经结扎模型和内脏痛模型是目前研究导致抑郁的慢性疼痛的常见动物模型。趋向　随着慢性疼痛引起抑郁的研究不断的广泛和深入,导致抑郁的慢性疼痛动物模型也将越来越多,这将有助于更加深入的揭示慢性疼痛导致抑郁的机制。

关键词:慢性疼痛;抑郁;动物模型

疼痛是一种与组织损伤或潜在的损伤相关的不愉快的主观感觉和情绪体验,无交流能力决不能否认一个个体正有着痛体验,以及需要缓解疼痛治疗的可能性。从定义中可以看出,疼痛不仅仅是一种生理性的感觉,又是对这种感觉的情绪反应。目前,较多的动物疼痛模型均表现出抑郁样行为,本文就慢性疼痛导致抑郁的动物模型进行综述。

1 疼痛模型的分类[1,2]

疼痛模型主要分为炎性痛模型、癌性痛模型、神经病理性疼痛模型、内脏痛模型和术后疼痛模型。

2 评价抑郁行为的主要方法

目前常用的抑郁行为评价方法主要包括旷场实验、悬尾实验、强迫游泳实验和糖水偏好实验。

2.1 旷场实验(Open Field Test,OFT)[3] 旷场实验是评价实验动物在新异环境中自主行为、探究行为与紧张度的一种方法。以实验动物在新奇环境之中某些行为的发生频率和持续时间等,反映实验动物在陌生环境中的自主行为与探究行为。例如动物对新开阔环境的恐惧而主要在周边区域活动,在中央区域活动较少,但动物的探究特性又促使其产生在中央区域活动的动机,旷场实验视频分析系统也可观察由此而产生的焦虑、抑郁心理。

2.2 悬尾实验(Tail Suspension Test,TST)[4] 悬尾实验是一种经典而又能快速评价抑郁的有效方法。其原理是利用小鼠悬尾后企图逃脱但又无法逃脱,从而放弃挣扎,进入特有的抑郁不动状态,实验过程中记录动物静止不动时间来反映抑郁状态。判定静止不动的标准是动物停止挣扎,身体呈垂直倒悬状态,静止不动。

2.3 强迫游泳实验(Forced Swimming Test,FST)[5] 强迫游泳实验通过将实验动物置于一个局限的环境中(如水中),动物在该环境中拼命挣扎试图逃跑又无法逃脱,从而提供了一个无可回避的压迫环境,一段时间的实验后,动物即表现出典型的"不动状态",反映了一种被称之为"行为绝望状态",记录处于该环境的动物不动状态过程中的一系列参数。

2.4 糖水偏好实验(Sucrose Preference Test,SPT)[6,7] 糖水偏好实验可以用来评价啮齿类动物快感缺乏的程度,也是评价抑郁的较好指标。实验方法主要是两个饮水瓶内分别装有蒸馏水和1%的糖水,让实验动物自由饮用,如果糖水摄取率低于65%则为快感缺乏,糖水摄取% =糖水摄取量/总的饮水量×100%。

3 导致抑郁的疼痛模型

3.1 完全弗氏佐剂模型(Complete Freund's adjuvant model,CFA) Hyangin Kim 等人[8]的研究认为,弗氏佐剂造成的持续的伤害性感受可以引起抑郁表现。他们在 Wistar 大鼠右侧的胫骨关节注射 CFA 导致的关节炎疼痛模型可以引起持续 21 天机械痛和热痛觉过敏。在注射 CFA 后第 7 天和第 14 天,研究人员通过强迫游泳和旷场实验发现这种持续的伤害性感受引起抑郁的行为。

3.2 纤维肌痛模型(fibromyalgia model) 近期的一项研究表明,利血平所致的纤维肌痛模型大鼠可以表现出抑郁行为[9]。将利血平稀释后的溶液,在 SD 大鼠皮下注射,每天一次,连续三天,注射结束后通过不同的疼痛检测方法,发现这种疼痛的持续 7～21 天不等。在强迫游泳实验中,SD 大鼠在最后一次注射利血平后 3、5、7、14 天表现出抑郁的行为。

3.3 慢性压迫性损伤模型(chronic constriction injury model,CCI)[10,11]　制作 CCI 模型时,将大鼠或小鼠适当固定,从后肢上部切开皮肤,分离肌肉,暴露坐骨神经主干,使用羊肠线环绕坐骨神经,单结固定,环绕的羊肠线应能够在坐骨神经主干上滑动,松散结扎,结扎强度以引起小腿肌肉或结扎侧后爪轻度颤动为宜,疼痛持续时间较长,但 CCI 模型可重复性差。

对于 CCI 模型导致抑郁的研究较多,但是不同的研究观察抑郁的时间点和检测方法各不相同。Cristiano 等人[12]在 CCI 术后第 14 天通过强迫游泳实验发现,小鼠静止时间明显延长,因此他们认为 CCI 模型是可以导致抑郁的较为合适的疼痛模型。同样[13],在 CCI 术后 21～28 天,在小鼠运动功能正常的情况下观察抑郁表现,此时小鼠在强迫游泳中静止时间延长,而在水中攀爬时间缩短。然而,有文献报道则强调,在 CCI 模型导致抑郁的过程中,时间是关键[14]。长时间的神经病理性疼痛(CCI28 天)在排除运动功能障碍后,大鼠在强迫游泳实验中静止时间延长,攀爬时间减少,而在 CCI 术后早期则没有这样的变化。因此,根据他们的研究结果,在疼痛导致的情感障碍中,时间是一个关键的因素,在 CCI 术后 28 天内可能难以检测出抑郁的行为学表现。类似的研究也有这样的结论[15,16,17,18]。但是另有文献报道称,在 CCI 术后早期,动物即有抑郁的表现。Zeng 等人在 CCI 术后 3 天和 7 天通过强迫游泳实验均发现 Wistar-Kyoto 大鼠的抑郁表现。而在 CCI 术后第 7 天通过悬尾实验也发现了其抑郁的表现[19]。不同的实验得出的结论有所差别,有一个共同点是,CCI 模型可以从行为学角度观察到实验动物的抑郁表现。但是不同品种的实验动物,不同的抑郁检测方法和不同的观察时间得到的结果均不相同,至于哪种结果更可靠,仍需要进一步的研究。

3.4 坐骨神经束缚损伤模型(sciatic binding injury)　根据文献描述[20,21],在大鼠右侧股骨大转子后方约 0.5cm 处做一横向切口,钝性分离肌层,暴露坐骨神经干,用玻璃分针分离神经与周围的组织及筋膜,提起大约 4～6cm 长的神经套上一 2mm 长的具有弹性的聚乙烯软管,历时约为 10 秒左右。缝合皮肤,术后予以抗生素。

Yalcin I[18]等人研究认为坐骨神经束缚损伤的 C57BL/6J 小鼠可以产生抑郁相关的表现。根据他们的报道,坐骨神经束缚损伤后第 8 周和第 9 周可以观察到小鼠在强迫游泳实验中静止时间延长,而在术后早期则没有这样的表现。他们认为,在研究神经病理性疼痛导致的负性情绪时,时间是决定性的因素。

3.5 保留性神经损伤模型(spared nerve injury,SNI)[22,23]　制作 SNI 模型时,于大鼠或小鼠后肢上缘切开皮肤,分离肌肉,暴露坐骨神经主干及其下的分支—胫神经、腓总神经和腓肠神经,结扎并剪断胫神经和腓总神经,保留细小的腓肠神经。缝皮,术后预防感染。

SD 大鼠在 SNI 术后 1 天即可产生机械痛和冷痛觉过敏,这种疼痛可以持续 2 个月。在 SNI14 天以后,在强迫游泳实验中,大鼠静止时间延长。在糖水偏好实验中,大鼠在 SNI 术前,糖水摄取率在 90% 以上,而在术后 14 天糖水摄取率明显下降,这种变化一直持续到术后

2个月[24]。

3.6 脊神经结扎模型(spinal nerve ligation,SNL)[25] 制作SNL模型时,由大鼠或小鼠背部切开皮肤,分离肌肉直至L_5横突,咬开横突,暴露L_5脊神经,用丝线结扎L_5脊神经。缝合肌肉与皮肤,术后予以抗生素。

C57BL/6小鼠SNL后疼痛可持续至90天以上,SNL后第8周,在旷场实验中,小鼠总运动路程不变,但在旷场中心的停留时间明显减少,与此同时,强迫游泳的静止时间缩短。笔者又进行了进一步的研究,在SNL术后第2、7、15、30天分别进行旷场实验和强迫游泳实验,研究发现,在SNL术后第15天和30天,小鼠的情绪行为发生改变。在术后30天的旷场实验中,小鼠在旷场中心停留时间减少;而在术后15天和30天的强迫游泳实验中,小鼠的静止时间明显延长[26]。

3.7 内脏痛模型 内脏痛模型种类较多,应用较为广泛的是结直肠扩张模型。结直肠扩张模型的制作较为简单,把气囊导管直接通过肛门放入结肠或直肠,并使球囊均匀充气即可。其行为学评分稳定性和重复性强,可用于清醒而活动未受限动物,同时,其特异性强,可用于内脏痛的机制研究和药物对内脏痛的防治研究等,因此应用广泛[27-28]。

国内张咏梅课题组[29]采用结直肠扩张的方法成功建立昆明小鼠内脏痛模型。模型建立成功后,在旷场实验中,内脏痛小鼠在旷场中心区域停留时间缩短,在强迫游泳实验中,内脏痛小鼠静止时间延长。这说明,慢性内脏痛模型的小鼠可以表现出抑郁行为。

4 结语

综上所述,目前报道的引起抑郁的疼痛模型较多,通过动物模型对揭示慢性疼痛导致抑郁机制也越来越深入。但部分疼痛模型中仍存在一定的问题。值得注意的是,在疼痛导致抑郁的模型中,如何将判断疼痛模型建立成功后是否导致运动功能障碍,并将其与抑郁样行为区别,这仍是需要进一步深究和解决的问题。

参 考 文 献

[1] 张励才.主编.麻醉与镇痛的神经生物学[M].上海:第二军医大学出版社,2010:132-134.

[2] Ma Chao,Zhang Jun-Ming. Editors. Animal Models of Pain[M]. Humana Press,2011:23-200.

[3] Denenberg VH. Open-field beavior in the rat:what does it mean? [J]. Ann N Y Acad Sci,1969;159(3): 852-859.

[4] Steru L,Chermat R,Thierry B,et al. The tail suspension test:a new method for screening antidepressants in mice[J]. Psychopharmacology (Berl),1985,85(3):367-370.

[5] Le PM,Jalfre M. Depression:a new animal model sensitive to antidepressant treatments[J]. Nature,1977,266 (5604):730-732.

[6] Willner P,Towell A,Sampson D,et al. Reduction of sucrose preference by chronic unpredictable mild stress, and its restoration by a tricyclic antidepressant[J]. Psychopharmacology (Berl),1987,93(3):358-364.

[7] Sigwalt AR,Budde H,Helmich I,et al. Molecular aspects involved in swimming exercise training reducing anhedonia in a rat model of depression[J]. Neuroscience,2011,192:661-674.

[8] Hyangin Kim,Lucy Chen,Grewo Lim,et al. Brain indoleamine 2,3-dioxygenase contributes to the comorbidity

of pain and depression[J]. J Clin Invest. 2012,122(8):2940-2954.

[9] Yukinori Nagakura,Tomoya Oe,Toshiaki Aoki. Biogenic amine depletion causes chronic muscular pain and tactile allodynia accompanied by depression:A putative animal model of fibromyalgia[J]. 2009,146(1-2):26-33.

[10] Bennett GJ,Xie YK. A peripheral mononeuropathy in rat that produces disorders of pain sensation like those seen in man[J]. Pain,1988,33(1):87-107.

[11] Paul J. Austin,Ann Wu,Gila Moalem-Taylor. Chronicconstriction of the sciatic nerve and pain hypersensitivity testing in rats[J]. Journal of Visualized Experiments,2012,61:1-6.

[12] Cristiano R. Jesse,Ethel A. Wilhelm,Cristina W. Nogueira. Depression-like behavior and mechanical allodynia are reduced by bis selenide treatment in mice with chronic constriction injury:a comparison with fluoxetine,amitriptyline,and bupropion[J]. Psychopharmacology,2010,212(4):513-522.

[13] Bing Hu,Henri Doods,Rolf-Detlef Treede,et al. Depression-like behaviour in rats with mononeuropathy is reduced by the CB2-selective agonist GW405833[J]. Pain,2009,143(3):206-212.

[14] Cristina Alba-Delgado,Meritxell Llorca-Torralba,Igor Horrillo,et al. Chronic Pain Leads to Concomitant Noradrenergic Impairment and Mood Disorders[J]. biol psychiatry,2013,73(1):54-62.

[15] Goncalves L,Silva R,Pinto-Ribeiro F,et al. Neuropathic pain is associated with depressive behaviour and induces neuroplasticity in the amygdala of the rat[J]. Exp Neurol,2008,213:48-56.

[16] Matsuzawa-Yanagida K,Narita M,Nakajima M,et al. Usefulness of antidepressants for improving the neuropathic pain-like state and pain-induced anxiety through actions at different brain sites[J]. Neuropsychopharmacology,2008,33(8):1952-1965.

[17] Suzuki T,Amata M,Sakaue G,et al. Experimental neuropathy in mice is associated with delayed behavioral changes related to anxiety and depression[J]. Anesth Analg,2007,104(6):1570-1577.

[18] Yalcin I,Bohren Y,Waltisperger E,et al. A time-dependent history of mood disorders in a murine model of neuropathic pain[J]. Biol Psychiatry,2011,70(10):946-953.

[19] Zeng Qing,Wang Shuxing,Lim Grewo,et al. Exacerbated mechanical allodynia in rats with depression-like behavior[J]. Brain Res,2008,1200C:27-38.

[20] Tony Mosconi,Lawrence Kruger. Fixed-diameter polyethylene cuffs applied to the rat sciatic nerve induce a painful neuropathy:ultrastructural morphometric analysis of axonal alterations[J]. pain,1996,64:37-57.

[21] Graham M. Pitcher,Jennifer Ritchie,James L. Henry. Nerve constriction in the rat:model of neuropathic,surgical and central pain[J]. pain,1999,83:37-46.

[22] Decosterd I,Woolf CJ. Spared nerve injury:An animal modelof persistent peripheral neuropathic pain[J]. Pain,2000,87(2):149-158.

[23] Mette Richner,Ole J. Bjerrum,Anders Nykjaer,et al. The Spared Nerve Injury (SNI) Model of Induced Mechanical Allodynia in Mice[J]. Journal of Visualized Experiments,2011,54(e3092):1-4.

[24] Jing Wang,Yossef Goffer,Duo Xu,et al. A Single Subanesthetic Dose of Ketamine Relieves Depression-like Behaviors Induced by Neuropathic Pain in Rats[J]. 2011,115(4):812-821.

[25] Mogil JS,Wilson SG,Bon K,et al. Heritability of nociceptionⅠ:Responses of 11 inbred mouse strains on 12 measures of nociception[J]. Pain,1999,80(1-2):67-82

[26] Takahiro Suzuki,Mitsuyuki Amata,Gaku Sakaue,et al. Experimental Neuropathy in Mice Is Associated with Delayed Behavioral Changes Related to Anxiety and Depression [J]. Anesth Analg, 2007, 104 (6):1570-1577.

[27] 杨建平,姚明.大鼠结直肠扩张内脏痛模型的建立与行为学评价[J].中华实验外科杂志,2003,20 (12):1117-1118.

[28] Bin T,Yaping J,Richard J. Estrogenalters spinal NMDA receptor activity via a PKA signaling pathway in a visceral pain model in the rat[J]. Pain,2008,137(3):540-549.

[29] 唐惠黎,王航,王远征,等.新生期母婴分离致小鼠成年慢性内脏痛觉高敏及精神改变的研究[J].徐州医学院学报,2015,35(7):451-455.

14 右美托咪定用于术后静脉自控镇痛的研究进展

1. 南京中医药大学附属徐州医院麻醉科 221002
2. 徐州医学院麻醉药理学教研室 221002
3. 徐州医学院附属医院麻醉科 221002

宋苏沛[1]　蔡慧明[2]　刘鹤[3]　戴体俊[2]

作者简介

宋苏沛,男,住院医师,硕士,研究方向:麻醉与镇痛的基础与临床,E-mail: lacycpb@ yeah. net。

摘要:背景　右美托咪定(dexmedetomidine,Dex)是一种新型的高选择性 α_2 肾上腺素能受体激动剂,具有镇静、镇痛、抗焦虑、抗交感等作用,且呼吸抑制作用轻,对血流动力学影响小。此外,Dex 还具有止涎、抗寒战、抗恶心、呕吐及利尿等作用。基于上述作用,Dex 在临床上应用越来越广泛。**目的**　通过查阅分析近年来国内外关于 Dex 用于术后静脉自控镇痛的研究文献,对 Dex 用于术后静脉自控镇痛的研究进展进行综述。**内容**　Dex 通过激动蓝斑核内的 α_2 受体,抑制去甲肾上腺素的释放,从而发挥镇静作用。对于其镇痛作用,目前的研究认为,Dex 在脊髓以上水平、脊髓水平和外周水平均发挥作用。在临床上,Dex 可用于多种手术患者的术后镇痛,不仅减少了镇痛药物的用量,产生较好的镇静镇痛效果,同时降低术后多种不良反应的发生率,明显提高患者的术后满意度。**趋向**　Dex 具有独特的优势,在术后静脉自控镇痛中应用广泛,在围手术期镇静镇痛中发挥着越来越重要的作用。

关键词:右美托咪定;机制;术后静脉自控镇痛

　　术后疼痛管理的目标是最大限度的减轻甚至解除疼痛,最小的不良反应和最佳的患者满意度[1]。但就某单一镇痛药而言,无法达到此目的,而具有不同镇痛机制的多种药物联合应用可能是目前较为理想的方法[2]。Dex 是一种高选择性的 α_2 肾上腺素能受体激动剂,具有镇静、镇痛和抗交感作用,且对呼吸无明显影响[3]。本文就 Dex 联合阿片类或非阿片类镇痛药在术后静脉自控镇痛中的应用作一综述。

1 Dex 的镇静、镇痛机制

1.1 Dex 的镇静机制 蓝斑核是中枢神经系统内主要的去甲肾上腺素能神经支配部位,它是脑内 α_2 受体最密集的区域,与觉醒、睡眠、焦虑及药物戒断反应等关键性脑功能有密切关系[4]。Dex 主要通过激动蓝斑核内的 α_2 受体,抑制去甲肾上腺素的释放,从而使腹外侧视前核释放 γ-GABA,进而抑制结节乳头核释放组胺至大脑皮质及皮层下区域,从而产生镇静作用[5]。

1.2 Dex 的镇痛机制 目前,Dex 的镇痛作用机制主要有以下 3 种:①脊髓以上水平:与蓝斑 α_2 受体结合,激活下行脑桥-脊髓去甲肾上腺素能控制系统,以增强脊髓背角抑制性突触传递,从而减少伤害性信息传递;②脊髓水平:激动脊髓背角 α_2 受体,使细胞膜超极化,进而抑制疼痛信号向脑的传导;③外周水平:抑制外周神经 C 纤维和 Aδ 纤维向脊髓传入伤害性信息[6-7]。

2 Dex 在术后静脉自控镇痛中的应用

2.1 Dex 在妇产科手术术后静脉自控镇痛中的应用 全子宫切除术创伤较大,术后疼痛是最常见的问题,且对于女性来说,切除子宫就等于丧失了一个重要器官,因此,在一定程度上会产生焦虑情绪,从而进一步影响术后恢复[8-9]。Dex 辅助镇痛的同时,还具有独特的镇静作用。孟鹏[10]将 200μgDex 和 100μg 舒芬太尼联合用于全子宫切除术患者的术后 PCIA,控制背景输注速率为 2ml/h,PCA 量为 0.5ml,锁定时间为 15 分钟,持续输注 48 小时,结果发现:合用组能够减少单纯使用舒芬太尼(150μg)所产生的较多不良反应(恶心呕吐、皮肤瘙痒等),大大提高了患者的术后满意度。此外,迟晓慧等[11]将 200μgDex 和 1mg 芬太尼联合用于全子宫切除术或子宫肌瘤剔除术患者的术后 PCIA,控制背景剂量为 1ml/h,PCA 量为 1ml,锁定时间为 5 分钟,结果显示:与单用芬太尼组(芬太尼 1mg)相比,合用 Dex,患者术后 PCA 的次数减少 43%,芬太尼的用量减少 24%,且术后生命体征更加平稳,术后认知功能也不受影响。

地佐辛是一种新型的阿片受体混合激动-拮抗剂,其具有强效镇痛、依赖性低等特点,目前广泛用于术后镇痛,但其在术后易引起恶心呕吐、嗜睡等不良反应。有研究报道[12-13],将 Dex(200~300μg)与地佐辛(0.5~0.6mg/kg)联合用于全麻下行子宫切除术患者的术后镇痛,可明显减少地佐辛的用量,大大降低其不良反应,进而提高患者的术后满意度。

宫颈癌是我国女性人群中发病率最高的恶性肿瘤之一。随着医疗诊断技术水平的不断提高,手术治疗被越来越多的患者所接受。为减轻患者术后的痛苦,促进康复,术后良好的镇痛尤为重要。Dex 在发挥镇静、镇痛的同时,不抑制呼吸,是一个安全的麻醉辅助用药。田雯等[14]比较了不同剂量 Dex[0.06、0.08、0.1μg/(kg·h)]复合舒芬太尼[0.02μg/(kg·h)]在宫颈癌根治术后镇痛的临床效果及安全性。结果发现:Dex 可以增强舒芬太尼的术后镇痛效果,并呈剂量依赖性,但高剂量 Dex[0.1μg/(kg·h)] 易引起术后心动过缓,因此,小剂量 Dex[0.06、0.08μg/(kg·h)] 与舒芬太尼[0.02μg/(kg·h)] 联合用于宫颈癌根治术后镇痛,镇痛效果满意且安全性更高。

剖宫产术后切口疼痛可导致产妇生理功能紊乱,引起一系列并发症及不良反应,从而严重影响产妇的术后康复。因此,临床上对行剖宫产术的产妇采用适当的镇痛是非常必要的,这也有利于产妇的身体恢复和伤口愈合[15]。舒芬太尼是目前临床上最常见的术后镇痛药,适用于自控静脉镇痛,但剂量过大易诱发呼吸抑制、恶心呕吐、尿潴留、镇静过度等不良反应[16]。因此,联用其他辅助药物,减少舒芬太尼用量及不良反应具有重要意义。研究报道[17-19],将 Dex 与舒芬太尼联合用于剖宫产术后患者自控静脉镇痛(背景输注速率:舒芬太尼 0.015μg/(kg·h),Dex0.045μg/(kg·h);按压单次给药量:舒芬太尼 0.023μg/kg、Dex0.07μg/kg;锁定时间 8min),可使产妇术后 VAS 镇痛评分和舒芬太尼的用量明显降低,术后的满意度大大提高,且不影响产妇泌乳的发动时间和术后 3h 的恶露排出量。

2.2 Dex 在普外手术术后静脉自控镇痛中的应用 吗啡用于患者术后镇痛时常引起恶心、呕吐、嗜睡、呼吸抑制等不良反应,因此,临床上吗啡常复合非阿片类药物用于术后静脉镇痛,以减少其用量和降低不良反应的发生率。Dex200μg 复合吗啡100mg,用生理盐水稀释至200ml,用于胃癌根治术后患者静脉自控镇痛(负荷剂量 6ml,背景输注速率 1ml/h,单次给药剂量 3ml,锁定时间 10min),可减少术后 24、48 小时吗啡的用量和 PCA 总按压次数,降低术后恶心、呕吐和瘙痒的发生率[20-21]。该研究结果提示:Dex 与吗啡联合用于胃癌根治术后患者静脉自控镇痛安全有效,值得在临床上推广。此外,尚宇等[22]通过观察不同剂量 Dex[0.05、0.1、0.15μg/(kg·h)]辅助舒芬太尼(2μg/h)对胃癌根治术患者术后静脉镇痛的效果,发现:中剂量 Dex[0.1μg/(kg·h)]复合舒芬太尼行 PCIA,既协同又互补,共同维持循环系统的稳定,避免了单独用药的不良反应,同时又很好地消除患者术后的紧张、焦虑情绪,从而提高术后的安全性和患者的舒适度。

吞咽、咳嗽、进食等均可增加甲状腺手术术后疼痛的程度,因此,术后适当的镇痛非常必要,但甲状腺切口靠近气管,术后大量使用阿片类镇痛药物(如舒芬太尼)会产生呼吸抑制。黄飞彬等[23]将 60μgDex 与 150mg 氟比洛芬酯和 200μg 舒芬太尼混合,用生理盐水稀释至150ml,进行 PCIA(参数设置:负荷剂量 3ml,背景输注速率 2ml/h,PCA 量 2ml,锁定时间 15min)。结果显示:合用 Dex 可提高甲状腺患者术后 VAS 评分、舒适度和满意度评分,减少氟比洛芬酯和舒芬太尼的用量,降低术后恶心、呕吐的发生率。

乳腺癌根治术因手术操作导致创面较大,术后疼痛显著。因此,术后实施 PCIA,有利于促进患者的术后恢复。由于乳腺癌根治术后需要胸廓加压包扎,对呼吸运动有一定的限制作用,因此,常用的强效阿片类镇痛药如舒芬太尼、芬太尼的用药剂量会受到一定的限制。研究报道[24-27],Dex200μg 可提高乳腺癌根治术后酒石酸布托啡诺(8mg)的 PCIA 效果(参数设置:容量为 100ml,背景剂量 1ml/h,PCA 量 1ml,锁定时间 5min),并有助于减少酒石酸布托啡诺的消耗量和不良反应的发生率;同时,该剂量 Dex 也可提高乳腺癌根治术后曲马多(1g)的 PCIA 效果(参数设置:容量为 100ml,背景剂量 1ml/h,PCA 量 1ml,锁定时间 5 分钟),降低单用曲马多进行术后镇痛所致恶心、呕吐及头晕的发生率。

2.3 Dex在骨科手术术后静脉自控镇痛中的应用 谵妄在骨科术后患者的发生率约为5.1%~61%。其发生不仅增加医护人员的工作难度,还大大影响患者的生活质量,延长住院时间,增加医疗成本,甚至增加术后死亡率。杜英英等[28]将Dex与舒芬太尼联合用于术后静脉自控镇痛,观察对老年骨科手术术后谵妄发生率的影响。结果显示:与舒芬太尼单用组相比,合用Dex组的患者术后谵妄的发生率下降23%。

部分研究发现,Dex2.0μg/kg联合舒芬太尼1.0μg/kg用于老年脊柱手术患者的术后静脉自控镇痛(PCIA设置:用生理盐水稀释至100ml,背景剂量2ml/h,PCA量1ml,锁定时间为15分钟),可减少舒芬太尼的用量,降低术后恶心、呕吐的发生率[29-30]。

Dex(5μg/kg)联合芬太尼(0.5mg)用于下肢骨折术后静脉自控镇痛,可以显著减少芬太尼用量,提高患者术后镇痛的满意度[31]。杨慧蓉等[32]研究报道,将小剂量Dex100μg与曲马多400mg复合行PCIA,可为行下肢骨折手术的老年高血压患者提供满意的术后镇痛条件,同时还可预防其术后高血压的进一步恶化。

断指再植术患者术中、术后的情绪不稳定,以及手术部位的疼痛均是导致吻合血管痉挛和栓塞的重要原因,严重时再植指还会发生坏死。所以,保持患者情绪稳定,以及良好的术中、术后镇痛效果显得尤为重要[33]。研究报道[34],在断指再植术患者的术后镇痛泵方案中添加200μgDex,可提高术后镇痛效果,同时,还可使断指再植术术后再植指的成活率提高12.8%。

2.4 Dex在胸心外科手术术后静脉自控镇痛中的应用 胸心外科手术创伤极大,伴随着呼吸运动,术后疼痛极为剧烈,常引起严重的应激反应,使患者烦躁不安,循环波动较大,严重影响患者术后的康复。因此术后有效的镇静镇痛对胸心外科患者的康复有着极为重要的意义。

仇利娟[35]等人将Dex用于二尖瓣瓣膜置换术后镇痛,配方为舒芬太尼0.09μg·kg⁻¹·h⁻¹+Dex0.08μg·kg⁻¹·h⁻¹+阿扎司琼10mg+生理盐水配成100ml,负荷剂量2ml,持续背景剂量2ml/h,自控剂量为2ml/次,锁定时间15分钟。结果显示,使用Dex的患者术后镇痛和镇静的效果均优于未使用Dex的患者,同时恶心呕吐的发生率显著下降。何荷番[36]等人将Dex用于食管癌根治术后静脉自控镇痛取得较好的效果。将150ml药液含吗啡0.48mg/kg+Dex1μg/kg用于术后静脉自控镇痛,各参数分别为负荷量2ml,背景输注速率2ml/h,PCA剂量0.5ml,锁定时间15分钟。结果发现,使用Dex的患者在术后72小时内,吗啡用量减少,术后恶心、呕吐及瘙痒的发生率降低。Chunguang Ren[37]等人将Dex用于长期吸烟引起的尼古丁高度依赖的开胸患者术后镇痛,其配方为舒芬太尼[0.02μg/(kg·h)]加Dex[0.04μg/(kg·h)],参数分别为负荷剂量2ml,以2ml/h的背景剂量输注,锁定时间为5分钟,4小时内的限制剂量为40ml。研究发现,与单用舒芬太尼的患者相比,Dex组的患者舒芬太尼用量下降,术后疼痛强度下降,咳嗽和瘙痒发生率降低。这提示,Dex用于长期吸烟引起的尼古丁高度依赖的开胸患者显示出较好的术后镇痛效果和较高的满意度。

2.5 Dex在烧伤患者手术术后静脉自控镇痛中的应用 大面积烧伤患者术后疼痛剧烈,常表现出惊恐和焦虑,机体处于强烈的应激状态,满意的术后镇痛对于减轻机体应激反应,加快术后康复具有极其重要的意义。黄东晓[38]等人将 Dex 用于大面积烧伤患者的术后镇痛，取得满意的效果。将芬太尼和 Dex 联合用于术后镇痛，背景输注速率分别为芬太尼0.3μg·kg^{-1}·h^{-1}和Dex0.03μg·kg^{-1}·h^{-1}。研究结果发现，较单用芬太尼的患者，使用 Dex 的患者术后 VAS 评分显著下降，恶心、呕吐的发生率降低，且满意度显著升高。这表明，加用 Dex 可明显改善大面积烧伤患者的术后疼痛，并减少术后不良反应，提高患者满意度。

3 小结

综上所述，Dex 联合阿片类（如舒芬太尼、芬太尼、酒石酸布托啡诺、吗啡）或非阿片类镇痛药（如曲马多、氟比洛芬酯）用于术后静脉自控镇痛，可以增强术后镇痛效果，减少镇痛药的用量及不良反应，从而提高了患者术后的满意度，有利于术后恢复。目前研究进展表明 Dex 在术后疼痛管理中具有重要的作用，在临床上得到广泛的应用。

参 考 文 献

[1] 中华医学会麻醉学分会.成人术后疼痛处理专家共识.临床麻醉学杂志[J].2010,26(3):190-6.

[2] Joshi GP. Multimodal analgesia techniques and postoperative rehabilitation. Anesthesiology clinics of North America, 2005,23(1):185-202.

[3] Afonso J,Reis F. Dexmedetomidine:current role in anesthesia and intensive care. Rev Bras Anestesiol,2012, 62(1):118-33.

[4] Correa-Sales C,Rabin BC,Maze M. A hypotic response to dexmedetomidine,an alpha2 agonist,is mediated in the locus coeruleus in rats. Anesthesiology,1992,76(6):948-52.

[5] Nelson LE,Lu J,Guo T,et al. The alpha2-adrenoceptor agonist dexmedetomidine converges on an endogenous sleep-promoting pathway toexert its sedative effects. 2003,98(2):428-36.

[6] Kuraishi Y,HirotaN,Sato Y,et al. Noradrenergic inhibition of the release of substance P from the primary afferents in the rabbit spinal dorsal horn[J]. Brain Res,1985,359(1-2):177-82.

[7] Kosμgi T,Mizuta K,Fujita T,et al. High concentrations of dexmedetomidine inhibit compound action potentials in frog sciatic nerves without alpha(2) adrenoceptor activation[J]. Br J Pharmacol,2010,160:2.

[8] 张寒冰.右美托咪定联合舒芬太尼对全子宫切除术后患者自控静脉镇痛的影响[J].北京医学,2013, 35(12):1052-3.

[9] 夏芹,叶昊,汪汐,等.右美托咪定复合芬太尼用于妇科手术后镇痛的疗效观察[J].临床麻醉学杂志, 2012,28(8):815.

[10] 孟鹏.右美托咪定复合舒芬太尼用于子宫全切术后患者自控静脉镇痛的疗效观察[J].甘肃医药, 2014,33(1):40-1.

[11] 迟晓慧,廖明锋,张雪,等.右美托咪定联合芬太尼用于妇科患者术后自控静脉镇痛的安全性和有效性.医药导报[J].2013,32(12):1590-3.

[12] 周绍文,薛璋明,曾甜,等.右美托咪定复合地佐辛用于术后自控静脉镇痛的效果观察[J].陕西医学杂志,2014,43(2):218-20.

[13] 于学超.地佐辛复合不同剂量右美托咪定在术后静脉镇痛中的应用[J].天津医药,2013,41 (9):917-8.

[14] 田曼,李宇,张勤功.不同剂量右美托咪定复合舒芬太尼在宫颈癌根治术后镇痛效果的比较[J].山西

医科大学学报,2013,44(12):997-9.

[15] 郑民华.腔镜手术在普外科的应用与发展趋势[J].中国微创外科杂志,2010,10(12):1057-9.

[16] Mynster T,Harling H. Laparoscopic surgery for colorectal cancer in Denmark[J]. Mgeskrlaeger,2009,171(41):2977-82.

[17] Nie YY,Liu YQ,Luo QY,et al. Effect of dexmedetomidine combined with sufentanil for post-caesarean section intravenous analgesia[J]. Eur J Anaesthesiol,2014,31:197-203.

[18] 金震.右美托咪定混合舒芬太尼用于剖宫产术后患者自控静脉镇痛的效果[J].山西医药杂志,2014,43(2):168-9.

[19] 白晓刚.观察右美托咪定联合舒芬太尼用于剖宫产术后患者自控静脉镇痛的临床效果[J].中国医药指南,2012,10(35):140-1.

[20] 姚玉笙,陈彦青,甘秀峰,等.右美托咪定对胃癌根治术后吗啡患者自控静脉镇痛效果的影响[J].中华麻醉学杂志,2010,30(7):826-8.

[21] 倪春艳,于晓东.右美托咪定对胃癌根治术后吗啡患者自控静脉镇痛的临床效果分析[J].中外医疗,2012,29:138-9.

[22] 尚宇,龙晓宏,高光洁,等.右美托咪定辅助舒芬太尼用于胃癌术后静脉镇痛的剂量探讨[J].临床麻醉学杂志,2013,29(3):247-50.

[23] 黄飞彬,陈彦青.右美托咪定用于甲状腺术后患者自控静脉镇痛的效果[J].福建医药杂志,2012,34(2):75-7.

[24] 周岱鹏.低剂量右美托咪定复合酒石酸布托啡诺用于乳腺癌根治术后静脉镇痛的临床观察[J].中国医师进修杂志,2013,36(27):33-5.

[25] 张焰,丁浩中.曲马多术后静脉患者自控镇痛的量效关系[J].中华麻醉学杂志,2002,22(6):757-8.

[26] Murphy JD,Yan D,Hanna MN,et al. Comparison of the postoperative analgesic efficacy of intravenous patient-controlled analgesia with opioids[J]. J Opioid Manag,2010,6(2):141-7.

[27] 许学兵,宋文涛.小剂量右美托咪定复合曲马多用于改良乳腺癌根治术后患者自控静脉镇痛的临床效果[J].广东医学,2012,33(17):2670-2.

[28] 杜英英,张洁,周立君,等.右美托咪定复合舒芬太尼对老年骨科手术后谵妄发生率的影响[J].国际麻醉学与复苏杂志,2014,35(3):207-9.

[29] 陈强.右美托咪定联合舒芬太尼用于老年脊柱手术患者术后镇痛[J].实用疼痛学杂志,2012,8(3):226.

[30] 祝雪芬,刘炳胜.右美托咪定联合舒芬太尼用于老年脊柱手术术后镇痛效果观察[J].实用药物与临床,2013,16(7):567-9.

[31] 万军芳,刘金东.右美托咪定联合芬太尼对下肢骨折术后静脉自控镇痛的影响[J].徐州医学院学报,2014,34(1):51-3.

[32] 杨慧蓉,洪红.右美托咪定复合曲马多用于老年高血压患者术后镇痛的效果.实用药物与临床,2013,16(2):116-118.

[33] 刘晓芳.断指再植术后发生血管危象的原因分析及处理对策[J].中华显微外科杂志,2005,28:274-6.

[34] 张颖,张立,张文龙.右美托咪定辅助术后镇痛对断指再植成活率的影响[J].中华整形外科杂志,2014,30(3):187-190.

[35] 仇利娟,曹苏.右美托咪定联合舒芬太尼用于二尖瓣狭窄患者瓣膜置换术后镇痛的效果观察[J].国际麻醉学与复苏杂志,2014,35(1):19-22.

[36] 何荷番,刘义彬,刘炜烽,等.右美托咪定对食管癌根治术后吗啡镇痛时细胞免疫功能的影响.中华麻

醉学杂志[J].2014,34(7):781-4.

[37] Chunguang Ren, Xuejun Zhang, Zhong Liu, et al. Effect of Intraoperative and Postoperative Infusion of Dexmedetomidine on the Quality of Postoperative Analgesia in Highly Nicotine-Dependent Patients After Thoracic Surgery[J]. Medicine,2015,94(32):1-9.

[38] 黄东晓,丁娴,高洁,等.右美托咪定可改善大面积烧伤患者术后芬太尼静脉镇痛效果[J].国际麻醉学与复苏杂志,2014,35(7):603-605.

15 α7烟碱型乙酰胆碱受体参与疼痛调制的新进展

聊城市人民医院,山东,聊城,252000

张宗旺,王庆贺

作者简介

张宗旺,主任医师,博士研究生导师,麻醉学部主任兼麻醉科主任。中国高等麻醉学研究会理事,中国医师协会麻醉学医师分会委员,中国药理学会麻醉药理专业委员会委员,《国际麻醉学与复苏杂志》编委,山东省医师协会麻醉学医师分会副主任委员,山东省医学会麻醉学专业委员会委员,山东省麻醉质量控制中心常务委员,聊城市麻醉质量控制中心主任。曾获得第十四届聊城市十大杰出青年等荣誉。承担国家自然科学基金面上项目1项,近年来在国内核心期刊发表论文50余篇,其中SCI收录10篇,参编麻醉学专著6部。获江苏省科技进步一等奖1项,山东省科技进步三等奖1项,山东省医学科技进步三等奖3项,聊城市科技进步二等奖4项。

摘要:背景 α7烟碱型乙酰胆碱受体(α7nAChR)是一种经典的神经递质受体,近年的研究发现α7nAChR在疼痛的调制中起着非常重要的作用。目的 了解α7nAChR参与疼痛调制的神经生物学机制及其研究进展。内容 从α7nAChR的分子生物学特点,与疼痛的关系,参与疼痛调制的机制及α7nAChR的变构调节与疼痛等几方面予以综述。趋向 探讨α7nAChR参与疼痛调制的机制,其有望成为疼痛治疗的新靶点。

关键词:α7烟碱型乙酰胆碱受体;痛觉调制;尼古丁

1 α7nAChR的分布及生物学特性

烟碱型乙酰胆碱受体(nicotinic acetylcholine receptor,nAChR)是配体门控的离子通道蛋白,在中枢神经系统、周围神经系统及肌肉组织中广泛表达。烟碱型乙酰胆碱受体是由α1~

α9、β1～β4、γ、δ 和 ε5 种亚单位以不同组合方式构成的 5 聚体寡蛋白。哺乳动物 nAChR 分肌肉型和神经型两种,肌肉型 nAChR 主要在神经肌肉间的信号传递中起作用,组合形式固定,即发育阶段的(α1)2β1γδ 和成年阶段的(α1)2β1γε。神经型 nAChR 组合形式多样,可由 12 种亚单位(α2～α10、β2～β4)中的 α7、α8、α9、α10 构成同源 5 聚体受体,也可由各种 α2～6、β2～4 组合成非同源 5 聚体受体[1]。

α7nAChR 是神经型 nAChR 同源性受体亚型之一,被认为与疼痛的调控、抗炎、认知、学习记忆、情绪变化等多种生理功能密切相关。α7nAChR 在全身多种细胞中均有表达,包括神经元细胞、小胶质细胞、T 细胞、B 细胞、树突状细胞、单核细胞、中性粒细胞、上皮细胞、内皮细胞等[2]。α7nAChR 的每个亚基包括 4 个跨膜结构域、1 个胞外配体结合位点、3 个胞外糖基化位点。每个亚基跨膜区由 4 个 α-螺旋构成,5 个亚基在细胞膜上围成一条亲水的中央通道,开放时可以高度通透 Na^+ 和 Ca^{2+},亚基与亚基的连接处是配体结合位点,由多个折叠的环状肽链构成,结合配体时环状肽链间的相互作用可以改变离子通道的开关状态,使得离子能够通过[3]。胞外结构域的 N 末端是 α7nAChR 的选择性拮抗剂 α-银环蛇毒素的结合位点[4]。胞内环形结构域上的 Tyr-386 和 Tyr-442 有自身负调控作用,Src 超家族激酶能使其磷酸化,抑制 α7nAChR 的活性(图 1)。

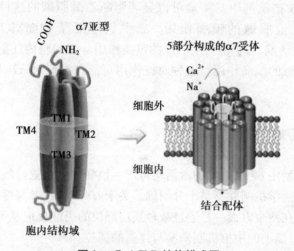

图 1 α7nAChR 结构模式图

2 α7nAChR 在疼痛调制中的作用

越来越多的证据显示 α7nAChR 亚型在各种类型疼痛的调制中起着非常重要的作用。迄今为止,在各种类型的动物疼痛模型中关于 α7nAChR 作用的研究都得出较为一致的结论,即 α7nAChR 的激活可以产生镇痛作用并且可以减轻各种类型疼痛所导致的痛觉过敏。Alsharari 等[5]运用转基因小鼠研究内源性的 α7nAChR 在炎性和神经病理性疼痛所导致的痛觉过敏中的作用,观察 α7nAChR 突变型小鼠、α7nAChR 高敏感型小鼠及与它们相对应的野生型小鼠在炎性疼痛和神经病理性疼痛时的行为学改变。坐骨神经慢性压迫(CCI)造成慢性神经损伤后,α7nAChR 突变型小鼠与野生型小鼠对热伤害性及机械伤害性刺激产生的行为学反应没有明显的差异,然而 α7nAChR 高敏感型小鼠对疼痛的反应却明显减弱。在 3

种类型的小鼠后爪注射 CFA 后可以观察到,与野生型小鼠相比较 α7nAChR 突变型小鼠的后爪水肿程度,痛觉过敏及触诱发痛程度显著增高。但是 α7nAChR 高敏感型小鼠后爪的水肿程度,痛觉过敏程度及触诱发痛程度较野生型小鼠显著减低。另外,还观察到野生型小鼠全身应用尼古丁可以改善已经形成的触诱发痛及痛觉过敏,然而在 α7nAChR 突变型小鼠中却不能观察到这种效应。

Lee SE 等[6]研究显示在骨关节炎模型中 α7nAChR 的激活也具有抗痛觉过敏作用。向大鼠膝关节滑膜腔内注射含碘醋酸钠(MIA)诱发关节炎后患侧的热缩足阈值(PWT)和热缩足潜伏期(PWL)均降低,提示热痛觉过敏的产生。随后腹膜腔内注射乙酰胆碱可以使 PWT 和 PWL 均增加。在乙酰胆碱治疗前 10 分钟鞘内注射选择性 α7nAChR 拮抗剂甲基牛扁可以完全阻断腹膜腔内注射乙酰胆碱所产生的抗痛觉过敏作用。Costa R 等[7]研究显示,结肠炎致痛觉过敏大鼠口服尼古丁可以减轻痛觉过敏的症状,但同时口服选择性 α7nAChR 拮抗剂甲基牛扁后时尼古丁的这种抗痛觉过敏作用被完全阻断。同时还发现虽然口服尼古丁以缓解结肠炎致痛觉过敏,但是并不能减轻结肠的炎症反应及损伤。

在多种疼痛模型中尼古丁等 nAChR 激动剂引起 nAChR 激活,从而产生镇痛作用。在小鼠甩尾实验中脊髓或脊髓上注射 α7nAChR 激动剂乙酰胆碱后可以观察到剂量相关的镇痛作用。另外,α7nAChR 拮抗剂甲基牛扁可以显著阻断乙酰胆碱的这种镇痛作用。由此说明,α7nAChR 参与乙酰胆碱的镇痛作用。二甲氧基亚苄(DMXB)和 4-OH-DMXB 为 α7nAChR 的不完全激动剂,却不能产生明显的镇痛作用。然而鞘内注射后它们却以剂量依赖的形式阻断乙酰胆碱的镇痛作用。这种对抗作用可能与它们对 α7nAChR 的部分拮抗特性有关[8]。

3 α7 nAChR 参与痛觉调制的机制

在不同的疼痛模型中 α7nAChR 的激活均可产生镇痛和抗痛觉过敏的作用,但其产生此效应的具体的神经生物学机制并不是十分明确。关于 α7nAChR 参与疼痛调制机制的研究,现有的报道主要集中在两个方面一是通过减轻损伤部位的炎症反应从而减轻疼痛和痛觉过敏,二是通过脊髓和脊髓上的中枢机制来参与疼痛的调控。

3.1 α7 nAChR 参与痛觉调制的外周机制 在动物模型中 α7nAChR 激动剂可以减弱疼痛和炎症反应。Loram 等[9]研究发现全身应用 α7nAChR 激动剂可以减弱神经病理性疼痛及与之相关的免疫介导的促炎反应。在 CCI 或假手术的前后分别检测 SD 雄性大鼠的机械缩足阈值(MWT)。在术后 10 ~ 14d 植入含 α7nAChR 激动剂 TC7020 的微量输注泵。TC7020 可以明显减弱 CCI 所诱发的触诱发痛。TC7020 持续输注 2 周后观察同侧 L4 ~ L6 脊髓背角小胶质细胞和星形胶质细胞活化标志物的表达情况。另外观察同侧 L5 ~ L6 脊髓背根损伤神经元和卫星细胞活化标志物的表达情况。虽然 TC7020 可以透过血-脑屏障但 CCI 诱发的中枢胶质细胞活化标志物的表达并没有被 TC7020 所抑制。然而 TC7020 还下调受 CCI 影响的脊髓背根神经节中磷酸化细胞外信号激酶(pERK)和卫星细胞的活化。Pacini 等[10]关于 CCI 疼痛模型的研究发现坐骨神经结扎不仅可以导致痛觉过敏的产生还可以引起神经组织形态学的变化,如神经组织的水肿和巨噬细胞的渗出,神经元轴突变细和脱髓鞘等。当全身反复应用 α7nAChR 激动剂后神经组织水肿和炎症细胞的渗出均减少,神经元轴突的形态学改变也得以修复,同时痛觉过敏的程度也显著减轻。因此全身应用 α7nAChR 激动剂治疗神经病理性疼痛可能是通过减轻外周神经元的损伤和免疫细胞的活化来起作用的。Gurun 等[11]研究也认为 α7nAChR 参与疼痛的调制是通过外周机制。在大鼠后爪皮下注射角叉菜胶诱发炎症和痛觉过敏后,在患侧后爪注射 CDP 胆碱可以时间和剂量依赖的方式增加大鼠的 MWT 和降低后爪的厚度,对侧后爪注射 CDP 胆碱则不能产生这种效应。当患侧后爪注射选择性的 α7nAChR 拮抗剂甲基牛扁时 CDP 胆碱的这种效应则完全被阻断,对侧后爪注射甲基牛扁不能阻断 CDP 胆碱的抗痛觉过敏和抗炎效应。角叉菜胶后爪注射后 10 分钟注射 CDP 胆碱不能减轻后爪的肿胀和水肿,但可以显著降低痛觉过敏。CDP 胆碱减少后爪注射角叉菜胶后肿瘤坏死因子 α(TNF-α)的产生。因此在急性炎性疼痛中 α7nAChR 主要是通过减轻损伤部位的炎症反应来发挥抗痛觉过敏作用的。α7nAChR 减轻外周损伤部位的炎症反应主要是通过胆碱能抗炎反射。当外周有炎症刺激时,炎症信号通过传入迷走神经传导,在孤束核换元,再由迷走神经运动背核发出传出迷走神经节前纤维分布到全身各个脏器,通过一系列变化来控制炎症反应,即为胆碱能抗炎反射[12]。α7nAChR 是胆碱能抗炎反射通路中的关键分子。外周巨噬细胞 α7nAChR 的激活可以明显抑制巨噬细胞 TNF-α 等炎症因子的释放,从而减轻外周损伤部位的炎症反应。

3.2　α7 nAChR 参与痛觉调制的中枢机制　Lee SE. 等[6]研究认为 α7nAChR 发挥其镇痛作用主要通过中枢机制。在大鼠骨关节炎痛觉过敏模型中,关节腔内注射选择性 α7nAChR 激动剂乙酰胆碱对 PWT 和 PWL 不产生任何影响。鞘内注射乙酰胆碱可以使热缩足阈值和机械缩足潜伏期均增加。在胆碱治疗前 10 分钟鞘内注射甲基牛扁可以完全阻断腹膜腔内注射胆碱所产生的抗痛觉过敏作用。这一结果说明在 MIA 诱发的炎性疼痛模型中胆碱作用于脊髓上的 α7nAChR 从而产生抗机械痛觉过敏和热痛觉过敏的作用。Medhurst 等[13]研究也认为 α7nAChR 的活化逆转完全弗氏左剂诱发的机械痛觉过敏是通过中枢机制产生的。在完全弗氏佐剂所诱导的急性炎性疼痛模型中,全身应用选择性的 α7nAChR 激动剂可以产生镇痛和抗痛觉过敏的作用。当全身应用易通过血-脑屏障的 α7nAChR 拮抗剂美甲明时 α7nAChR 激动剂所产生的镇痛和抗痛觉过敏效应则在很大程度上受到抑制。当全身应用不易通过血-脑屏障的 α7nAChR 拮抗剂甲基牛扁时,α7nAChR 激动剂的镇痛和抗痛觉过敏效应不受影响。

脑室内注射 CDP 胆碱后产生时间剂量依赖的镇痛作用,CDP 胆碱的这种镇痛作用能被非选择性的 nAChR 受体拮抗剂美甲明和选择性 α7nAChR 拮抗剂甲基牛扁所阻断[14]。因此 α7nAChR 参与疼痛的调制是通过脊髓或脊髓上的中枢机制。

在脊髓和脊髓上 α7nAChR 主要在小胶质细胞上表达。研究表明小胶质细胞是对损伤如创伤、局部缺血以及炎症最快作出反应的应答细胞。小胶质细胞通过趋化因子、促炎性细胞因子、炎症介质、营养因子等多种介质及其受体与神经元发生作用,参与疼痛的发生和发展[15]。在外周神经系统内源性的胆碱能通路通过血巨噬细胞上的 α7nAChR 调节全身的炎症反应,同时在中枢神经系统内也存在一种相似的胆碱能通路通过 α7nAChR 来调控中枢神经系统小胶质细胞促炎因子及脑源性神经营养因子的释放。在鼠源小胶质细胞,尼古丁和乙酰胆碱预处理可以抑制脂多糖所诱发的小胶质细胞 TNF-α 的释放,α7nAChR 的选择性拮抗剂银环蛇毒素可以减弱这一效应[16]。Beattie 等[17]研究证实小胶质细胞释放的 TNFα 能引起神经元细胞膜上的使君子酸受体表达上调,进而增强突触的易化。脊髓小胶质细胞

α7nAChR 被认为与疼痛的产生和维持有关。α7nAChR 激动剂可以减弱鞘内注射 gp120 所诱发的脊髓小胶质细胞促炎细胞因子的释放和小胶质细胞依赖的机械性触诱发痛。鞘内同时或 gp120 注射 30 分钟后注射选择性 α7nAChR 激动剂乙酰胆碱的前体胆碱，可以显著阻断或逆转 gp120 所诱发的机械性触诱发痛。另外，鞘内胆碱的应用还可以减少 gp120 所导致的腰髓 IL-1β 和促炎细胞因子的产生。鞘内注射胆碱可以抑制 gp120 所导致的脊髓小胶质细胞活化标志物 cd11b 的表达。因此，脊髓小胶质细胞 α7nAChR 有可能成为疼痛治疗的新靶点[18]。

4　慢性尼古丁暴露对 α7nAChR 功能状态的影响

在中枢神经系统 α7nAChR 主要在小胶质细胞上表达，α7nAChR 的激活可以抑制小胶质细胞的活化。多项研究表明，不同类型疼痛所导致痛觉过敏的发生过程中都伴有小胶质细胞活化的增加，应用米诺环素抑制小胶质细胞的活化可以减弱痛觉过敏程度。有研究报道 α7nAChR 激动剂减弱痛觉过敏，同时减少相应脊髓节段小胶质细胞的活化[18]。

临床发现长期吸烟者术后疼痛敏感性增高镇痛药物的需要量增加[19]。尼古丁依赖戒断大鼠切口痛模型发现相应脊髓节段小胶质细胞的活化增加[20]。小胶质细胞 α7nAChR 是尼古丁的作用受体之一。慢性尼古丁暴露导致脊髓小胶质细胞活化的增多和痛觉敏感性的增加[21]，但是产生这种现象确切的神经生物学机制尚不清楚，是否和长期尼古丁暴露导致的 α7nAChR 的改变有关呢？有研究报道，长期接触低浓度的 nAChR 激动剂，使通道的开放率降低，造成封闭的脱敏状态[22]。慢性尼古丁暴露使 nAChR 上调并处于失活状态（图 2）[23][24]。nAChR 这种功能状态的改变与慢性尼古丁暴露小胶质细胞活化增加及痛觉过敏的发生相一致。慢性尼古丁暴露，α7nAChR 表达上调并处于失活状态，继而引起小胶质细胞活化增多和痛觉过敏的发生。但是 α7nAChR 是通过何种通路引起小胶质细胞的抑制与活化的呢？小胶质细胞活化后又是通过何种通路引起痛觉过敏的发生的呢？因此研究慢性尼古丁暴露引起小胶质细胞活化的机制，及小胶质细胞活化引起痛觉过敏的机制可以为临床长期吸烟患者痛觉过敏的防治提供新的干预思路。

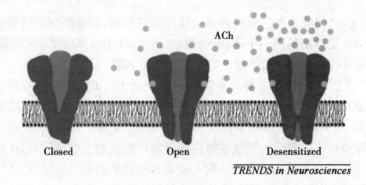

图 2　α7nAChR 的开放、关闭、失活状态

综上所述，α7nAChR 在各种类型的疼痛中通过外周和中枢机制产生镇痛和抗痛觉过敏的作用。在外周通过胆碱能抗炎反射减轻损伤部位的炎症反应从而产生镇痛和抗痛觉过敏

的作用；在中枢通过抑制小胶质细胞的活化，减少 TNF-α、BDNF 等细胞因子的释放从而产生镇痛和抗痛觉过敏的作用。α7nAChR 是尼古丁的作用受体之一，尼古丁引起小胶质细胞α7nAChR 激活是尼古丁产生镇痛作用的机制之一[25]。慢性尼古丁暴露引起小胶质细胞的活化和痛敏发生，米诺环素可以减轻痛敏。慢性尼古丁暴露引起小胶质细胞活化可能与α7nAChR 功能状态及数量的改变有关。因此研究慢性尼古丁暴露引起的 α7nAChR 变化及引起小胶质细胞活化的机制对长期吸烟者疼痛的防治意义重大。

参 考 文 献

［1］Chatterjee PK，Yeboah MM，Dowling O et al. Nicotinic acetylcholine receptor agonists attenuate septic acute kidney injury in mice by suppressing inflammation and proteasome activity［J］. PLoS One. 2012；7（5）：e35361.

［2］Kistemaker LE，Oenema TA，Meurs H et al. Regulation of airway inflammation and remodeling by muscarinic receptors：perspectives on anticholinergic therapy in asthma and COPD［J］. Life Sci. 2012，91（21）：1126-1133.

［3］Sharma G，Vijayaraghavan S. Nicotinic receptors containing the alpha7 subunit：a model for rational drug design［J］. Curr Med Chem. 2008；15（28）：2921-2932.

［4］Vukelic M，Qing X，Redecha P et al. Cholinergic receptors modulate immune complex-induced inflammation in vitro and in vivo［J］. J Immunol. 2013，191（4）：1800-1807.

［5］Alsharari SD，Freitas K，Damaj MI. Functional role of alpha7 nicotinic receptor in chronic neuropathic and inflammatory pain：studies in transgenic mice［J］. Biochem Pharmacol，2013，86（8）：1201-1207.

［6］Lee SE. Choline，an alpha7 nicotinic acetylcholine receptor agonist，alleviates hyperalgesia in a rat osteoarthritis model［J］. Neurosci Lett，2013，548（2）：291-295.

［7］Costa R，Motta EM，Manjavachi MNA et al. ctivation of the alpha-7 nicotinic acetylcholine receptor（α7 nAchR）reverses referred mechanical hyperalgesia induced by colonic inflammation in mice［J］. Neuropharmacology. 2012，63（5）：798-805.

［8］Damaj MI，Meyer EM，Martin BR. The antinociceptive effects of alpha7 nicotinic agonists in an acute pain model［J］. Neuropharmacology. 2000，39（13）：2785-2791.

［9］Loram LC，Taylor FR，Strand KA et al. systemic administration of an alpha-7 nicotinic acetylcholine agonist reverses neuropathic pain in male Sprague Dawley rats［J］. J Pain. 2012，13（12）：1162-1171.

［10］Pacini A，Di Cesare Mannelli L，Bonaccini L et al. Protective effect of alpha7 nAChR：behavioural and morphological features on neuropathy［J］. Pain. 2010 150（3）：542-549.

［11］Gurun MS，Parker R，Eisenach JC et al. The effect of peripherally administered CDP-choline in an acute inflammatory pain model：the role of alpha7 nicotinic acetylcholine receptor［J］. Anesth Analg. 2009，108（5）：1680-1687.

［12］HustonJM. Thevagusnerveandthe inflammatory reflex：wandering On a newtreatment paradigmfor systemic inflammation and sepsis［J］. SurgInfect（Larchmt），2012，13（4）：187-193.

［13］Medhurst SJ，Hatcher JP，Hille CJ et al. Activation of the alpha7-nicotinic acetylcholine receptor reverses complete freund adjuvant-induced mechanical hyperalgesia in the rat via a central site of action［J］. J Pain. 2008，9（7）：580-587.

［14］Hamurtekin E，Gurun MS. The antinociceptive effects of centrally administered CDP-choline on acute pain models in rats：the involvement of cholinergic system. Brain Res［J］. 2006，1117（1）：92-100.

［15］Kreutzberg GW. Microglia：a sensor for pathological eventsin the STrends［J］. Neurosci，1996，19（8）：

312-318.

[16] Shytle RD, Mori T, Townsend K et al. Cholinergic modulation of microglial activation by alpha 7 nicotinic receptors[J]. J Neurochem. 2004,89(2):337-343.

[17] Loram LC, Harrison JA, Chao L et al. Intrathecal injection of an alpha seven nicotinic acetylcholine receptor agonist attenuates gp120-induced mechanical allodynia and spinal pro-inflammatory cytokine profiles in rats [J]. Brain Behav Immun. 2010,24(6):959-967.

[18] Greekmore FM, Lugo RA. Postoperative opiate analgesia requirements of smokers and nonsmokers. Ann Pharmacother. 2004,38(6):949-53.

[19] 刘献文,张宗旺. 小胶质细胞参与尼古丁戒断切口痛大鼠痛觉过敏的研究. 国际麻醉学与复苏,2014.

[20] Kyle Brett, Renée Parker, Shannon Wittenauer et al. Impact of chronic nicotine on sciatic nerve injury in the rat. Journal of Neuroimmunology 2007,186 (2) 37- 44.

[21] Taly A, CorringerPJ, GuedinD, Lestage P, ChangeuxJP. Nicotinic receptors: Allosteric transitions and therapeutictargets in the nervous system. Nat Rev Drug Discov 2009;8:733-50.

[22] Cosgrove KP, EsterlisI, McKee S, Bois F, Alagille D, Tamagnan GD, SeibylJP, Krishnan-Satin S, Staley JK. Beta2 nicotinic acetylcholine receptors modulate pain sensitivity in acutely abstinent tobacco smokers. Nicotine Tob Res. 2010 May;12(5):535-9.

[23] John A. Dani, David J. K. Balfour. Historical and current perspective on tobacco use and nicotine addiction. Trends in Neurosciences. 2011,34(7)383-392.

[24] 刘献文,张宗旺. 尼古丁镇痛作用机制的研究进展[J]. 国际麻醉学与复苏杂志,2013,34(4)368-370.

16 术后谵妄神经炎症机制的研究进展

聊城市人民医院,山东,聊城,252000

张宗旺,武姗姗

作者简介

张宗旺,见前。

摘要:背景 术后谵妄常发生于手术后 24～72 小时,是老年人术后常见并发症。谵妄的病理生理机制很复杂,目前尚不完全清楚,但已有研究表明中枢神经系统炎症反应可能在其中发挥重要作用。**目的** 综述术后谵妄的神经炎症机制,为其抗炎防治提供理论依据。**内容** 中枢神经系统可以通过循环中免疫介质和神经上行信号检测到外周感染或组织损伤。急性外周炎症刺激可以诱发脑实质细胞的活化,促使中枢神经系统表达促炎细胞因子和炎症介质,神经炎症性改变致使神经元和突触功能障碍从而导致谵妄的神经行为学和认知症状。老龄化可使小胶质细胞对外周炎症和(或)感染刺激过度反应。**趋势** 抗炎是术后谵妄防治的新思路。

关键词:术后谵妄;神经系统;炎症;抗炎

术后谵妄(postoperative delirium,POD)是指手术后发生的急性精神错乱状态,伴有明显的认知功能障碍、意识混乱及注意力、睡眠觉醒周期损害。POD 具有明显的时间特点,多发生于术后 24～72 小时,为间歇性谵妄,以老年人多见。其作为老年人术后常见并发症,可延缓术后恢复,延长住院时间,增加住院费用,甚至增加术后近、远期并发症及死亡率。由于手术类型及研究人群的不同,术后谵妄的发生率为 10%～74%[1]。谵妄诊断的金标准是精神状态诊断分析手册第 4 版(DSM-Ⅳ)诊断标准,但此标准不能量化评分。目前临床常用评估方法大多是基于 DSM 的量化表,其中意识混乱评估法(confusion assessment method,CAM)是临床医生常用的量表,具有较高的敏感性(94%)和特异性(89%)。此外,根据精神运动症状将术后谵妄分为三型:活动亢进型,活动减少型和混合型。

术后谵妄的发生有明确的易感因素(年龄、受损的认知功能、感觉器官受损等)和促发因素(药物、手术、环境因素等),但目前对术后谵妄的病理生理学机制仍知之甚少,原因有以下几点:①谵妄的核心症状(意识和注意力损害)难以定义;②谵妄的临床症状、严重性和进展的变化多端使其难被识别;③谵妄有明确的病原学复杂性,体现在多重环境因素和个体因素的动态交互作用;④中枢神经系统的难接近性限制了谵妄期间对认知功能全身影响的神经生物学研究[2]。

谵妄的机制非常复杂,尽管目前急性全身炎症反应导致谵妄临床症状的机制仍不清楚,但认为炎症为其相关促发因素。中枢神经系统可以通过循环免疫介质和神经上行信号检测外周感染或组织损伤。在健康状态下,室旁核、蓝斑核和迷走神经背运动核下行通路构成影响外周免疫反应并使机体维持稳态的中枢反应。在老龄化和慢性神经退行性变条件下,对急性刺激的适应性改变是促炎细胞因子的过度释放,其主要是由活化的小胶质细胞和脑-免疫通路功能失调所致[3]。有证据表明急性外周炎症刺激(如感染、手术或创伤)可以诱发脑实质细胞的活化,促使中枢神经系统表达促炎细胞因子(IL-6,IL-1β 和 TNF-α)和趋化细胞因子(如单核细胞趋化蛋白-1),吸引循环中的单核细胞进入脑。神经系统炎症性改变引发神经元和突触功能障碍,从而导致谵妄的神经行为学和认知症状[1]。

1 全身炎症反应导致术后谵妄的临床条件

全身炎症反应是与谵妄相关的大量内科和手术疾病的一个主要特点,尤其是涉及组织破坏和感染时。外周感染可以促使器官原位和循环中的巨噬细胞直接识别微生物的特定组分引发炎症级联反应。多种因素,如组织损伤、失血、疼痛和麻醉药物等都可以影响免疫细胞的功能,导致炎症介质的产生[4]。即使在无菌环境中,组织的破坏也会触发炎症反应,导致内源性配体主要有热休克蛋白、透明质烷、β-防卫素、尿酸结晶释放,它们可活化相似的先天性受体途径[5]。由巨噬细胞和单核细胞产生的促炎细胞因子,包括 TNF-α 和 IL-1 会促进其他介质的表达,这些介质负责招募炎症细胞至损伤部位。因此,最初可局限的免疫反应扩散至全身致循环中细胞因子水平升高[6-7]。

在一定条件下激活炎症级联反应的程度取决于以下因素,即物理/手术创伤的强度和特定操作促进血流中炎症介质的释放和扩散的可能性[8]。Van Munster 等[9]首次研究了急性全身炎症反应在谵妄发生中起作用,发现术后谵妄患者血液中 IL-6 和 IL-8 水平高于非谵妄者。然而,外周炎症反应与术后谵妄的临床相关性,尤其是多大程度的外周炎症反应才能导致神经精神症状,还未见临床大样本的研究。

2 急性全身炎症对大脑的影响

2.1 从急性全身炎症反应到中枢神经炎症发应 外周炎症反应可通过多种途径引发中枢神经系统炎症反应:①炎症介质通过被动扩散,在脑室周围器官(血-脑屏障的薄弱处)进入中枢神经系统;②循环中细胞因子(如 IL-6,IL-1 和 TNF-α)可以通过主动转运穿过血-脑屏障进入中枢神经系统;③血-脑屏障毛细血管内皮细胞上有一些受体,这些受体可以与外周循环中的细胞因子结合,激活内皮细胞,分泌氧自由基和水解酶,致血-脑屏障通透性增强,炎症因子进入中枢神经系统;④当外周免疫系统激活时,外周炎性因子可以通过迷走神经传入途径传递至中枢神经系统[10]。中枢神经系统实质细胞对外周免疫信号产生反应,致使脑内细胞因子和其他炎性介质释放、细胞增殖和下丘脑—垂体—肾上腺轴的活化[11]。因其可以对抗外周感染,这种固有反应构成了天然优势。

2.2 血-脑屏障的破坏 动物研究表明外周炎性刺激与血-脑屏障的功能和分子改变有关。脂多糖外周注射是最常用的急性全身炎症模型,在早期阶段诱发的炎症级联反应可导致血-脑屏障破坏、内皮细胞黏附分子过表达、脑组织中白细胞招募和浸润[2]。人脑组织的尸检研究也表明全身炎症反应与血-脑屏障内皮细胞和血管周围细胞的活化有重要联系[12]。尽管证实人类受试者血-脑屏障破坏的神经病理学依据很难获得,但血液 S100 蛋白 β 亚基水平的升高被认为是血-脑屏障通透性增加的标记物[13]。S100β 蛋白是一种具有细胞因子特性的钙结合蛋白,主要由星形胶质细胞在代谢应激条件下产生,被认为是中枢神经系统损害的假定化学标记物。脑脊液和血清中 S100β 蛋白的升高与中枢神经系统不良后果有关。许多研究已报道谵妄和痴呆患者血清 S100β 蛋白处于高水平[14-16]。血-脑屏障的破坏是联系外周炎症反应和中枢神经系统炎症反应的关键。

2.3 全身循环中分子介导的中枢神经系统反应 在中枢神经系统中,大量血源性分子包括脂多糖,能够直接与位于脑血管内皮细胞和实质细胞的相应受体相互作用,特别是小胶质细胞可通过大量的表面和核受体感知中枢神经系统环境的变化。因此,小鼠中枢神经系统,大血管内皮细胞和小胶质细胞表达 LPS 的受体,即 Toll 样受体4(TLR4),其激活是外周应用 LPS 后中枢神经系统炎性反应的关键一步[17]。其激活将引起一系列下游分子的活化,通过激活通用转录因子 NF-κB,最终引起以 TNF-α 等为中心的前炎性因子的激活,导致多种炎性因子的瀑链式释放而产生生物学效应。

也有证据表明外周和大脑之间的通信有其他介质参与,包括 TNF-α 和单核细胞趋化蛋白1[18-20]。一旦受体—配体相互作用后被活化,小胶质细胞在几分钟到几小时内就表现出形态变化并伴随多种分子包括 MHC Ⅰ类、CD45、CD4、ICAM-1、LFA-1 和 VLA-4,Fas 的表达。受刺激后,小胶质细胞的某些亚群也表达 MHC Ⅱ类分子和 B7 分子。这些变化伴随着促炎细胞因子(IL-1β,TGF-β1,TNF-α,IGF-1)、活性氧(ROS)的产生并且通过常驻细胞的增殖和从邻近区域或血液中招募使小胶质细胞群扩增。

在血-脑屏障外周炎症刺激之后,相邻细胞和神经血管单元发生结构协调级联反应[35]。内皮细胞、星形胶质细胞、小胶质细胞、周细胞和基底膜通过广泛的介质,包括细胞因子,趋化因子和基质金属蛋白酶发生相互作用[21]。神经血管单元产生的信号传播到其他脑区,对突触传递、神经元的兴奋性和脑血量产生多模态控制,其中星形胶质细胞在其中发挥最重要作用[22]。

2.4 下丘脑-垂体-肾上腺轴(HPA 轴) 下丘脑室旁核中含有促肾上腺皮质激素释放因子细胞,当急性感染或损伤激活上行和下行信号通路时,可启动 HPA 反应[23]。在激活 HPA 轴中的多种刺激因素中,细胞因子尤其能够刺激室旁核,其可通过全身作用或旁分泌、自分泌起作用。促肾上腺皮质激素释放因子分泌进入门静脉系统引起腺垂体促肾上腺皮质激素(ACTH)释放,刺激肾上腺皮质激素的生成。这种轴向构象通过垂体和肾上腺中细胞因子的直接作用使糖皮质激素在急性感染或炎性刺激时产生增加[24]。皮质醇(人类)和皮质酮(啮齿类动物)是强有力的抗炎剂并且通过结合免疫细胞表达的盐皮质激素受体(Ⅰ型)或糖皮质激素受体(Ⅱ型)调节免疫反应。皮质醇对 HPA 轴反馈抑制的敏感性随年龄增高而降低,导致 HPA 轴活动亢进并且急性应激状态恢复缓慢[25]。与年轻参与者相比,老年人血浆 ACTH 和皮质醇水平增加[26]。在不同的内科和手术状态下,谵妄患者的血浆和脑脊液中皮质醇水平升高,与谵妄的"异常应激反应"假说一致[27,28]。然而,目前还不清楚皮质醇升高是下丘脑-垂体-肾上腺轴主要功能障碍的结果还是代表了更强烈的炎症反应的继发改变。在任何情况下,糖皮质激素水平的升高对认知功能有直接的负面影响,包括构成谵妄某些特征基础的声明和工作记忆[29]。

2.5 急性全身性炎症和神经认知功能障碍 全身炎症刺激不仅与"具有一切特征"的谵妄相关,也涉及更微妙的神经精神症状。症状相似,但不符合"具有一切特征"谵妄标准的症状在接受重组干扰素治疗的人群中被发现[30]。亚临床谵妄需满足以下三个标准:①精神状态的急性改变或波动;②≥1 个 CAM 核心特征(注意力不集中,思维紊乱,意识改变);③≥1 个 CAM 支持特征(定向力障碍,知觉紊乱,错觉,精神激动,精神迟钝或不恰当的行为)。亚临床症状谵妄的发生与老年人不良后果相关。极低剂量的脂多糖(0.2ng/kg)可增加循环中的细胞因子,并且这些变化对记忆有不良影响[31]。最近,使用功能性磁共振成像的研究证实,在健康志愿者外周注射 LPS 可诱发持续的全身炎性反应和认知功能的精神发育迟滞,这与左侧黑质的活性增强有关[30]。急性全身炎症反应的认知功能变化被认为是由于细胞和分子在不同的脑区,特别是海马区的协同作用。

促炎细胞因子 IL-1 一直被认为可损害海马依赖的恐惧调节并且在巩固记忆的神经生理过程中发挥重要作用,其可能是通过影响海马神经元和突触可塑性进而抑制长时程增强发挥作用[32]。

IL-6 是一种急性期反应蛋白,可以增加血管通透性,导致淋巴细胞激活。IL-6 一旦进入大脑便激活小胶质细胞和星形胶质细胞,进一步引发促炎细胞因子的释放。IL-6 通过作用于突触的可塑性影响认知功能,使学习、记忆能力和长时程增强降低[33]。此外 IL-6 还可改变神经内分泌系统神经递质,HPA 轴和促肾上腺皮质激素的释放[32]。

TNF-α 有神经变性作用,可直接作用于长时程增强和突触可塑性。TNF-α 通过活化的胱门蛋白酶发挥作用[34]。胱门蛋白酶可通过谷氨酸的活化激活死亡信号通路。TNF-α 通过上调 AMPA 表面受体和磷酸肌醇 3 激酶依赖过程改变突触的作用,进而降低突触抑制和认知功能[35]。

同样,受损的海马,脑源性神经生长因子(BDNF)表达降低和线粒体功能障碍使氧化应激增加也与神经炎症反应相关的学习和记忆障碍有关[36]。这些数据表明,局部大脑的联合作用会产生活性氧、促炎细胞因子、金属蛋白酶、一氧化氮和趋化因子诱导神经元的功能变化,影响突触可塑性和长时程增强过程,并可损害学习和记忆[37]。

3 急性全身炎症反应在老年人脑中的作用

先天免疫和细胞免疫受老龄化过程的影响,这一过程称为"免疫衰老"。老年人表现出较弱的适应性免疫,使他们更容易受感染并且对免疫接种或脂多糖的实验治疗反应差[38,39]。同时,老龄化的过程使循环中炎症介质包括细胞因子和急性期蛋白增加 2～4 倍[40]。除了减慢处理速度和损害空间记忆外,人类的正常老化一般不会损害认知功能[41]。一些神经病理性的细胞和分子变化,包括大脑体积和重量的下降,突触密度和可塑性的丧失以及树突分支多样性的变化都与老龄化有关。对认知正常的老年人进行研究表明年龄和 tau 蛋白代谢的改变及神经原纤维缠结的累积和不同脑区淀粉样小体,嗜银颗粒,神经黑素和脂褐质的大量沉积有强正相关关系[42,43]。

同样重要的是,在老年非痴呆人群的大脑中发现越来越多的活化、放大或营养不良的小胶质细胞与免疫表型的变化,如 MHC Ⅱ类分子的上调相匹配[44]。然而,这些细胞是否代表活化状态而不是衰老状态仍有争议,但很明显小胶质细胞经历了与年龄相关的形态和功能的变化,可引起老年人大脑中一种促炎环境[43]。有可能,这种活化状态小胶质细胞的反应性增加是由于导致 DNA 损伤的慢性刺激的积累及组织和细胞表面蛋白晚期糖基化终末产物的产生。

4 小结

本文试图为谵妄发病机制中神经炎症通路机制提供一个综合的视角,为术后谵妄的炎症预防提供理论基础。有证据表明,通过一个复杂的联络系统包括血-脑屏障和脑实质细胞(包括小胶质细胞、星形胶质细胞和神经元)功能和结构的变化可使外周免疫信号达高峰。这些神经炎症变化与认知功能的急性发作及行为和情绪紊乱有密切联系。人类的研究,可以提供最好的证据表明急性全身炎症反应可以导致谵妄的特定临床症状,但这一领域的研究仍然非常稀少。全身性炎症刺激可以引起复杂的中枢神经炎症过程,在多因素、复杂的动态模型条件下,当个体暴露于急性全身炎症状态时(如感染或手术),神经炎症通路引起谵妄是一个主要过程。这一模型当然不排除与谵妄综合征相关的其他已知因素,如缺氧,脱水,电解质紊乱及药物作用。据推测,这些因素的协同作用,可能会导致一个复杂的生理过程的急性衰竭。抗感染治疗是防治术后谵妄的一个有益思路,目前仍需大样本的临床研究进一步证实。

参 考 文 献

[1] Maldonado JR. Neuropathogenesis of delirium:review of current etiologic theories and common pathways. Am J Geriatr Psychiatry. 2013. 21(12):1190-222.

[2] Cerejeira J,Firmino H,Vaz-Serra A et al. The neuroinflammatory hypothesis of delirium. Acta Neuropathol. 2010. 119(6):737-54.

[3] Cerejeira J,Lagarto L,Mukaetova-Ladinska EB. The immunology of delirium. Neuroimmunomodulation. 2014. 21(2-3):72-8.

[4] Kurosawa S,Kato M. Anesthetics,immune cells,andimmune responses. J Anesth. 2008. 22(3):263-277.

[5] Barton GM. A calculated response:control of inflammation by the innate immune system. J Clin Invest. 2008. 118(2):413-420.

[6] Bjornsson GL,Thorsteinsson L,Gudmundsson KO et al. Inflammatory cytokines in relation to adrenal response following total hip replacement. Scand J Immunol. 2007. 65(1):99-105.

[7] Kragsbjerg P,Holmberg H,Vikerfors T. Serum concentrations of interleukin-6,tumour necrosis factor-alpha, andC-reactive protein in patients undergoing major operations. EurJ Surg. 1995. 161(1):17-22.

[8] Sakamoto K,Arakawa H,Mita S et al. Elevation of circulating interleukin 6 after surgery:factors influencing theserum level. Cytokine 1994. 6(2):181-186.

[9] Van Munster BC,Korevaar JC,Zwinderman AH et al. Time-course of cytokinesduring delirium in elderly patients with hip fractures. J AmGeriatr Soc. 2008. 56(9):1704-1709.

[10] Hopkins SJ. Central nervous system recognition of peripheral inflammation:a neural,hormonal collaboration. Acta Biomed. 2007. 78(Suppl 1):231-247.

[11] Dantzer R,O'Connor JC,Freund GG,Johnson RW,Kelley KW (2008) From inflammation to sickness and depression:when the immune system subjugates the brain. Nat Rev Neurosci 9(1):46-56.

[12] Uchikado H,Akiyama H,Kondo H et al. Activation of vascular endothelial cells and perivascular cells by systemic inflammation-an immunohistochemical study of postmortem human brain tissues. Acta Neuropathol. 2004. 107(4):341-351.

[13] Marchi N,Cavaglia M,Fazio V et al. Peripheral markers of blood-brain barrier damage. Clin Chim Acta. 2004. 342(1-2):1.

[14] Bokesch PM,Izykenova GA,Justice JB et al. NMDA receptor antibodies predict adverse neurological outcome after cardiac surgery in high-risk patients. Stroke. 2006. 37:1432e1436.

[15] Hall RJ,Ferguson KJ,Andrews M et al. Delirium and cerebrospinal fluid S100B in hip fracture patients:a preliminary study. Am J Geriatr Psychiatry. 2013. 21:1239e124371.

[16] van Munster BC,Korse CM,de Rooij SE et al. Markers of cerebral damage during delirium in elderly patients with hip fracture. BMC Neurol. 2009. 9:21.

[17] Chakravarty S,Herkenham M. Toll-like receptor 4 onnonhematopoietic cells sustains CNS inflammation during endotoxemia,independent of systemic cytokines. J Neurosci. 2005. 25(7):1788-1796.

[18] Alexander JJ,Jacob A,Cunningham P,Hensley L,Quigg RJ(2008) TNF is a key mediator of septic encephalopathy acting through its receptor,TNF receptor-1. Neurochem Int 52(3):447-456.

[19] Qin L,Wu X,Block ML et al (2007) Systemic LPS causes chronic neuroinflammation and progressive neurodegeneration. Glia 55(5):453-462.

[20] Thompson WL,Karpus WJ,Van Eldik LJ (2008) MCP-1-deficient mice show reduced neuroinflammatory responses and increased peripheral inflammatory responses to peripheral endotoxin insult. J Neuroinflamm 5:35.

[21] Choi YK,Kim KW. Blood-neural barrier:its diversityand coordinated cell-to-cell communication. BMB Rep. 2008. 41(5):345-352.

[22] Volterra A,Meldolesi J. Astrocytes,from brain glue tocommunication elements:the revolution continues. Nat RevNeurosci. 2005. 6(8):626-640.

[23] Turnbull AV,Rivier CL:Regulation of the hypothalamic-pituitary-adrenal axis by cytokines:actions and mechanisms of action. Physiol Rev 1999;79:1-71.

[24] John CD,Buckingham JC:Cytokines:regulation of the hypothalamo-pituitary-adrenocortical axis. Curr Opin Pharmacol 2003;3:78-84.

[25] Knoops AJ,van der Graaf Y,Mali WP,Geerlings MI:Age-related changes in hypothalamic-pituitary-adrenal axis activity in patients with manifest arterial disease. Endocrine 2010;37:231-238.

[26] Hatzinger M,Brand S,Herzig N,HolsboerTrachsler E:In healthy young and elderly adults,hypothalamic-pituitary-adrenocortical axis reactivity (HPA AR) varies with increasing pharmacological challenge and with age,but not with gender. J Psychiatr Res 2011; 45:1373-1380.

[27] Maclullich AM,Ferguson KJ,Miller T,de Rooij SE,Cunningham C:Unravelling the pathophysiology of delirium:a focus on the role of aberrant stress responses. J Psychosom Res 2008;65:229-238.

[28] Cerejeira J,Batista P,Nogueira V,Vaz-Serra A,Mukaetova-Ladinska EB:The stress response to surgery and postoperative delirium:evidence of hypothalamic pituitary-adrenal axis hyperresponsiveness and decreased

suppression of the GH/IGF-1 axis. J Geriatr Psychiatry Neurol 2013;26:185-194.

[29] Wolf OT:Stress and memory in humans:twelve years of progress? Brain Res 2009;1293:142-154.

[30] Malek-Ahmadi P,Hilsabeck RC (2007) Neuropsychiatric complications of interferons:classification,neuro-chemical bases,and management. Ann Clin Psychiatry 19(2):113-123.

[31] Krabbe KS, Reichenberg A, Yirmiya R, Smed A, Pedersen BK, Bruunsgaard H (2005) Low-dose endotoxemia and human neuropsychological functions. Brain Behav Immun 19(5):453-460.

[32] C. Song,Z. Merali,and H. Anisman. Variations of nucleusaccumbens dopamine and serotonin following systemicinterleukin-1,interleukin-2 or interleukin-6 treatment. Neuroscience,vol. 88,no. 3,pp. 823-836,1999.

[33] Li YC,Xi CH,An YF et al. Perioperative inflammatory response and protein S-100beta concentrations - relationship with post-operative cognitive dysfunction in elderly patients. Acta Anaesthesiol Scand. 2012.56(5): 595-600.

[34] D. J. MacEwan. TNF ligands and receptors—a matter of lifeand death. The British Journal of Pharmacology, vol. 135,no. 4,pp. 855-875,2002.

[35] Stellwagen D,Beattie EC,Seo JY et al. Differential regulation of AMPA receptor and GABA receptor trafficking by tumor necrosis factor-alpha. J Neurosci. 2005. 25(12):3219-28.

[36] Noble F,Rubira E,Boulanouar M et al. Acute systemicinflammation induces central mitochondrial damage andmnesic deficit in adult Swiss mice. Neurosci Lett. 2007. 7;424(2):106-110.

[37] McAfoose J,Baune BT (2009) Evidence for a cytokine model of cognitive function. Neurosci Biobehav Rev 33(3):355-366.

[38] El Yousfi M,Mercier S,Breuille ' D et al (2005) The inflammatory response to vaccination is altered in the elderly. Mech Ageing Dev 126(8):874-881.

[39] Bruunsgaard H,Pedersen AN,Schroll M,Skinhoj P,Pedersen BK (1999) Impaired production of proinflammatory cytokines in response to lipopolysaccharide (LPS) stimulation in elderly humans. Clin Exp Immunol 118(2):235-241.

[40] Krabbe KS,Pedersen M,Bruunsgaard H (2004) Inflammatory mediators in the elderly. Exp Gerontol 39 (5):687-699.

[41] Yankner BA,Lu T,Loerch P (2008) The aging brain. Annu Rev Pathol 3:41-66.

[42] Keller JN (2006) Age-related neuropathology,cognitive decline,and Alzheimer's disease. Ageing Res Rev 5 (1):1-13.

[43] Mukaetova-Ladinska EB,Harrington CR,Roth M,Wischik CM (1996) Alterations in tau protein metabolism during normal aging. Dementia 7(2):95-103.

[44] Frank MG,Barrientos RM,Biedenkapp JC,Rudy JW,Watkins LR,Maier SF (2006) mRNA up-regulation of MHC II and pivotal pro-inflammatory genes in normal brain aging. Neurobiol Aging 27(5):717-722.

[45] Blasko I,Stampfer-Kountchev M,Robatscher P,Veerhuis R,Eikelenboom P,Grubeck-Loebenstein B (2004) How chronic inflammation can affect the brain and support the development of Alzheimer's disease in old age:the role of microglia and astrocytes. Aging Cell 3(4):169-176.

17 局部脑氧饱和度监测在防治术后谵妄中的应用进展

1. 聊城市人民医院,山东,聊城,252000
2. 石河子大学附属医院,石河子,新疆,832008

刘国英[1],代志刚[2],张宗旺[1]

作者简介

刘国英,主治医师。现就职于山东聊城市人民医院麻醉科,2013 年 8 月至 2013 年 11 月奥地利圣帕尔腾医院访问学者。从事临床麻醉工作多年,主要擅长于危重症患者麻醉及气道管理,尤其是心胸血管手术麻醉。参编麻醉学著作 2 部,在专业期刊发表论文 10 余篇,其中 SCI 收录 2 篇。承担市级科研项目 2 项,荣获聊城市科技进步奖。

摘要:背景 术后谵妄(postoperative delirium,POD)是术后一种急性暂时性神经功能紊乱状态,常伴有明显的认知功能障碍、意识水平下降、注意力不集中、睡眠-觉醒周期紊乱。以近红外光谱仪(near infrared spectroscopy,NIRS)监测局部脑氧饱和度(regional cerebral oxygen saturation,rSO_2),可尽早发现脑区的氧供需平衡状况和脑血流变化情况。**目的** 介绍局部脑氧饱和度监测对防治术后谵妄的应用及进展。**内容** 术后谵妄的临床特征及局部脑氧饱和度监测在防治术后谵妄中的可行性、有效性、原理、有限性和应用进展。**趋向** 继续深入研究局部脑氧饱和度监测对患者临床变化及术后谵妄的影响,可及早采取干预措施,有效降低神经功能损害的发生,对手术中的麻醉管理具有及时有效的指导作用。

关键词:局部脑氧饱和度;近红外光谱仪;术后谵妄

1 术后谵妄的临床研究进展

术后谵妄(postoperative delirium,POD)是一种术后急性暂时性神经功能紊乱状态,伴有明显的认知功能障碍、意识水平下降、注意力不集中、睡眠—觉醒周期紊乱[1,2]。术后谵妄、术后认知功能障碍和癔症都属于术后意识障碍的范畴[3]。术后谵妄发病特点是急性起病，常在术后3d内发生，持续几小时到数天不等，病情具有明显的波动性。可有三种类型的临床表现，活动增多型、活动减少型及混合型[4]。术后谵妄发生率报道不一，约10%～52%，其中心胸外科术后发生的风险较高[5]。发生术后谵妄可延长住院时间，增加医疗费用，并可增加围手术期短期和远期并发症，严重影响患者的生活质量和康复[6]。目前，术后谵妄的发病机制仍不明了，有胆碱能学说、应激反应学说和炎性反应学说等[7,0]。发生术后谵妄的危险因素很多，年龄偏大、术前认知功能受损、吸烟、抑郁等都是术后谵妄的术前危险因素[9]。《成人术后谵妄防治的专家共识（2014）》指出谵妄诊断的金标准是精神状态诊断分析手册第4版（DSM-IV）诊断标准，但此标准不能量化评分，目前临床常用评估方法大多采用 DSM 量化表。谵妄评定量表[10]（The Confusion Assessment Method — CAM）是基于 DSM-IV 标准，广泛应用于术后精神障碍的临床研究方法，是由美国 Inouye 教授编制，现广泛应用于临床，具有比较好的信度和效度。诊断为谵妄后要积极治疗，首先采取非药物治疗措施，若谵妄症状影响自身或他人安全，才使用药物治疗。

2 脑氧饱和度监测在防治术后谵妄中的应用进展

2.1 rSO_2对术后谵妄的影响 有学者认为术后谵妄与大脑氧化代谢的降低有很大相关性[11]。近年来越来越多的研究表明，在心脏及非心脏手术中常伴有显著的大脑氧饱和度降低[12,13]。术中应用近红外光谱仪（NIRS）监测 rSO_2 能够较好的反映脑部氧供和氧耗的平衡状况，及时发现脑部血流和氧供需平衡的变化[14]，从而可以及时判断脑组织的缺血、缺氧程度和脑功能的变化。有助于麻醉管理，降低术后谵妄的发生率[15]，缩短住院周期，提高患者生活质量。Murkin 等[16]在心脏手术的研究中发现，改善大脑氧饱和度能够有效改善术后认知功能和降低术后并发症的发生率。Samra 等[17]对大脑氧饱和度监测预测脑缺氧的能力进行了评估。他们对99例在颈丛神经阻滞下行颈动脉内膜剥除术的患者术中连续监测大脑氧饱和度。研究结果显示发生神经精神功能障碍的患者术中平均 rSO_2 降低程度要比未发生组患者下降的明显（$P = 0.0002$），且相对基线值下降20%可以成为预测发生神经精神功能障碍的阈值，其灵敏度为80%。越来越多的研究表明，术后谵妄与大脑氧化代谢的降低有很大相关性。2014年 Salazar 等[14]在 BMC Anesthesiology 刊登了一则事后分析研究，研究探讨了采用 rSO_2 作为大型非心脏手术后心理功能下降的预警价值，提出了 rSO_2 可以影响老年患者术后认知功能改变的论点。现阶段临床上监测大脑氧合状态多采用脑氧饱和度监测仪，可以直观地认识大脑的氧供需平衡情况。手术中常规进行脑氧饱和度监测能及时提示麻醉医师调整麻醉计划，从而有效降低术后谵妄的发生。

2.2 rSO_2监测的可行性 脑氧饱和度监测对于脑缺氧非常敏感，并且不易受动脉搏动的影响，在体外循环下也可以应用 rSO_2 进行无创、持续性地监测。有报道称 rSO_2 低于50%或者较基础值下降20%以上者预示存在脑缺血的可能，并且该结论已通过听觉诱发电位测试得到证实[18]。另有研究显示 rSO_2 应用与有创监测颈静脉窦血氧饱和度（jugular venous oxygen saturation, $SjvO_2$)之间存在较好的相关性[19]。通过 $SjvO_2$ 监测大脑氧饱和度已经被美国食品与药品管理局(FDA)所认可[20],可见应用 rSO_2 值来评估脑氧供需平衡状态是具有可行性的。

2.3 rSO_2 监测的有效性 据 Monk 等[20]所做的一项大型前瞻性调查研究显示,老年患者术后意识功能障碍的发生与术中频繁出现低 rSO_2 有着密切关系,并且该研究同时显示了这些患者的住院时间也会相应延长。Slater 等[21]也得出了近似的结论。有研究对 122 名行腹部大手术的老年患者进行随机对照分析[22],干预组术中进行持续性的 rSO_2 监测,再根据测得的 rSO_2 值采取干预措施如提高氧浓度(Fraction of inspiration O_2,FiO_2)、呼气末二氧化碳浓度(End-tidal CO_2,$EtCO_2$)及血压等,使 rSO_2 值维持在基础值的 75% 以上,结果显示干预组与对照组的平均 rSO_2 值存在显著性差异(P=0.002)。实验还选取了术中出现低脑氧饱和度的未干预患者为对照组,比较于麻醉恢复室(PACU)的恢复时间和住院时间,未干预组显著长于干预组(P=0.01,P=0.007),可见术中持续监测脑氧饱和度能够及时调整麻醉计划,便于采取积极的干预措施来进行脑保护,防治脑缺氧,可以降低手术后认知障碍的发生率。

2.4 rSO_2 监测原理 1977 年 Jobis[23]用近红外光代替可见光,检测通过动物头颅的光潜成功。他由此开创了使用近红外光谱仪(NIRS)监测脑组织代谢的先驱。到 1985 年,Ferrari 等[24]报道了第一例用近红外光技术监测人类脑氧饱和度的研究,随后在 1986 年 Wyatt 等[25]首先在临床上应用近红外线光谱技术,测定新生儿脑氧饱和度和血流动力学。从此之后利用反射性近红外光谱技术检测人脑组织氧饱和度技术逐步应用于临床,在心脏、胸科、神经外科手术等领域发挥着越来越重要的作用[26]。

近红外光(650nm～1100nm)对人体组织具有优良的穿透性,能够进入脑组织几厘米深处通过穿透头皮组织和颅骨。存在于组织中的一些特殊物质如血红蛋白、肌红蛋白、细胞色素 aa_3 等具有吸收近红外光波长的特性,其中血红蛋白是近红外光在颅内衰减的主要色基,它的吸收光谱会随着体内氧化状态的改变而变化,从而导致穿透生物体的光强度发生改变。近红外光谱仪选择了近红外光的波长在 700nm 和 850nm 之间,于此范围内,氧合血红蛋白和还原血红蛋白的吸收范围可以被最大化区别开来,810nm 处是二者的等吸收点。氧合血红蛋白和还原血红蛋白在大脑内含量比较大,在特定条件下具有独特的光吸收模式,而细胞色素 aa3 的影响很小。因此近红外光谱仪是建立在还原血红蛋白和氧合血红蛋白的光吸收系数之间的差别上来测定脑氧饱和度的。目前在临床上投入使用的近红外光频谱仪的工作原理大多采用的是双探测器本体感受器,包括一个近红外线的发射器和两个反馈信号探测器,利用监测在头颅闭合状态下的氧合血红蛋白(HbO_2)和还原血红蛋白(Hb)的混合透射强度,运用比尔-朗伯定律(the Beer-LambPrt Law)和光散射理论进行计算,可以得出大脑氧饱和度的值[27]。rSO_2 的实质是局部脑组织混合氧饱和度,因为脑血容量中动静脉血流比为 15:85,所以 rSO_2 主要代表了脑部的静脉氧饱和度,对脑部氧供和氧耗的平衡变化可以较好的反映[28]。

2.5 rSO_2 临床应用的局限性 现阶段近红外光谱仪是临床上较好的脑氧监测方法[29],在临床诊疗中应用比较广泛,但在临床实际应用中一些不确定因素也会对其结果产生影响,如操作技术的稳定性,全身病理生理改变等的影响[30],所以在临床应用过程中仍要关注其影响因素。Kishi 等[31]研究发现患者的年龄、血红蛋白浓度、脑氧饱和度监测电极放置的位置会对脑氧饱和度的数值产生一定影响,且和年龄大小关系密切,和血红蛋白浓度呈正相关,研究还发现 rSO$_2$ 探头置于前额,所测值明显比置于两侧值高。并且,rSO$_2$ 的基础值也存有很大的差异,因此一些研究者提出不能以 rSO$_2$ 的绝对值来判定预后。有研究证实,rSO$_2$ 绝对值若在短期内下降至 50% 以下,则认知功能或神经系统功能损害会加剧,住院时间也会显著延长[32]。所以 rSO$_2$ 需要动态观察并结合全身情况分析,单次 rSO$_2$ 检测结果不能作为评判标准。

3 结语

大脑氧饱和度监测可为患者提供一种无创、简便、持续、灵敏度及特异度高的脑氧监测,能随时反映脑氧供需变化,对手术中的麻醉管理具有及时有效的指导作用。大量的研究及临床经验都已证明,及早采取干预措施,联合多种脑监测手段可以有效降低神经功能损害的发生。若患者术中脑氧饱和度监测值变化较大,则提示会成为术后并发症和术后认知功能障碍的高危人群。继续深入研究脑氧饱和度监测与临床变化、术后认知功能障碍等将成为临床科研工作者的新课题。

参 考 文 献

[1] Witlox J, Eurelings L S, De jonghe J F, et al. Delirium in elderly patients and the risk of postdischarge mortality, institutionalization, and dementia[J]. JAMA, 2010, 304(4):443-451.

[2] Schenning kj D S. Postoperative delirium in the geriatric patient[J]. Anesthesiol CLIN, 2015, 33(3):505-516.

[3] Terri G M, Catherine C P. Postoperative cognitive disorders[J]. Current Opinion in Critical Care, 2011, 17(4):376-381.

[4] Camus V, Gonthier R, Dubos G, et al. Etiologic and outcome profiles in hypoactive and hyperactive subtype of delirium[J]. J Geriatr Psychiatry, 2000, 13(1):38-42.

[5] Demeure mj F M. The elderly surgical patient and postoperative delirium[J]. J Am COLL SURG, 2006, 203(8):752-757.

[6] Witlox J, Eurelings L S, De jonghe J F, et al. Delirium in elderly patients and the risk of postdischarge mortality, institutionalization, and dementia[J]. JAMA, 2010, 38(304):443-451.

[7] Neufeld K J, Md, Mph, et al. Outcomes of early delirium diagnosis after general anesthesia in the elderly[J]. Neuroscience in Anesthesiology and Perioperative M, 2013, 117(2):471-478.

[8] Sanders R D, Coburn M, Cunningham C, et al. Risk factors for postoperative delirium[J]. Lancet Psychiatry, 2014, 1(6):404-406.

[9] Inouye S K, Westendorp R G, Saczynski J S. Delirium in elderly People[J]. Lancet, 2014, 383(9920):911-922.

[10] Dimitrios A, Naveen S, Paul J P. Delirium scales: A review of current evidence[J]. Aging & Mental Health, 2010, 14(5):543-555.

[11] 谭刚, 郭向阳, 罗爱伦. 老年非心脏手术患者术后谵妄的流行病学调查[J]. 协和医学杂志, 2011, 2(4):319-325.

[12] Arnulphi M C, Alaraj A, Hanjani S A, et al. Detection of cerebral ischemia in neurovascular surgery using

quantitative frequency-domain near-infrared spectroscopy[J]. J Neurosurg,2007,106(2):283-290.

[13] Calderon A M,Alaraj A,Slavin K V. Near infrared technology in neuroscience:past,present and future[J]. Neurol RES,2009,31(6):605-614.

[14] Salazar F,Doñate M,Boget T,et al. Relationship between intraoperative regional cerebral Oxygen saturation trends and cognitive decline after total knee replacement:a post-hoc analysis[J]. BMC Anesthesiol,2014,14 (58):2-10.

[15] Lee A,Kim S H,Jy H,et al. Effect of anesthetic methods on cerebral Oxygen saturation in elderly surgical patients:prospective randomized observational study[J]. World J SURG,2012,36(10):2328-2334.

[16] Murkin J M,Adams S J,Novick R J,et al. Monitoring brain Oxygen saturation during coronary bypass surgery:a randomized,prospective study[J]. Anesth Analg,2007,104(1):51-58.

[17] Samm S K,Dy E A,Welch K,et al. Evaluation of a rerehraf oxime- to as a monitor of cxrchral ischeuua during ceratid cndartcrrcto- my[J]. Anesthesiology,2000,93(4):964-970.

[18] Blas M,Sulek C,Martin T,et al. Use of near-infrared spectroscopy to monitor cerebral oxygenation during coronary artery bypass surgery in a patient with bilateral internal carotid artery occlusion[J]. Cardiothor VASC Anesth,1999,13(6):732-735.

[19] Blas M,Sulek C,Martin T,et al. Validation in volunteers of a near-infrared spectroscope for monitoring brain oxygenation in vivo[J]. Cardiothor VASC Anesth,2009,13(6):732-735.

[20] Monk T G,Weldon B C,Weldon J E,et al. Cerebal Oxygen desaturations are associated with postoperative cognitive dysfunction in elderly patients[J]. Anesthesiology,2002,97(8):40.

[21] Hemmerling T M,Bluteau M C,Karan R,et al. Significaut decrease of cerebral Oxygen saturation during single-lung ventilation measured using absolute oximetry[J]. BR J Anaesr,2008,101(6):870-875.

[22] Casati A,Fanelli G,Pietropaoli P,et al. Continuous monitoring of cerebral Oxygen saturation in elderly patients undergoing major abdomianal surgery minizes brain exposure to potential hypoxia[J]. Anesth Analg, 2005,101(3):740-747.

[23] Jobsis F F. Noninvasive,infrared monitoring of cerebral and myocardial Oxygen sufficiency and circulatory parameters[J]. Science,1977,198(4323):1264-1267.

[24] Fezxari M,Giannini I,Sideri Q E,et al. Continuous non invasive monitoring of human brain by near infrared spectroscopy[J]. ADV EXP MED BIO,1985,191(18):873-882.

[25] Wyatt J S,Cope M,Delpy D T,et al. Quantification of cerebral oxygenation and haemodynamics in sick newborn infants by near infrared spectrophotometry[J]. Lancet,1986,2(8515):1063-1066.

[26] Fei Zheng,Md,Sheinberg R,et al. Cerebral Near-Infrared spectroscopy (nirs) monitoring and neurologic outcomes in adult cardiac surgery patients and neurologic outcomes:a systematic review[J]. Anesth Analg, 2013,116(3):6-18.

[27] Brawanski A,Fahermeier R,Rothoerl R D,et al. Comparison of near-infrared spectroscopy and tissue P(O2) time series in patients after severe head injury and aneurysmal subarachnoid hemorrhage[J]. Cereb Blood Flow Metab,2002,22(5):605-611.

[28] Plachky J,Hofer S,Volkmann M,et al. Regional cerebral Oxygen saturation is a sensitive marker of cerebral hypoperfusion during orthotopic liver transplantation[J]. Anesth Analg,2004,99(2):344-349.

[29] Trafidło T,Gaszyński T,Gaszyński W. Intraoperative monitoring of cerebral NIRS oximetry leads to better postoperative cognitive performance:A pilot study[J]. INT J SURG,2015,16(6):23-30.

[30] Menke J,Voss U,Moller G,et al. Reproducibility of cerebral near infrared spectroscopy in neonates[J].

BIOL Neonate,2003,83(1):6-11.

[31] Kishi K,Kawaguchi M,Yoshitani K E,et al. Influence of patient variables and sensor location on regional cerebral Oxygen saturation measured by INVOS 4100 near-infrared spectrophotometers[J]. J Neurosurg Anesthesiol,2003,15(4):302-306.

[32] Yao F,Tseng C C,Ho C,et al. Cerebral Oxygen desaturation is associated with early postoperative neuropsychological dysfunction in patients undergoing cardiac surgery[J]. Cardiothorac VASC Anesth,2004,18(5): 552-558.

18 MicroRNA在心肌缺血再灌注损伤中的作用机制研究进展

安徽医科大学第二附属医院,安徽,合肥,230601

何淑芳,韩正怡,张野

作者简介

何淑芳,女,博士,副研究员,硕士研究生导师,中国药理学会麻醉药理学专业委员会委员,主持国家自然科学基金青年基金1项,研究方向:心肌保护的信号转导机制研究,E-mail:hsf 77 @163. com

通讯作者:张野,男,博士,主任医师、教授,博士研究生导师,安徽医科大学第二附属医院麻醉科主任,中国药理学会麻醉药理学专业委员会委员,主持国家自然科学基金2项,研究方向:围手术期器官保护研究,Email:zhangye_hassan @ sina. com

基金项目:国家自然科学基金项目(81471145,81200171),安徽高校省级自然科学研究重大项目(KJ2014ZD16)

摘要:背景 微小RNA(microRNA,miRNA)是一类长度为18~25个核苷酸的单链小分子非编码RNA,通过与靶基因3'-非翻译区(3'-untranslated region,3'-UTR)相结合在转录后水平抑制或降解特定的靶基因,在心血管疾病发生发展中发挥重要作用。目的 综述miRNA在心肌缺血再灌注损伤(ischemia reperfusion injury,IRI)过程中的作用机制,为心肌缺血后损伤的心肌保护研究提供新靶点。内容 心肌IRI严重影响再灌注后心脏功能的恢复,甚至导致患者死亡。近年研究发现,多种miRNA参与心肌IRI的各个环节,包括活性氧生成、心肌能量代谢障碍、钙超载、心肌细胞凋亡等。本文将对miRNA在心肌IRI各环节中的作用机制进行综述;同时结合本课题组的研究,探讨miRNA在阿片类药物介导心肌保护作用中的可能机制。趋向 尽管miRNA在心肌IRI中的作用机制已有大量研究报道,但阿片及其他麻醉药物是否通过调控miRNA来减轻心肌IRI,我们还知之甚少,值得在以后的研究中进行深入探讨。

关键词:微小RNA;缺血再灌注损伤;心肌保护;阿片

心血管疾病是世界范围内致残和过早死亡的主要原因,其中,缺血性心脏病居全球死亡原因中的首位。心肌缺血导致急性心肌梗死(acute myocardial infarction,AMI)后,尽早通过溶栓、冠状动脉介入或搭桥手术等方法恢复缺血心肌组织灌注是最有效的治疗措施,然而再灌注本身会引起心肌的缺血再灌注损伤(ischemia-reperfusion injury,IRI),不但降低再灌注的临床疗效,而且可能增加 AMI 的死亡率和心力衰竭发生率[1]。微小 RNA(microRNA,miR-NA)是近年来新发现的一类内源性小分子非编码 RNA,长度 18~25 个核苷酸,在真核生物内广泛存在。MiRNA 通过诱导 mRNA 的切割降解、翻译抑制或其他形式,在转录后水平影响靶基因的表达,可以调控细胞的增殖、分化、凋亡等多个过程。近年研究表明,miRNA 可通过调控其下游的靶基因和信号通路,参与心肌缺血再灌注过程的不同环节,对心肌产生保护作用或不利影响[2]。本文针对 miRNA 在心肌 IRI 中的作用机制研究进展进行综述,以期为预防或减轻心肌 IRI 损伤提供研究思路和治疗靶点。

1 MicroRNA 的生物学特性

自 1993 年 Lee 等[3]在线虫 C. elegan 中发现了基因 lin-4,2000 年 Reinhart 等[4]在线虫 C. elegan 中发现 Let-7 基因以来,越来越多的内源性小分子 RNA 在不同生物体内被发现,2001 年被统一命名为微小 RNA(microRNA,miRNA)。MiRNA 在不同物种间具有高度保守性和序列同源性,其表达具有时序性和组织特异性的特点。编码 miRNA 的基因位于基因组的外显子或内含子区域,首先在细胞核内被 RNA 聚合酶Ⅱ转录成前体转录本 miRNA(pri-miRNA),随后被 Rnase Ⅲ核酸酶 Drosha 加工剪切成约 70~90nt 大小的前体 miRNA(pre-miRNA);在转运体 Exportin-5 的帮助下,pre-miRNA 被转运至胞浆,经 Dicer 酶加工成为成熟miRNA(mature miRNA)。成熟的单链 miRNA 进入 RNA 诱导沉默复合物(RNA-induced silencing complex,RISC),通过与靶基因的 3'-非翻译区(3'-untranslated region,3'-UTR)完全或不完全互补的方式配对结合,对靶基因 mRNA 进行切割降解或翻译抑制[5]。已知单个miRNA 可以调控成百上千个靶基因,而一个基因也可以同时受到多个 miRNA 的调控,因此,miRNA 与靶基因之间形成了复杂的基因调控网络,在不同水平调节生物学过程。据报道,人体超过 1/3 的编码基因受到 miRNA 的调控,miRNA 广泛参与生长发育、生理和病理过程的不同环节[6]。

2 MiRNA 参与调控心肌缺血再灌注的各个环节

心肌 IRI 的发生机制与活性氧生成、心肌能量代谢障碍、细胞内钙超载、心肌细胞凋亡等密切相关[1],miRNA 在以上各环节中均发挥重要调控作用。

2.1 活性氧生成 在心肌缺血再灌注过程中,心肌组织或其他炎性细胞产生并释放大量的活性氧簇(reactive oxygen species,ROS),主要包括超氧阴离子($\cdot O_2^-$)、过氧化氢(H_2O_2)和羟自由基($\cdot OH$)等。这些活性氧自由基与各种细胞成分,如膜磷脂、蛋白质、核酸等发生反应,造成细胞结构损伤和功能障碍,导致膜脂质过氧化、蛋白质功能抑制和核酸破坏,诱导心肌细胞凋亡,是造成心肌 IRI 的关键因素[7]。研究表明,多种 miRNA 参与调控 ROS 的生成,减轻或加重 ROS 诱导的心肌损伤。

已知 MiR-1 在心肌 IRI 中发挥促心肌细胞凋亡的作用,最近研究发现,miR-1 通过靶向抑制抗氧化基因,使心肌 ROS 生成增加,从而加重氧化应激损伤,这可能是其促进心肌细胞凋亡的机制之一[8]。小鼠心肌 IRI 或心肌细胞 H_2O_2 刺激均可诱导 miR-17-5p 表达上调,其通过靶基因信号转导与转录激活因子 3(Stat3)促进氧化应激诱导的细胞凋亡[9]。MiR-181a 在调控线粒体凋亡通路上发挥重要作用,降低细胞内 miR-181a 水平可通过直接抑制靶基因谷胱甘肽过氧化物酶 1(Gpx1)表达,减少 ROS 生成而减轻氧化应激损伤[10]。Eisenhardt 等[11]发现,在小鼠心肌缺血再灌注模型中,miR-155 表达显著升高,其通过增加细胞因子信号抑制剂 1(SOCS-1)依赖的 ROS 生成,加剧炎症反应、白细胞浸润和组织损伤。

另一方面,心肌缺氧后,在缺氧诱导因子-1α(HIF-1α)的作用下,miR-210 表达水平显著上调,心肌细胞过表达 miR-210 通过减少线粒体 ROS 生成,对抗氧化应激损伤,发挥心肌保护作用[12]。MiR-499 在骨骼肌和心肌中特异性表达,在 H_2O_2 刺激下,心肌 miR-499 水平升高,其作用于靶基因凋亡相关蛋白 4(PDCD4)和磷酸弗林蛋白酶酸性氨基酸簇分选蛋白 2(PACS2),这两种蛋白与线粒体凋亡通路密切相关,因而 miR-499 可通过抑制线粒体凋亡通路,显著减轻氧化应激损伤[13]。

2.2 能量代谢障碍 心肌能量代谢障碍是 IRI 损伤的始动环节[14]。心肌缺血过程中,氧供减少,导致无氧酵解和乳酸产生增多,ATP 生成显著减少,细胞内 pH 降低,导致酸中毒;细胞酸中毒抑制糖酵解途径中的限速酶磷酸果糖激酶,从而抑制糖酵解途径,使 ATP 生成进一步减少,加重心肌供能不足[15]。细胞内的 ATP 水平是决定细胞发生凋亡或坏死的主要因素。线粒体损伤也是心肌发生再灌注损伤的重要原因,缺血缺氧对线粒体造成损伤,导致线粒体在缺血和再灌注早期仍不能有效的利用氧进行氧化代谢,而仍将糖酵解作为主要的能量供应来源;而在心肌再灌注早期获得氧时,脂肪酸β氧化增强。缺血再灌注过程中葡萄糖氧化和脂肪酸氧化相对不平衡,导致心肌能量代谢障碍。

MiRNA 在 ATP 合成转化以及葡萄糖、脂肪酸氧化代谢调节中发挥重要作用。Nishi 等[16]在乳鼠心肌中发现,miR-15b 通过作用于靶基因 ADP 核糖基化因子 2(Arl2),调节细胞内 ATP 的浓度;过表达 miR-15b 可减少 Arl2 水平,进而抑制 ADP/ATP 交换,减少 ATP 合成,影响线粒体的完整性。Kuppusamy KT 等认为[17],let-7 是促进成熟心肌细胞能量代谢的重要调节因子,可以上调脂肪酸代谢,胚胎干细胞来源的心肌细胞过表达 let-7 可增加细胞体积、肌节长度、收缩能力和呼吸能力。过氧化物酶体增殖激活受体δ(PPARδ)是心脏能量代谢的关键调节分子,心肌缺氧可激活 miRNA 集簇 miR-199a～214,这些 miRNA 共同靶向作用于 PPARδ,抑制心脏 PPARδ表达,使能量代谢从主要依赖利用脂肪酸,转变为依赖糖代谢[18]。

2.3 钙超载 心肌缺血再灌注过程中,由于心肌细胞肌膜结构被破坏,脂质过氧化损伤等原因,细胞膜通透性增加,细胞外 Ca^{2+} 顺浓度梯度进入细胞内;再灌注时 Na^+/Ca^{2+} 交换异常,Ca^{2+} 反向转运进入细胞内;以及氧自由基等引起肌质网钙泵(SERCA)活性下降,肌质网摄取 Ca^{2+} 显著减少等,均可使细胞内 Ca^{2+} 浓度显著升高,导致心肌细胞钙超载。细胞内钙超载引起心肌细胞过强收缩,并诱导线粒体渗透性转运孔(mPTP)开放,最终导致心肌细胞死亡或诱发再灌注心律失常[1]。因此,阻断 Ca^{2+} 转运信号,避免心肌细胞内 Ca^{2+} 超载,有利于保护心肌。

最近研究表明,影响 Ca^{2+} 内流的关键因子 Na^+-Ca^{2+} 交换体-1(NCX-1)受到 miR-132 的

调控,心肌细胞上调 miR-132 表达,可显著降低缺氧复氧损伤诱导的细胞内 Ca^{2+} 含量增加,并抑制细胞内凋亡信号分子,从而减轻缺氧损伤,发挥心肌保护作用[14]。Aurora 等[19]报道,再灌注后心肌 miR-214 表达上调,负向调控 NCX-1 mRNA,并下调下游 Ca^{2+} 信号分子钙/钙调蛋白激酶 II(CaMKII)、亲环素 D(CypD)表达,从而减少钙超载,维持细胞内钙稳态,减轻心肌缺血后损伤。此外,miR-145 也可通过抑制靶基因 CaMKII 的表达,减轻 ROS 诱导的钙超载,保护心肌细胞。

2.4 心肌细胞凋亡 心肌细胞凋亡是心肌 IRI 中的关键事件,缺血再灌注过程的各个环节包括 ROS 生成、心肌能量代谢障碍、细胞钙超载等,最终均可导致心肌细胞凋亡。细胞凋亡包括死亡受体(Fas)介导的外源性凋亡途径和线粒体介导的内源性凋亡途径,两条途径存在相互作用,并最终通过半胱天冬酶(caspase)家族的级联反应,执行细胞凋亡。越来越多的研究表明,miRNA 可通过其下游的靶基因和信号通路,正性或负性调控心肌细胞的凋亡过程。

MiR-1 是最早被证明可调控心肌细胞凋亡的 miRNA 之一,miR-1 在心肌细胞中优势表达,通过下调靶基因热休克蛋白(HSP)-60、HSP-70 和 Bcl-2 的表达,促进细胞凋亡[20,21]。MiR-15 家族包括 6 个关系密切的 miRNA,在心肌缺血后表达升高,可诱导心肌细胞凋亡,抑制 miR-15 家族可缩小缺血再灌注后心肌梗死面积,其机制可能主要是靶向作用于凋亡调节因子 Bcl-2 和具有线粒体保护功能的分子 Arl2[22]。Hinkel R 等[23]利用猪心肌 IRI 模型,证明体内和体外抑制 miR-92a 表达可以缩小心肌梗死面积和抑制心肌细胞凋亡,从而促进梗死后心肌功能恢复。MiR-320 促进心肌细胞凋亡,抑制 miR-320 可以上调其靶基因 HSP-20 的表达,从而减少梗死面积;相反,过表达 miR-320 增加梗死面积和心肌细胞凋亡率[24]。MiR-26a 通过调控靶基因糖原合酶激酶(GSK-3β),增强 caspase-3 活性并增加促凋亡蛋白 Bax 表达,从而促进心肌细胞凋亡[25]。此外,可以诱导或加重心肌细胞凋亡的 miRNA 还包括 miR122、miR-140、miR150、miR181a 及 miR-376b-5p 等[26]。

另一方面,心脏缺血再灌注过程中,miR-133、miR-21、miR-24 和 miR-494 等 miRNA 表达下调,上调这些 miRNA 可能发挥心肌保护作用。MiR-133 具有抗凋亡作用,可负性调控促凋亡基因 caspase-9[20];miR-21 是抗心肌细胞凋亡的重要 miRNA 之一,其对靶基因 PDCD4、同源性磷酸酶与张力蛋白(PTEN)和 Fas 配体(FasL)的调控依赖于蛋白激酶 B(AKT)信号通路的激活[27];miR-24 靶向凋亡前蛋白 Bcl-2 家族成员 Bim,抑制 Bim 的表达发挥抗凋亡作用[28];而 miRNA-494 同时调控凋亡前基因和抗凋亡基因,但其最终效应是激活 AKT 线粒体信号通路,发挥心肌保护作用[29]。此外,其他一些 miRNA 如 miR7a/b、miR20a、miR138、miR210、miR144/451、miR-499、miR874 等也可通过调控下游靶基因抗心肌细胞凋亡,发挥心肌保护作用[26]。

3 MiRNA 在阿片类药物介导心肌保护中的作用

3.1 阿片类物质对 miRNA 的调控作用 近年研究表明,在阿片类相关的多种生物学过程,如药物成瘾、痛觉、神经发生、病毒感染,以及阿片受体调节中,某些 miRNA 发挥重要调控作用[30]。Let-7 家族、miR-23b 和 miR-339 可以与μ-阿片受体(MOR)的 3'-UTR 发生相互作用,从而在转录后水平下调阿片受体的活性,被认为可能导致阿片药物耐受[31-33]。芬太尼可以通过β-抑制蛋白(β-arrestin)通路诱导细胞外信号调节激酶(ERK)磷酸化,继而下调 miR-190

表达,从而增强靶基因神经源性分化因子(neuroD)活性,在神经发生中发挥作用[34]。人类单核细胞来源的巨噬细胞在接受吗啡处理后,miR-15b 上调而 miR-181b 下调,导致靶基因成纤维细胞生长因子-2(FGF-2)表达降低而单核细胞趋化蛋白(MCP)和白介素-6(IL-6)增加,诱导炎症和氧化应激,这可能是吗啡促使 HIV-1 感染向中枢系统扩散和疾病进展的原因[35];另外吗啡处理还导致单核细胞内数种抗-HIV miRNA(如 miR-28,125b,150,382)下调[36]。在斑马鱼胚胎模型中,吗啡诱导 miR-133b 表达下降,其机制可能是通过 MOR 介导的 ERK 通路活化[37]。

3.2 MiRNA 参与阿片预处理介导的心肌保护作用 大量研究已经证实阿片类药物预处理可以模拟 IPC,显著减轻心肌 IRI,缩小心肌梗死面积,抑制心肌细胞凋亡[38-40]。虽然 miRNA 在心肌缺血再灌注的各个环节均发挥重要作用,但阿片类药物介导的心肌保护作用是否涉及对 miRNA 的调控,尚不清楚。本课题组最近利用 miRNA 芯片检测技术,筛选了大鼠心肌细胞经吗啡预处理(morphine preconditioning,MPC)后差异表达的 miRNA,并利用生物信息学技术预测这些 miRNA 的靶基因及功能调控网络。芯片结果显示,心肌细胞经 MPC 后,有 5 个 miRNA 显著上调,8 个 miRNA 显著下调,其中 miR-133b-5p 上调最明显,而 miR-6216 下调最明显。通过对 miR-133b-5p 靶基因进行基因功能(GO)分析,其功能可能主要与凋亡有关,潜在重要靶基因包括 Fas、caspase-9、Cd24 等。进一步研究发现,MPC 显著减轻 H9c2 心肌细胞以及成年大鼠原代心室肌细胞缺氧再给氧(hypoxia-reoxygenation,H/R)损伤,并影响 miR-133a-5p、miR-133b-5p、miR-664-1-5p、miR-6216 和 let7e-5p 等 miRNA 表达水平[41,42]。在 H9c2 心肌细胞中过表达 miR-133b-5p 可通过靶向抑制 Fas 基因表达显著减轻 H/R 诱导的心肌细胞损伤与凋亡,而抑制 miR-133b-5p 表达则取消了 MPC 对心肌细胞的保护作用[43,44]。此外,大鼠心肌细胞经缺氧预处理(hypoxia preconditioning,HPC)后,miR-133b-5p 等 miRNA 显著上调[45];心力衰竭大鼠心肌细胞中 miR-133b-5p 显著下降,MPC 可以上调其表达[46]。以上结果充分说明,miRNA 可能参与吗啡介导的心肌保护,其中 miR-133b-5p 可能发挥重要作用,其具体机制尚待深入探讨。

4 展望

随着国内外学者对 miRNA 认识的深入及研究技术的成熟,越来越多证据表明 miRNA 在心脏的发育、心血管疾病发生发展等一系列生理病理事件中起重要调节作用。正如上文所述,miRNA 参与活性氧生成、心肌能量代谢障碍、钙超载、心肌细胞凋亡等多个过程。每个过程中有多种 miRNA 参与,而同种 miRNA 也可在 IRI 多重机制中发挥作用。尽管 miRNA 在心肌 IRI 中的作用机制已有大量研究报道,但阿片及其他麻醉药物是否通过调控 miRNA 来减轻心肌 IRI,发挥心肌保护作用,我们还知之甚少。因此,研究 miRNA 在心肌 IRI 不同环节中的作用机制,进一步探讨阿片类药物通过调控 miRNA 发挥心肌保护作用的机制,将为心肌缺血后损伤的心肌保护研究,提供一种新思路和新靶点,对于将阿片预处理作为心肌缺血患者的心肌保护策略合理地应用于临床,具有重要的理论意义和应用价值。

参 考 文 献

[1] Yellon DM,Hausenloy DJ Myocardial reperfusion injury. N Engl J Med 2007;357(11):1121-1135.

［2］ Weiss JB, Eisenhardt SU, Stark GB, et al. MicroRNAs in ischemia-reperfusion injury. Am J Cardiovasc Dis 2012; 2(3):237-247.

［3］ Lee RC, Feinbaum RL, Ambros V The C. elegans heterochronic gene lin-4 encodes small RNAs with antisense complementarity to lin-14. Cell 1993; 75(5):843-854.

［4］ Reinhart BJ, Slack FJ, Basson M, et al. The 21-nucleotide let-7 RNA regulates developmental timing in Caenorhabditis elegans. Nature 2000; 403(6772):901-906.

［5］ Song MA, Paradis AN, Gay MS, et al. Differential expression of microRNAs in ischemic heart disease. Drug Discov Today 2015; 20(2):223-235.

［6］ Kukreja RC, Yin C, Salloum FN MicroRNAs: new players in cardiac injury and protection. Mol Pharmacol 2011; 80(4):558-564.

［7］ Braunersreuther V, Jaquet V Reactive oxygen species in myocardial reperfusion injury: from physiopathology to therapeutic approaches. Curr Pharm Biotechnol 2012; 13(1):97-114.

［8］ Wang L, Yuan Y, Li J, et al. MicroRNA-1 aggravates cardiac oxidative stress by post-transcriptional modification of the antioxidant network. Cell Stress Chaperones 2015; 20(3):411-420.

［9］ Du W, Pan Z, Chen X, et al. By targeting Stat3 microRNA-17-5p promotes cardiomyocyte apoptosis in response to ischemia followed by reperfusion. Cell Physiol Biochem 2014; 34(3):955-965.

［10］ Wang L, Huang H, Fan Y, et al. Effects of downregulation of microRNA-181a on H2O2-induced H9c2 cell apoptosis via the mitochondrial apoptotic pathway. Oxid Med Cell Longev 2014; 960362.

［11］ Eisenhardt SU, Weiss JB, Smolka C, et al. MicroRNA-155 aggravates ischemia-reperfusion injury by modulation of inflammatory cell recruitment and the respiratory oxidative burst. Basic Res Cardiol 2015; 110(3):32.

［12］ Mutharasan RK, Nagpal V, Ichikawa Y, et al. microRNA-210 is upregulated in hypoxic cardiomyocytes through Akt- and p53-dependent pathways and exerts cytoprotective effects. Am J Physiol Heart Circ Physiol 2011; 301(4):H1519-1530.

［13］ Wang J, Jia Z, Zhang C, et al. miR-499 protects cardiomyocytes from H2O2-induced apoptosis via its effects on Pdcd4 and Pacs2. RNA Biol 2014; 11(4):339-350.

［14］ Hong S, Lee J, Seo HH, et al. Na(+)-Ca(2+) exchanger targeting miR-132 prevents apoptosis of cardiomyocytes under hypoxic condition by suppressing Ca(2+) overload. Biochem Biophys Res Commun 2015; 460(4):931-937.

［15］ Drose S, Stepanova A, Galkin A Ischemic A/D transition of mitochondrial complex I and its role in ROS generation. Biochim Biophys Acta 2016; Epub ahead of print.

［16］ Nishi H, Ono K, Iwanaga Y, et al. MicroRNA-15b modulates cellular ATP levels and degenerates mitochondria via Arl2 in neonatal rat cardiac myocytes. J Biol Chem 2010; 285(7):4920-4930.

［17］ Kuppusamy KT, Jones DC, Sperber H, et al. Let-7 family of microRNA is required for maturation and adult-like metabolism in stem cell-derived cardiomyocytes. Proc Natl Acad Sci U S A 2015; 112(21):E2785-2794.

［18］ el Azzouzi H, Leptidis S, Dirkx E, et al. The hypoxia-inducible microRNA cluster miR-199a approximately 214 targets myocardial PPARdelta and impairs mitochondrial fatty acid oxidation. Cell Metab 2013; 18(3):341-354.

［19］ Aurora AB, Mahmoud AI, Luo X, et al. MicroRNA-214 protects the mouse heart from ischemic injury by controlling Ca(2)(+) overload and cell death. J Clin Invest 2012; 122(4):1222-1232.

［20］ He B, Xiao J, Ren AJ, et al. Role of miR-1 and miR-133a in myocardial ischemic postconditioning. J Biomed Sci 2011; 18:22.

[21] Pan Z,Sun X,Ren J,et al. miR-1 exacerbates cardiac ischemia-reperfusion injury in mouse models. PLoS One 2012; 7(11):e50515.

[22] Hullinger TG,Montgomery RL,Seto AG,et al. Inhibition of miR-15 protects against cardiac ischemic injury. Circ Res 2012; 110(1):71-81.

[23] Hinkel R,Penzkofer D,Zuhlke S,et al. Inhibition of microRNA-92a protects against ischemia/reperfusion injury in a large-animal model. Circulation 2013; 128(10):1066-1075.

[24] Ren XP,Wu J,Wang X,et al. MicroRNA-320 is involved in the regulation of cardiac ischemia/reperfusion injury by targeting heat-shock protein 20. Circulation 2009; 119(17):2357-2366.

[25] Suh JH,Choi E,Cha MJ,et al. Up-regulation of miR-26a promotes apoptosis of hypoxic rat neonatal cardiomyocytes by repressing GSK-3beta protein expression. Biochem Biophys Res Commun 2012; 423(2): 404-410.

[26] Boon RA,Dimmeler S MicroRNAs in myocardial infarction. Nat Rev Cardiol 2015; 12(3):135-142.

[27] Sayed D,He M,Hong C,et al. MicroRNA-21 is a downstream effector of AKT that mediates its antiapoptotic effects via suppression of Fas ligand. J Biol Chem 2010; 285(26):20281-20290.

[28] Qian L,Van Laake LW,Huang Y,et al. miR-24 inhibits apoptosis and represses Bim in mouse cardiomyocytes. J Exp Med 2010; 208(3):549-560.

[29] Wang X,Zhang X,Ren XP,et al. MicroRNA-494 targeting both proapoptotic and antiapoptotic proteins protects against ischemia/reperfusion-induced cardiac injury. Circulation 2010; 122(13):1308-1318.

[30] Hwang CK,Wagley Y,Law PY,et al. MicroRNAs in Opioid Pharmacology. J Neuroimmune Pharmacol 2011; 7(4):808-819.

[31] Wu Q,Zhang L,Law PY,et al. Long-term morphine treatment decreases the association of mu-opioid receptor (MOR1) mRNA with polysomes through miRNA23b. Mol Pharmacol 2009; 75(4):744-750.

[32] Wu Q,Hwang CK,Zheng H,et al. MicroRNA 339 down-regulates mu-opioid receptor at the post-transcriptional level in response to opioid treatment. FASEB J 2013; 27(2):522-535.

[33] He Y,Wang ZJ Let-7 microRNAs and Opioid Tolerance. Front Genet 2012; 3:110.

[34] Zheng H,Zeng Y,Zhang X,et al. mu-Opioid receptor agonists differentially regulate the expression of miR-190 and NeuroD. Mol Pharmacol 2010; 77(1):102-109.

[35] Dave RS,Khalili K Morphine treatment of human monocyte-derived macrophages induces differential miRNA and protein expression:impact on inflammation and oxidative stress in the central nervous system. J Cell Biochem 2010; 110(4):834-845.

[36] Wang X,Ye L,Zhou Y,et al. Inhibition of anti-HIV microRNA expression:a mechanism for opioid-mediated enhancement of HIV infection of monocytes. Am J Pathol 2011; 178(1):41-47.

[37] Sanchez-Simon FM,Zhang XX,Loh HH,et al. Morphine regulates dopaminergic neuron differentiation via miR-133b. Mol Pharmacol 2010; 78(5):935-942.

[38] Zhang Y,Irwin MG,Wong TM Remifentanil preconditioning protects against ischemic injury in the intact rat heart. Anesthesiology 2004; 101(4):918-923.

[39] Zhang Y,Irwin MG,Wong TM,et al. Remifentanil preconditioning confers cardioprotection via cardiac kappa- and delta-opioid receptors. Anesthesiology 2005; 102(2):371-378.

[40] Tanaka K,Kersten JR,Riess ML Opioid-induced cardioprotection. Curr Pharm Des 2014; 20(36):5696-5705.

[41] 韩正怡,何淑芳,程洁,et al. 吗啡预处理对 H9 c2 心肌细胞缺氧/复氧时 microRNA 表达的影响. 中国药理学通报,2015; 31(11):1152-1157.

[42] 何淑芳,朱海娟,程洁,et al. 吗啡预处理对大鼠心肌细胞缺氧复氧时 miR-133b-5p 与 Fas 表达的影响. 中华麻醉学杂志,2015; 35(6):747-750.

[43] He SF, Zhu HJ, Han ZY, et al. MicroRNA-133b-5p Is Involved in Cardioprotection of Morphine Preconditioning in Rat Cardiomyocytes by Targeting Fas. Can J Cardiol 2015; Epub ahead of print.

[44] 韩正怡,何淑芳,朱海娟,et al. 微小 RNA-133b-5p 在缺氧复氧诱发大鼠心肌细胞凋亡中的作用. 中华麻醉学杂志,2015; 35(6):740-743.

[45] 何淑芳,朱海娟,程洁,et al. 缺氧预处理诱导大鼠心肌细胞差异表达 microRNA 的芯片筛选与生物信息学分析. 中国药理学通报,2015; 31(7):940-944.

[46] 朱海娟,何淑芳,吴昊,et al. 吗啡预处理对心力衰竭大鼠离体心肌细胞缺氧复氧时 miRNA 表达的影响. 中华麻醉学杂志,2013; 33(12):1471-1473.

19 阿片类药物临床应用新进展

郑州大学第一附属医院,河南,郑州,450000

刘蕊,张伟

作者简介

刘蕊,女,郑州大学第一附属医院麻醉科 2014 级硕士研究生。

张伟,女,医学博士,郑州大学第一附属医院麻醉科主任医师,教授,硕士生导师。中华医学会麻醉学分会青年委员,中华医学会麻醉学分会骨科组委员,河南省麻醉学分会骨科麻醉学组组长,河南省医学会麻醉学分会委员,郑州市医学会麻醉学分会委员兼秘书,河南省初级创伤救治委员会委员。从事临床麻醉、教学、科研 20 余年,曾赴德国哥廷根大学附属医院研修,主要从事骨科麻醉及肝胆外科麻醉,尤其是超高龄、老龄及危重病患者的麻醉,擅长超声及神经刺激仪双重引导下的区域神经阻滞,2014 年参加全国麻醉学会区域神经阻滞视频竞赛获全国十佳。在国内外发表文章数十篇,获河南省科技进步一等奖 2 项,二等奖 3 项。

摘要:**背景** 阿片类药物(opiates)在临床麻醉缓解围手术期患者疼痛方面发挥着重要作用,经过多年的实践,许多新的阿片类药物及其拮抗剂相继合成,扩大了临床应用范围。**目的** 主要介绍几种新近合成的阿片类药物及其在临床上的应用。**内容** 阿片受体为解释阿片类药物的药理作用提供了理论依据;阿片受体激动药—传统类镇痛药及羟考酮、美沙酮;阿片受体激动-拮抗药-喷他佐辛、布托啡诺及地佐辛;阿片受体拮抗药—纳洛酮、纳曲酮;非阿片类中枢性镇痛药—曲马多;新型混合制剂—羟考酮/纳洛酮。**趋向** 对新合成的阿片类药物继续进行深入研究,以扩大其在临床上的应用,提供更多镇痛选择,使患者安全、舒适的度过围手术期。

关键词:阿片类药物;阿片受体;镇痛;临床应用;机制

阿片类药物(opiates)严格的定义是专指天然的阿片生物碱及其半合成的衍生物;而将与阿片有关的所有化合物称为阿片样物质(opioid)[1]。实际上,临床工作中往往将这两个名词混用。

阿片类药物被用作疼痛控制距今已有几百年的历史,在临床麻醉缓解围手术期患者疼痛方面发挥着重要作用,但其毒副作用以及潜在的成瘾性也为人们所担忧。近年来,许多新的阿片类药物及其拮抗剂相继合成,扩大了治疗上的选择范围。

1 阿片受体为解释阿片类药物的药理作用提供了理论依据

阿片受体(opioid receptor,DOR)属于 G 蛋白耦联受体家族。已证实,阿片受体有 μ、κ、δ 和孤啡肽(ORL)四种亚型。阿片受体的激活能抑制腺苷酸环化酶,导致细胞内环磷酸腺苷减少。电生理上,阿片受体抑制电压门控型钙离子通道,激活内向整流的钾离子通道,其结果是阿片受体的激活使神经兴奋性降低。脑内不同部位的阿片受体可能与阿片类药物的不同作用有关:孤束核及其附近区域的受体可能与呼吸抑制、镇咳和恶心、呕吐有关;蓝斑等部位的受体则可能与依赖性有关,蓝斑含有去甲肾上腺素能神经元和高浓度的阿片受体,其在警觉、惊慌、恐惧及焦虑中起重要作用。近年来有研究报道,阿片类不同亚型之间有不同程度的发生二聚化或多聚化,使受体结构及其介导的信号转导途径发生变化,在功能上相互作用,共同参与镇痛的生理活动。

2 阿片受体激动药—传统类镇痛药及羟考酮、美沙酮

阿片受体激动药主要是指作用于 μ 受体的激动药。典型代表是吗啡(morphine)。吗啡具有很强的镇痛作用,尤其对于多种镇痛药物束手无策的中、重度癌痛,有着非常好的疗效。哌替啶(pethidine)的临床用途和禁忌证与吗啡基本相同。然而二者因有过度镇静、呼吸抑制、恶心呕吐、尿潴留等不良反应,临床上应用受到限制。

目前临床麻醉应用最广的 μ 受体激动药是芬太尼(fentanyl)及其衍生物——阿芬太尼(alfentanil)、舒芬太尼(sufentanil)和瑞芬太尼(remifentanil)。芬太尼可引起呼吸抑制,特别是有可能出现延迟性呼吸抑制,用于小儿特别是短小手术的术后镇痛有一定的顾虑。阿芬太尼长时间输注后其作用持续时间迅速延长,故不适用于持续泵注。舒芬太尼与阿片受体亲和力强,故其镇痛作用最强,非常适用于术后镇痛。瑞芬太尼的效价与芬太尼相似,注射后起效迅速,药效消失快,无术后呼吸抑制,是真正的超短效阿片类药,其缺点是手术结束停止输注后没有镇痛效应,应预料到需要及时使用替代性镇痛治疗。

羟考酮(oxycodone)其实是一种"old drug",起源于 1917 年,但近年来随着它的药理学和临床益处被不断发掘,成为了一种"新型"的阿片类镇痛药,广泛用于临床。羟考酮属于唯一的 μ、κ 双受体激动剂,相对于吗啡,因具有 κ 受体激动作用,可能对内脏痛或神经病理性疼痛[2,3]更有优势。羟考酮经肝代谢消除,在肝细胞色素氧化酶 P450 的作用下转化为羟吗啡酮、啡酮和去甲羟考酮,这三种代谢物貌似是羟考酮镇痛效应的来源。由此,肝脏损伤可能会干扰羟考酮的代谢。Igarashi[4]等也研究发现,肝功能缺陷患者,使用羟考酮后不良反应恶心呕吐的发生率增加。先前静注吗啡被广泛用于缓解术后疼痛,近来多项研究证实羟考酮

具有镇痛作用强,不良反应轻,起效快等优点,静注羟考酮被越来越多的运用于实践。在妇科,有报道行腹腔镜下子宫切除的患者,24小时患者自控镇痛(PCA)羟考酮用量少于吗啡,镇痛和镇静评分在1小时羟考酮为4.2分,而吗啡为5.5分,此后两组VAS评分差异无统计学意义,提示羟考酮在术后早期镇痛可能有重大优势[5]。在肿瘤手术和骨折手术镇痛中也有类似的发现。

美沙酮(adanon)分子结构上有两种外消旋体:R-美沙酮和S-美沙酮,前者为强效μ和δ受体激动药,后者为无活性的μ受体激动药。近年来,接受美沙酮维持治疗(MMT)的患者逐渐增多,有效地降低了阿片药的滥用,美沙酮用于MMT治疗时,与橙汁或美味糖浆混合口服经胃肠道吸收后降低了对阿片药的渴求,同时抑制其他阿片药(毒品)产生欣快感,其较长的半衰期意味着只需每日服药1次就可达到效果,而且如果应用合理一般没有撤退症状,决定了其成为治疗阿片成瘾的一线药物。

3 阿片受体激动-拮抗药—喷他佐辛、布托啡诺及地佐辛

喷他佐辛(pentazocine)是苯并吗啡烷的衍生物,对阿片受体兼有混合性的激动和拮抗作用,主要激动κ受体,较大剂量时可激动σ受体,对μ受体具有部分拮抗作用,喷他佐辛患者PCA在术后急性疼痛的治疗中有较大优势,但其在急性胰腺炎引起的疼痛、慢性癌痛及慢性非癌性疼痛的治疗中尚需进一步研究。

布托啡诺(butorphanol)同属混合型阿片类药,主要激动κ受体,具有弱的μ受体激动与拮抗活性,δ受体活性很低,在无阿片μ受体激动药时,主要表现为剂量依赖性和封顶效应的κ受体镇痛作用。He[6]等研究发现布托啡诺通过对κ受体的激动作用可预防麻醉诱导时依托咪酯诱发的肌阵挛。因κ受体参与内脏疼痛调制,因此布托啡诺对缓解具有内脏疼痛成分的分娩痛有效。然而单一小剂量布托啡诺用于剖宫产术后PCIA,对宫缩痛的抑制作用较弱,镇静评分偏低,增加剂量,其不良反应嗜睡、眩晕的发生率也明显增加。研究发现,布托啡诺复合氟比洛芬酯用于剖宫产术后PCIA,对切口痛和宫缩痛的镇痛效果均显著提高,镇静评分满意,头晕和恶心呕吐的发生率并不增加[7]。

地佐辛(dezocine)也是阿片受体的混合性激动拮抗药。虽然地佐辛在国外已经淡出了市场,但是丝毫不影响其在国内上市后的临床应用。许多学者对于这一阿片受体混合激动-拮抗剂在疼痛治疗领域的应用如此流行大为不解,但是2014年Liu等[8]的研究证实,地佐辛是部分μ受体激动剂和κ受体拮抗剂,不产生典型的μ受体依赖,同时可以通过结合去甲肾上腺素和5-羟色胺转运体而抑制去甲肾上腺素和5-羟色胺(5-HT)的重吸收,这就赋予了地佐辛这一药物新的临床意义。有报道,在腹腔镜结肠癌根治术患者,术前30分钟应用地佐辛,可减少全麻术后围拔管期躁动和应激反应,同时发现术前应用较术后应用效果更佳,其机制可能是地佐辛术前应用起到了超前镇痛的效果[9]。地佐辛作为κ受体拮抗剂,它可能有一个对脊髓强啡肽的调节作用,阻碍其与对脊髓痛觉过敏的效果起着至关重要的作用的κ受体结合。一项随机双盲研究显示,在开腹手术结束时静脉注射地佐辛可以减少术后PCIA用药量,帮助实现更好的术后疼痛控制以及普遍降低切口痛觉过敏的程度水平[10]。

4 阿片受体拮抗剂—纳洛酮、纳曲酮

纳洛酮(naloxone)为 μ 阿片受体拮抗剂,主要用于治疗阿片类药物引起的呼吸抑制、恶心呕吐、瘙痒、耐受成瘾等副作用。但有研究发现小剂量纳洛酮不仅能减轻副作用的发生,而且能增强吗啡的镇痛作用[11],可能与内源性镇痛物质的合成和释放有关。

纳曲酮(naltrexone)在结构和功能上都与纳洛酮相似,但是它的口服生物利用度更大,生物半衰期更长。特定剂量下纳曲酮能明显阻断 μ、δ 和 κ 阿片受体。二者都可以产生神经保护和镇痛作用。

5 非阿片类中枢性镇痛药—曲马多

曲马多(tramadol)虽然也可与阿片受体结合,只是它的镇痛作用不能完全用阿片受体机制来解释。现知曲马多具有双重作用机制,除选择性激动 μ 受体外,也与 κ 和 σ 受体结合,还抑制去甲肾上腺素重吸收并选择性抑制 5-HT 受体,从而发挥镇痛和抗寒战作用。与传统的阿片类镇痛药物相比,曲马多在治疗剂量内不会引起有临床意义的呼吸抑制,对于睡眠呼吸暂停综合征患者尤其适用。多篇文献报道曲马多引起的镇静作用和呼吸抑制小于吗啡,用于老年患者术后镇痛似乎更加有利。在一项调查曲马多对小儿扁桃体切除术后躁动的影响的研究中,发现在手术结束时给予 2mg/kg 的曲马多,不延长拔管与清醒时间,不增加术后呕吐发生率,同时在手术后 1h 内提供较为理想的镇痛镇静状态,减少术后躁动的发生[11]。说明曲马多同样适用于小儿特别是短小手术的术后镇痛。

6 新型混合制剂—羟考酮/纳洛酮(oxycodone plus naloxone)

与使用阿片类药物相关的不良反应中,便秘持续存在,并代表了一种长期使用阿片类药物治疗的临床相关问题,严重影响患者的生活质量。注射用纳洛酮可以产生普遍的对中枢镇痛有良好效果的阿片受体的拮抗作用,然而,口服纳洛酮后,由于其广泛的消除由肝进行初步的新陈代谢,它的系统性拮抗作用便变的微不足道,应该只是局限于肠道,避免减弱了所需的中枢镇痛。先前的研究也表明,口服速释的纳洛酮可以缓解胃肠道症状,但是只是稍微的降低阿片类药物的镇痛效力。于是,将缓释的羟考酮与纳洛酮结合在一起,可以提供患者良好的镇痛,而且可以改善阿片类诱导的肠功能紊乱,这与 Ucberall[13] 等的研究显示一致。

参 考 文 献

[1] 邓小明,姚尚龙,于布为,等. 现代麻醉学. 第 4 版. 北京:人民卫生出版社,2014,522.

[2] Lazzari M,Sabato AF,Caldarolo C,et al. Effectiveness and tolerability of low dose oral oxycodone/naloxonez added to an ticonvulsant therapy for noncancer neuropathic pain:an observation analysis. Curr Med Res Opin, 2014,30(4):555-564.

[3] Pergolizzi JV Jr,Seow-Choen F,Wexner SD,et al. Perspectives on intravenous oxycodone for control of postop-

erative pain. Pain Pract,2015,22(9).

[4] Igarashi T,Abe K,Miura T,et al. Oxycodone frequently induced nausea and vomiting in oxycodone-naïve patients with hepatic dysfunction. J Palliat Med,2015,18(5):399.

[5] King SJ,Reid C,Forbes K. A systematic review of oxycodone in the management of cancer pain. Palliat Med, 2011,25(5):454-470.

[6] He L,Ding Y,Chen H,et al. Butorphanol pre-treatment prevents myoclonus induced by etomidate:a randomized,doubleblind,controlled clinical trial. Swiss Med Wkly,2014,144:W14042.

[7] 刘昱升,王伟,曹艳等. 布托啡诺复合氟比洛芬酯用于剖宫产术后镇痛的临床研究. 临床麻醉学杂志, 2014,29,(2):113-116.

[8] Liu R,Huang XP,Yeliseev A,et al. Novel molecular targets of dezocine and their clinical implications. Anesthesiology,2014,120(3):714-723.

[9] 高燕凤,袁伟,霍雄伟等. 地佐辛术前给药对腹腔镜结肠癌根治术患者苏醒期躁动和应激反应的影响. 临床麻醉学杂志,2014,30,(9):863-866.

[10] Yu F,Zhou J,Xia S,et al. Dezocine prevents postoperative hyperalgesia in patients undergoing open abdominal surgery. Evid Based Complement Alternat Med. 2015.

[11] Powell KJ,Abul-Husn NS,et al. Paradoxical effects of the opioid antagonist naltrexone on morphine analgesia, tolerance,and reward in rats. J pharmacol Exp Ther,2002,300:588-596.

[12] 蒋文旭,王俊林,黄洪强等. 曲马多不同静脉给药方案对小儿扁桃体切除术后躁动的影响. 临床麻醉学杂志,2014,30(8):777-780.

[13] Ueberall MA,Mueller-Schwefe GHH. Development of opioid-induced constipation:post hoc analysis of data from a 12-week prospective,open-label,blinded-endpoint streamlined study in low-back pain patients treated with prolonged-release WHO step Ⅲ opioids. Journal of Pain Research,2015:459-475.

20 Wnt 信号通路参与疼痛调节的研究进展

徐州医学院,江苏,徐州,230601
王金凤,戴体俊,程伟,吴靓,殷琴

作者简介

王金凤,女,硕士,徐州市中心医院,研究方向:麻醉与镇痛的基础与临床研究,
E-mail:709034013@qq.com

通讯作者:程伟,男,副主任医师,徐州医学院附属医院,研究方向:麻醉与镇痛
的基础与临床研究,Email:cv6026@126.com

基金项目:国家自然科学基金项目(31100801,81200858)

摘要:背景 Wnt 信号通路是广泛存在于多细胞真核生物中的高度保守的信号通路,在中枢神经系统发育如神经发生、轴突和树突的分支、疼痛调控、突触形成、突触传递和记忆的形成等方面发挥重要作用。**目的** 旨在综述 Wnt 信号通路参与调控疼痛发生的相关进展,为慢性疼痛的治疗及研究提供思路。**内容** 近年大量研究发现 Wnt 信号通路在神经病理性疼痛、多发性硬化症相关痛、艾滋病相关性神经痛等疾病中具有重要的作用,其机制与神经炎症、神经可塑性、突触形成和 BDNF 通路等关系密切。**趋向** Wnt 信号通路在各种疼痛模型中都具有重要作用,以 Wnt 信号通路为靶点的新型镇痛药将为上述疼痛疾病的治疗带来新的希望。

关键词:Wnt 通路;神经病理性疼痛;癌性疼痛;多发性硬化症相关痛;艾滋病相关性神经痛

1 Wnt 信号通路概述

Wnt 信号系统是近年来在分子生物学、细胞生物学和肿瘤研究中的一大热点。大量研究证实,Wnt 途径是调控细胞生长发育和分化的关键途径,不仅对正常胚胎发育起着重要作

用,而且 Wnt 途径的异常启动或异常的时空表达将导致细胞恶性转变和肿瘤发生。已被证明的 3 条 Wnt 信号转导途径如下:经典 Wnt/β-catenin 通路、细胞极性通路(Wnt/PCP 通路)和 Wnt/Ca2+通路,后两者又称非经典 Wnt 信号通路。Wnt 信号转导途径包括信号蛋白(Wnt)、跨膜受体(Frizzled)、胞质蛋白及核内转录因子等。哺乳动物体内的 19 种 Wnt 蛋白被分成 Wnt1 组和 Wnt5a 组两大类,Wnt1 组包括 Wnt1、Wnt3a、Wnt10 等,主要通过经典 Wnt 信号途径传递信息,而 Wnt5a 组则包括 Wnt4、Wnt5a、Wnt7a 等,则主要以非经典 Wnt 信号途径进行信息传递[1]。

2 Wnt 信号通路参与疼痛调节的证据

2.1 Wnt 信号系统与神经病理性痛 神经病理性疼痛产生与神经系统(周围神经、背根节、脊髓以及上位脑结构)从形态到功能,从细胞到分子多层次的可塑性,以及免疫细胞和胶质细胞活性增强等密切相关[1]。DRG 中感觉神经元包括 CGRP 标记肽类的中小神经元、IB4 标记的非肽类中小神经元和 NF200 标记的中大神经元,都起源于对 Wnt/β-catenin 信号有反应的神经脊干细胞,β-catenin 的持续激活促进了神经脊干细胞向感觉神经元的分化[2]。

已有大量研究证实了 Wnt 信号系统调控神经病理性疼痛的重要作用,特别是 Wnt/frizzled/β-catenin 经典通路[3-11]。外周神经损伤后,Wnt3a、Wnt3a 的受体 FZ8、β-catenin 在背根神经节和脊髓背角的表达显著上调,且 FZ8 在大鼠背根神经节三种类型的神经元内均有分布;抑制 Wnt/frizzled/β-catenin 信号通路可显著缓解神经病理性痛的行为学表现,直接给予 Wnt 信号激动剂可诱导机械性痛觉异常和热痛敏的行为学表现[1,11]。鞘内注射 Wnt3a 重组体可引起触诱发痛,鞘内直接给予 Wnt 信号的抑制剂也显著抑制坐骨神经结扎(partial sciatic nerve ligation,PSL)大鼠痛觉敏化[7]。另外,在多发性硬化和 HIV 病毒感染引起的慢性疼痛的过程中 Wnt 信号也发挥着重要的作用[12,13]。我们既往证实:正常大鼠触液核内有 Wnt5a 分布,且在神经病理性疼痛条件下表达上调;给予 Wnt5a 选择性拮抗剂 Box5 可以减轻大鼠热痛过敏,并降低触液核内 Wnt5a 的表达,提示触液核 Wnt5a 可能参与了神经病理性疼痛的调制作用[14]。上述结果提示神经损伤后,脊髓和脊髓上的 Wnt 信号通路广泛参与了痛觉信号的调控。

2.2 Wnt 信号系统与骨癌痛 大部分晚期癌症患者都发生骨转移,骨癌痛已成为最常见和最难治的疼痛之一。对于骨癌痛,由于其发生发展机制独特,对其产生机制的认识不足,严重影响癌症患者的生活质量,因此,加强癌痛机制的研究,寻求新的更有效的镇痛靶位是癌痛研究和治疗的热点[15]。与 Wnt3a 相似的是,肿瘤细胞接种后,脊髓磷酸化和去磷酸化的 β-catenin、Wnt 受体 FZ8、的表达量明显增加,阻断 Wnt 信号可抑制肿瘤细胞接种所致疼痛[3,5,7]。小鼠骨癌痛模型,患侧-侧脊髓 Wnt3a 的表达增加,Wnt3a 主要分布于脊髓背角 I-II 板层[11]。以上证据提示 Wnt/FZ8/β-catenin 信号通路的激活可能导致骨癌痛的产生和持续。

2.3 多发性硬化症相关痛 研究表明,Wnt 信号通路可能参与调节多发性硬化症(multiple Sclerosis,MS)相关性疼痛。Wnt3a 及蛋白 β-catenin 在实验性自身免疫性脑脊髓炎(experimental Autoimmune Encephalomyelitis,EAE)小鼠脊髓背角表达量显著升高,而 β-catenin 抑制剂吲哚美辛可减部分逆转上述改变。Wnt5a 及其受体在 EAE 小鼠脊髓背角的表达水平也显著上调,且 Wnt5a 特异性拮抗剂 Box5 也能减轻 EAE 小鼠的机械性痛觉超敏。因此,Wnt 信号通路与 MS 疼痛密切相关,有望成为治疗 MS 相关疼痛的药物作用靶点[7,8,16]。

2.4 艾滋病相关性神经痛

艾滋病病毒(HIV)感染者常出现神经系统并发症,其中对患者影响最严重的是 HIV 相关性神经痛。脊髓背角 Wnt 信号转导途径在"痛阳性"和"痛阴性"患者的活性差别提示 Wnt 信号通路是 HIV 患者宿主方面促进慢性疼痛产生和维持的潜在因素。在出现慢性疼痛症状的艾滋病患者脊髓背角检测到 β-catenin、Axin2、Wnt 蛋白(Wnt3a,Wnt5a,Wnt4 和 Wnt9b 等)上调[12]。Wnt5a 的表达与 HIVgp120 的致病性之间存在相关性。与"痛阴性"的 HIV 患者相比,"痛阳性"艾滋病患者脊髓背角 HIVgp120 水平大约高于前者 10 倍。鞘内注射 HIVgp120 可迅速上调小鼠脊髓背角的 Wnt5a,抑制 Wnt5a 能阻断鞘内 HIVgp120 所致脊髓促炎因子表达的上调[17]。

3 Wnt 信号通路参与疼痛调节的可能机制

3.1 Wnt 信号通路在胚胎期与成年期神经发生过程中起到重要作用 Wnts 参与多能前体细胞的神经分化的过程,并指导其向正确的方向进化[18],Wnt 信号通路对神经系统的模式发生及突触形成也有一定的影响。中枢神经系统网络的形成不仅有赖于神经前体细胞的正常定向分化,更有赖神经元轴突的准确导向以及神经元与特定靶细胞建立正确的突触联系。研究发现 Wnt 蛋白及其受体均表达于谷氨酸能神经肌连接区域,且 Wnt 蛋白的缺失将导致特定靶区突触数量的显著下降和新发生突触前活性区或突触后致密区的异常,进一步证明了 Wnt/β-catenin 通路在成年大鼠海马神经发生中的重要作用。小脑小球突触群的形成有赖于小脑颗粒细胞分泌 Wnt7a 对苔藓纤维的诱导[19],提示 Wnt 具有促进突触发生的作用,并且 β-连环蛋白对于树突的形态发生也至关重要[20]。

3.2 Wnt 信号通路可能通过调节脑源性神经营养因子(brain derived neurophicfactor,BD-NF)的表达参与疼痛调节 近年的研究证实 BDNF 在神经系统中枢与外周不同水平参与痛觉产生和发展的调节[21]。在 PSL 小鼠结扎侧脊髓背角 Wnt3a 和 BDNF 增加,离体实验证实 Wnt3a 可激活小胶质细胞[7],且另有研究指出外周神经损伤后小胶质细胞的激活促进 BDNF 的释放[22]。那么 Wnt3a 是否能够调节 BDNF 的表达水平呢? Itokazu 等通过离体实验的手段进行探索,将重组的 Wnt3a 蛋白加入到 MG5 细胞培养基中,随后检测到该培养基中 BDNF 的分泌量显著上升[7]。上述试验结果提示伤害性刺激可能引起 Wnt3a 表达上调,而 Wnt3a 能够诱发小胶质细胞释放 BDNF,并启动信号级联反应引起疼痛。

3.3 激活 Wnt 信号通路调节脊髓背角痛觉传导环路中神经元突触可塑性 脊髓背角 Ⅱ 板层神经元包含有丰富的兴奋性和抑制性中间神经元,在中枢敏化过程中发挥重要作用。β-catenin 在脊髓 Ⅱ 板层,特别是在突触集中区域表达量增加[23]。β-catenin 可以调节突触传递、突触或树突棘的聚集和重塑[24]。Wnt 信号激活可增强突触前末端的微型活动和伤害性神经元传入纤维的量子释放[25]。脊髓 Ⅱ 板层突触内 β-catenin 含量的升高,提示经典 Wnt/β-catenin信号可能在伤害性感受传入的神经环路过程中调节脊髓背角的突触可塑性。

作为经典 Wnt/β-catenin 信号通路典型配体,Wnt3a 在辣椒碱、HIV gp120 和 SNL 等疼痛动物模型脊髓背角的表达量也增加。研究表明,经突触刺激所致 NMDA 受体的活化可诱导 Wnt3a 自海马突触的分泌,进而激活 β-catenin 信号,从而促进长时程增强效应的产生[26]。Wnt5a 是一种 NMDA 受体调节蛋白,对兴奋性突触的分化和可塑性的调节来说至关重要[27,28]。NMDA 受体的激活可以上调 Wnt2 蛋白的转录,Wnt5a 及其受体 Ror2 的表达上调可能也促进了突触的重塑[29,30]。以上实验结果表明,在慢性疼痛的发生过程中,Wnt 信号通路可能通过调控突触可塑性参与疼痛调节。

3.4 Wnt 信号通路可能通过调控神经炎症参与疼痛调节 神经炎症所致小胶质细胞活化和其后释放的一系列促炎细胞因子通过中枢敏化等方式,在诱发痛觉过敏、异常性疼痛中起重要作用[31]。Halleskog 等证实:多种 Wnt 受体蛋白在小胶质细胞(如 N13 细胞和小鼠原代小胶质细胞)中表达。Wnt 蛋白可激活小胶质细胞经典或非经典 Wnt 信号通路,参与由胶质细胞修饰介导的中枢神经系统中炎症反应的产生[32-35]。Li 等通过混合神经元培养观测到,Wnt5a 在 TNF-α 和 IL-1β 表达水平的调节中发挥重要作用[36]。注射 Wnt/β-catenin 信号通路抑制剂可显著下调 IL-18 及其受体的表达,而注射外源性 Wnt 激动剂在 2 小时内即可上调 IL-18 及其受体的表达[33]。上述提示 Wnt 对疼痛的调节作用可能是通过神经炎症介导的。Wnt 信号促进 HIV 相关慢性疼痛的发生可能也与调节脊髓背角神经炎症有关[37]。非经典 Wnt 信号通路 Wnt5a/CaMKII 和 Wnt5a/JNK 信号通路对于 HIV gp120 诱发小鼠脊髓背角促炎因子的表达至关重要[17]。鞘内注射 Wnt/β-catenin 信号通路的抑制剂显著减弱了 PSL 所致异常性疼痛和脊髓背角小胶质细胞的异常活化,提示神经病理性疼痛条件下 Wnt 信号通路与小胶质细胞的异常激活密切相关。

4 展望

Wnt 信号通路参与神经损伤、骨肿瘤、多发性硬化症、艾滋病等病理状态所致相关疼痛的调节,且 Wnt 信号通路的改变可能加剧或减轻疼痛症状。Wnt 信号通路可能通过 BDNF、突触可塑性、神经炎症和表观遗传学修饰等方式影响疼痛的发生发展。探究 Wnt 信号通路在疼痛发病中的作用及靶向通路镇痛药物的研发正在成为疼痛研究中的新热点。

参 考 文 献

[1] Tang,S. J.,Synaptic activity-regulated Wnt signaling in synaptic plasticity,glial function and chronic pain. CNS Neurol Disord Drug Targets,2014.13(5):p.737-44.

[2] Lee HY,Kleber M,Hari L,et al. Instructive role of Wnt/beta-catenin in sensory fate specification in neural crest stem cells[J]. SCIENCE,2004,303(5660):1020-1023.

[3] Choi JI,Jee MK,Im YB,et al. Novel GSK-3beta inhibitors and CBM-1078 guide hATSCs' deaging via Oct4 and beta-catenin activation[J]. Antioxid Redox Signal,2012.

[4] Chung HJ,Kim JD,Kim KH,et al. G protein-coupled receptor,family C,group 5(GPRC5B)downregulation in spinal cord neurons is involved in neuropathic pain[J]. Korean J Anesthesiol,2014,66(3):230-236.

[5] Feng W,Teng R,Zhao Y,et al. Epigenetic modulation of Wnt signaling contributes to neuropathic pain in rats [J]. MOL MED REP,2015,12(3):4727-4733.

[6] Gao K,Wang YS,Yuan YJ,et al. Neuroprotective effect of rapamycin on spinal cord injury via activation of the

Wnt/beta-catenin signaling pathway[J]. NEURAL REGEN RES,2015,10(6):951-957.

[7] Itokazu T,Hayano Y,Takahashi R,et al. Involvement of Wnt/beta-catenin signaling in the development of neuropathic pain[J]. NEUROSCI RES,2014,79:34-40.

[8] Liu S,Liu YP,Huang ZJ,et al. Wnt/Ryk signaling contributes to neuropathic pain by regulating sensory neuron excitability and spinal synaptic plasticity in rats[J]. PAIN,2015,156(12):2572-2584.

[9] Qureshi RA,Tian Y,McDonald MK,et al. Circulating microRNA Signatures in Rodent Models of Pain[J]. MOL NEUROBIOL,2015.

[10] Xu Z,Chen Y,Yu J,et al. TCF4 Mediates the Maintenance of Neuropathic Pain Through Wnt/beta-Catenin Signaling Following Peripheral Nerve Injury in Rats[J]. J MOL NEUROSCI,2015,56(2):397-408.

[11] Zhang YK,Huang ZJ,Liu S,et al. WNT signaling underlies the pathogenesis of neuropathic pain in rodents [J]. J CLIN INVEST,2013,123(5):2268-2286.

[12] Shi Y,Shu J,Gelman BB,et al. Wnt signaling in the pathogenesis of human HIV-associated pain syndromes [J]. J Neuroimmune Pharmacol,2013,8(4):956-964.

[13] Shi Y,Yuan S,Li B,et al. Regulation of Wnt signaling by nociceptive input in animal models[J]. MOL PAIN,2012,8:47.

[14] Wang J,Zhang S,Li L,et al. Involvement of Wnt5a within the cerebrospinal fluid-contacting nucleus in nerve injury-induced neuropathic pain[J]. INT J NEUROSCI,2015,125(2):147-153.

[15] Hansen RR,Vacca V,Pitcher T,et al. Role of extracellular calcitonin gene-related peptide in spinal cord mechanisms of cancer-induced bone pain[J]. PAIN,2016,157(3):666-676.

[16] SB Yuan,YQ Shi,SJ Tang. Wnt signaling in the pathogenesis of multiple sclerosis-associated chronic pain. Journal of Neuroimmune Pharmacology,2012. 7(4):p. 904-13.

[17] Li B,Shi Y,Shu J,et al. Wingless-type mammary tumor virus integration site family,member 5A(Wnt5a) regulates human immunodeficiency virus type 1(HIV-1)envelope glycoprotein 120(gp120)-induced expression of pro-inflammatory cytokines via the Ca2+/calmodulin-dependent protein kinase II(CaMKII)and c-Jun N-terminal kinase(JNK)signaling pathways[J]. J BIOL CHEM,2013,288(19):13610-13619.

[18] Machon O,Backman M,Machonova O,et al. A dynamic gradient of Wnt signaling controls initiation of neurogenesis in the mammalian cortex and cellular specification in the hippocampus[J]. DEV BIOL,2007,311 (1):223-237.

[19] Lie DC,Colamarino SA,Song HJ,et al. Wnt signalling regulates adult hippocampal neurogenesis[J]. NATURE,2005,437(7063):1370-1375.

[20] Hornsby PJ. Cellular senescence and tissue aging in vivo. Biol Med Sci. 2002;57(7):251-256.

[21] Zhou L J,Yang T,Wei X,et al. Brain-derived neurotrophic factor contributes to spinal long-term potentiation and mechanical hypersensitivity by activation of spinal microglia in rat[J]. Brain Behav Immun,2011,25 (2):322-334.

[22] Ulmann L,Hatcher JP,Hughes JP,et al. Up-regulation of P2X4 receptors in spinal microglia after peripheral nerve injury mediates BDNF release and neuropathic pain[J]. J NEUROSCI,2008,28(44):11263-11268.

[23] Kuner,R. ,Central mechanisms of pathological pain. Nat Med,2010. 16(11):p. 1258-66.

[24] Arikkath,J. ,Regulation of dendrite and spine morphogenesis and plasticity by catenins. Mol Neurobiol, 2009. 40(1):p. 46-54.

[25] Davis,E. K. ,Y. Zou and A. Ghosh,Wnts acting through canonical and noncanonical signaling pathways exert opposite effects on hippocampal synapse formation. Neural Dev,2008. 3:p. 32.

[26] Chen,J. ,C. S. Park and S. J. Tang,Activity-dependent synaptic Wnt release regulates hippocampal long term potentiation. J Biol Chem,2006. 281(17):p. 11910-6.

[27] Varela-Nallar L, Alfaro IE, Serrano FG, et al. Wingless-type family member 5A(Wnt-5a) stimulates synaptic differentiation and function of glutamatergic synapses[J]. Proc Natl Acad Sci U S A, 2010, 107(49): 21164-21169.

[28] Li Y, Li B, Wan X, et al. NMDA receptor activation stimulates transcription-independent rapid wnt5a protein synthesis via the MAPK signaling pathway[J]. MOL BRAIN, 2012, 5:1.

[29] Wayman GA, Impey S, Marks D, et al. Activity-dependent dendritic arborization mediated by CaM-kinase I activation and enhanced CREB-dependent transcription of Wnt-2[J]. NEURON, 2006, 50(6):897-909.

[30] Paganoni S, Bernstein J, Ferreira A. Ror1-Ror2 complexes modulate synapse formation in hippocampal neurons[J]. NEUROSCIENCE, 2010, 165(4):1261-1274.

[31] Milligan ED, Watkins LR. Pathological and protective roles of glia in chronic pain. Nature Reviews Neuroscience. 2009; 10:23-36.

[32] Marchetti B, Pluchino S. Wnt your brain be inflamed? Yes, it Wnt! Trends in Molecular Medicine. 2013; 19: 144-156.

[33] Halleskog C, Mulder J, Dahlström J, et al. Wnt signaling in activated microglia is proinflammatory. Glia. 2011; 59:119-131.

[34] Kilander M, Halleskog C, Schulte G. Recombinant Wnts differentially activate β-catenin dependent and independent signalling in mouse microglia - like cells. Acta Physiologica. 2011; 203:363-372.

[35] Ellis A, Bennett D. Neuroinflammation and the generation of neuropathic pain. British journal of anaesthesia. 2013; 111:26-37.

[36] Li B, Zhong L, Yang X, et al. Wnt5A signaling contributes to Abeta-induced neuroinflammation and neurotoxicity. PloS one. 2011; 6:e22920.

[37] Shi Y, Gelman BB, Lisinicchia JG, Tang S-J. Chronic-pain-associated astrocytic reaction in the spinal cord dorsal horn of human immunodeficiency virus-infected patients. The Journal of Neuroscience. 2012; 32: 10833-10840.

21 P2X3受体在病理性疼痛中的研究进展

遵义医学院附属医院麻醉科

曹欣娅　秦榜勇

作者简介

曹欣娅,女,遵义医学院麻醉学在读硕士研究生。

通讯作者:秦榜勇,男,教授,硕士生导师,中国药理学会麻醉药理学专业委员会委员,遵义医学院麻醉学药理教研室主任,研究方向:疼痛机制。Emal:qbyzy @163.com

基金项目:国家自然基金81450054

摘要:背景　病理性疼痛是指在伤害性刺激消除后仍然有疼痛的持续存在,主要包括炎性疼痛、神经病理性疼痛和癌性疼痛三大类,其发病机制复杂,疼痛重,病程长,现有的治疗方法和药物均无良好的效果。**目的**　旨在推进P2X3受体在病理性疼痛中的相关研究进展,为病理性疼痛的治疗及研究提供思路。**内容**　近年大量研究发现P2X3在病理性疼痛中具有重要的作用,然而其调节机制仍未完全阐明,P2X3受体高度选择性地表达于与伤害性感受有关的小直径感觉神经元中,传递疼痛信息,促进疼痛的发生发展。**趋向**　P2X3受体作为配体门控的离子通道嘌呤能受体,在炎症痛、神经病理性疼痛和癌症痛中都具有重要作用。以P2X3受体为靶点的新型镇痛药将为病理性疼痛的治疗带来新的希望。本文将P2X3受体在不同类型疼痛中的作用及机制作一简要综述,为疼痛的治疗和研究提供思路。

关键词:P2X3受体;炎性疼痛;神经病理性疼痛;癌性疼痛

　　慢性疼痛是当今困扰人类健康最严重的问题之一,长期持续反复发作的疼痛给患者带来的是身体和心灵上的折磨。病理性疼痛是指在伤害性刺激消除后仍然有疼痛的持续存在,按病因可分为炎症性疼痛、神经病理性疼痛和癌性疼痛三类,病理性疼痛的作用机制至今尚未完全阐明。由于病理性疼痛对常规的镇痛药物反应不理想,成为当代医学的一大难题[1]。因此,迫切需要寻找新的对病理性疼痛更有效和更特异的治疗手段。ATP 不仅仅是一种供能物质,它还是一种兴奋性神经递质,普遍存在于神经系统并执行多种生理功能,在伤害信息的产生、传递中发挥重要的作用,嘌呤受体包括对胞外腺苷敏感的 P1 受体和胞外核苷酸敏感的 P2 受体。ATP 及其类似物主要激活 P2 受体,腺苷主要激活 P1 受体。至今研究共发现了 19 种不同的嘌呤能受体亚型,包括 7 种离子通道型受体(ionotropic receptors P2X)、9 种代谢型受体(metabotropic receptors P2Y)和 4 种腺苷受体[2]。P2X3 受体是 P2X 受体家族中的一员,具有独特且重要的生理功能。P2X3 受体激活可引起细胞膜 Na^+、K^+、Ca^{2+} 离子的变化,促炎细胞因子的释放、胶质细胞的活化、炎症反应,参与调控神经递质的释放、细胞存活等过程[3-4]。近年来,P2X3 受体在一些慢性疼痛产生和维持中的作用越来越受到关注,使 P2X3 受体成为一个慢性疼痛药物治疗的潜在靶点。本文将 P2X3 受体在不同类型疼痛中的作用研究进展进行简要综述。

1 P2X3 的结构和分布

在早期研究中,对 P2X 受体的结构采用多个分子模型进行了分析,根据结合蛋白质二级结构预测和结构功能的分析数据,提出了 P2X3 受体在单一亚基上存在 4 个 ATP 结合位点[5]。P2X 受体的第二跨膜结构域(TM2)在离子转运过程中起主要作用,而离子通道门控则主要位于受体 TM2 的中部[6]。P2X3 亚基的氨基酸数目为 397 个,人类 P2X3 亚基蛋白基因定位于 11 号染色体长臂(11ql2),和其他 P2X 亚单位一样,N 末端和 C 末端在细胞内,有两个跨膜区和一个含有 10 个半胱氨酸残基的细胞外环状结构。细胞外环含有 ATP 结合点及其拮抗剂的作用点。用 Northern blots 和原位杂交技术显示 P2X3 受体 mRNA 在背根神经节和三叉神经节中均有表达,特别是高度选性地表达于与伤害性感受有关的小直径 DRG 细胞中。P2X3 主要分布三叉神经、脊神经背根神经节和神经节的感觉神经细胞,疼痛神经纤维和牙髓边缘[7]。目前有研究表明,P2X3 亚型参与膀胱感觉功能,是介导膀胱感觉信号的关键受体,研究证实膀胱黏膜层下丰富的感觉神经纤维上有 P2X3 受体表达[8]。免疫组织化学方法观察到 P2X3 受体在嗅觉上皮、鼻器官的初级嗅觉,神经和呼吸区上皮、皮下神经纤维出现免疫反应[9]。在咽部黏膜上皮感觉神经纤维上也有 P2X3 的表达,它与咽黏膜内味觉传导与形成有关[10]。P2X3 在心血管系统与心房神经末梢共存[11]。肾上腺的 P2X 受体在不同物种、同一物种的不同阶段,其分布是不一致的。肾上腺神经元有 P2X2 和 P2X3 受体的阳性染色,髓质的神经元表达 P2X2 受体,仅有少量的神经元有 P2X3 免疫反应[12]。前列腺腺上皮、输精管动脉的外膜也有 P2X3 受体的分布[13]。

2 P2X3 受体的生理功能和特性

P2X3 受体是配体门控的离子通道嘌呤能受体,高度选择性地表达于与伤害性感受有关的小直径感觉神经元中[14],在伤害性信息的调制中起着重要的作用[15]。P2X3 受体可由背根节神经元胞体合成后转运到中枢端与外周端,其中枢端轴突末梢投射入脊髓背角浅层;外周端投射到皮肤和内脏等器官。研究发现当机体受到伤害或神经损伤后释放大量 ATP[16],

激活突触前膜 P2X3 受体,引起大量 Ca^{2+} 内流,细胞内钙浓度增加激活蛋白激酶 A(Protein kinaseA,PKA)、蛋白激酶 C(Protein kinaseC,PKC),使得 PKA、PKC 磷酸化。并促使谷氨酸释放,激活 NMDA 受体,诱发背角神经元产生兴奋性突触后电流,引起中枢敏感化[17]。研究表明,P2X3 受体表达上调或者活性增强时疼痛加重,当其表达下降或者脱敏时疼痛会相应减轻[18-19]。

ATP 作为独立的神经递质作用于嘌呤受体,通过增加钙内流、调节谷氨酸、P 物质(substance P,SP)、γ-氨基丁酸(GABA)、前列腺素 E2(prostaglandin E2,PGE2)、神经生长因子(nerve growth factor,NGF)等疼痛相关物质的作用激活痛觉通路,调控机体内其他激素类物质的释放或调控自身的释放,导致痛觉敏化。ATP 是 P2X3 天然的激动剂,但是 ATP 的兴奋作用相对短暂,因为 ATP 易受组织中核苷酸降解为腺苷,而另一个激动剂 aβ-meATP 表现为对 P2X3 受体的兴奋作用强于 ATP,因为它不受降解而稳定相对作用持久。

对 P2X3 受体来说,A-317491 是特异性 P2X3 受体拮抗剂,其拮抗作用较 P2X 受体抑制剂 TNP-ATP 更具有特异性。P2X3 特异性拮抗剂 A-317491 可有效减轻大鼠的神经病理性疼痛。在慢性坐骨神经压迫性模型中,A-317491 可以缓解机械性疼痛和热痛觉过敏。在脊神经结扎模型中,A-317491 可降低 50% 的痛觉过敏症状[20]。在大鼠慢性三叉神经痛(trigeminal neuralgia,TN)模型中,A-317491 可降低 TN 大鼠三叉神经节中 P2X3 受体的表达,抑制 TN 大鼠的机械痛敏,可以缓解 TN 大鼠神经病理痛的行为学表现[21]。越来越多的研究者致力于靶向 P2X3 受体的新药物。

3 P2X3 受体参与病理性疼痛

3.1 P2X3 受体在炎性疼痛中的作用 P2X3 受体的敏化是导致炎性痛敏反应的机制之一。研究证实了炎性介质前列腺素 E2(PGE2)可以直接激活 PKC,使 P2X3 受体的瞬时电流增加,引起痛觉过敏[22]。在慢性胰腺炎疼痛大鼠模型中,P2X3 参与形成慢性胰腺炎大鼠腹部机械性痛觉过敏,使用嘌呤受体拮抗剂舒拉明、A-317491 或者使用 β2 受体拮抗剂普萘洛尔对慢性胰腺炎大鼠腹部机械性痛敏感都具有明显减弱作用[23]。最近研究发现,在生理情况下,P2X3 受体没有参与结肠的内脏牵张感觉的形成,但在三硝基苯磺酸(TNBS)诱导的大鼠结肠炎中,P2X3 受体有助于急性期和炎症后阶段内脏痛觉过敏的形成和维持[24]。胶原抗体所导致的大鼠慢性风湿性关节炎模型中,术后 15 天和 47 天大鼠 DRG 中 P2X3 受体表达显著增加[25]。以上结果均提示,P2X3 受体在介导炎症性痛觉敏化中具有重要的作用。

3.2 P2X3 受体在神经病理性疼痛中的作用 神经病理性疼痛是慢性疼痛的一种,由丁周围或中枢神经系统的疾病或受到损害而引起的慢性疼痛,在欧洲一般人群的神经病理性疼痛患病率高达 8.0%。患者主要有三种表现形式:痛觉过敏、痛觉超敏和自发疼痛,严重影响了患者的身体健康,使患者生活质量下降。外周神经损伤后造成的神经病理性疼痛是临床上常见而难以治疗的疼痛,严重影响了患者的身心健康。以往的研究显示在坐骨神经损伤所致的神经痛中,背根节神经元 P2X3 受体表达增加所致的 ATP 反应敏感性增强及兴奋性提高,是导致神经病理性疼痛的关键所在[26],在糖尿病神经痛敏模型中,ATP 电流明显增加[27],后肢 DRG 的 P2X3 受体表达增加参与痛觉过敏形成[28]。Wang 等[29]利用神经元培养技术,发现孤啡肽 N/OFQ-ORL1 受体激活,可以增加 P2X3 受体在三叉神经元的原代培养,这可能是孤啡肽 N/OFQ 受体激活导致颅面部痛敏的机制之一。最近研究发现,在颜面部神经痛模型中,三叉神经节 P2X3 表达上调,提出了 P2X3 受体是治疗慢性颞下颌关节或咬肌疼痛的潜在靶点[30]。

3.3 P2X3 受体在癌性疼痛中的作用 癌症患者中最常见的症状是疼痛,尤其是癌症晚期患者,是造成癌症晚期患者主要痛苦的原因之一。癌痛的成因主要有三种:①肿瘤直接引起的疼痛,约占 88%;②癌症治疗(化疗、放疗和手术治疗)手段也可引起剧烈疼痛,约占 11%;③肿瘤间接引起的疼痛,约占 1%。癌痛的形成是一个很复杂的过程,是一系列细胞、组织和全身性的增殖、侵袭和转移过程,癌细胞在肿瘤微环境中产生并影响免疫细胞等其他细胞因子诱发的全身性症状。慢性癌痛中最常见的就是骨癌疼痛,许多常见肿瘤转移到多个骨骼和骨癌患者遭受中度到重度的慢性疼痛。

在慢性骨癌癌痛模型中 P2X3 在脊髓背根神经节的表达增高[31.32.33]。P2X3 参与癌痛的形成,癌细胞释放出 ATP 引起骨传入神经中 P2X3 的表达增高,进一步促进骨癌痛的中枢敏化,外周或中枢阻断 P2X3 和 P2X2/3 受体的表达均能减缓骨癌痛的疼痛程度[33-34]。研究发现在大鼠骨癌痛模型中,P2X3 受体通过神经元钙通道 VILIP-1 在脊髓背根神经节表达增加,参与痛敏的形成[35]。P2X 受体拮抗剂 AF-353、P2X3 特异性受体拮抗剂 A-317491 都只能减轻癌症带来的疼痛,但是不能阻止癌症对骨骼的破坏[33]。Chizhmakov 等[36]研究发现阿片类药物能够抑制感觉神经元 P2X3 受体的活性,但是在癌症细胞中,癌细胞降低了 P2X3 受体对阿片类药物的敏感性,这可能是导致癌痛患者对阿片类药物敏感性降低的机制之一。

4 展望

疼痛与人们的生活息息相关,它无时无刻不在影响着人们日常生活的质量,尤其是慢性疼痛,一直是困扰着广大患者和临床医生的一个难题。P2X3 受体在炎性疼痛、神经病理性疼痛和癌性疼痛中的作用已有大量深入的研究,设计针对 P2X3 受体为靶点的药物,可能是一种比较有效的镇痛手段。近年大量研究认为,在伤害性信息传递过程中对 P2X3 的重要作用已有了一个较为清晰的认识,然而仍存在一些研究困扰。如:①P2X 受体各亚型之间(1~7)及 P2X 与 P2Y 受体之间都存在共存现象,其药理学特性亦不同于单一受体或亚型,重组的同聚或异聚 P2X 受体与天然受体的特性亦有差异,这使其药理学特性的分析变得复杂。②有文献报道背根神经节神经元热敏感通道 TRPV1 与 P2X3 受体存在相互抑制作用[37-38],那么在其他病理性神经痛的传导通路受体与 P2X 之间是否存在相互作用,有待于进一步的研究。

参 考 文 献

[1] Gangadhar M, Mishra RK, Sriram D, et al. Future directions in the treatment of neuropathic pain: a review on various therapeutic targets. CNS Neurol Disord Drug Targets. 2014, 13(1): 63-81.

[2] Surprenant A, Rassendren F, Kawashima E, et al. The cytolytic P2Z receptor for extracellular ATP identified as a P2X receptor (P2X7). Science. 1996, 272(5262): 735-8.

[3] Jarvis MF. The neural-glial purinergic receptor ensemble in chronic pain states. Trends Neurosci. 2010, 33(1): 48-57.

［4］ Trang T,Beggs S,Salter MW. ATP receptors gate microglia signaling in neuropathic pain. Exp Neurol. 2012, 234(2):354-61.

［5］ Fischer W,Zadori Z,Kullnick Y,et al. Conserved lysin and arginin residues in the extracellular loop of P2X (3) receptors are involved in agonist binding. Eur J Pharmacol. 2007,576(1-3):7-17.

［6］ Li M,Chang TH,Silberberg SD,et al. Gating the pore of P2X receptor channels. Nat Neurosci. 2008,11(8): 883-7.

［7］ 张秀军,郑国光,吴克复. P2X 受体研究进展. 生物物理学报. 2003,19(2):125-129.

［8］ Sterle I,Zupani D,Romih R. Correlation between urothelial differentiation and sensory proteins P2X3,P2X5, TRPV1,and TRPV4 in normal urothelium and papillary carcinoma of human bladder. Biomed Res Int. 2014,805236.

［9］ Gayle S,Burnstock G. Immunolocalisation of P2X and P2Y nucleotide receptors in the rat nasal mucosa. Cell Tissue Res. 2005,319(1):27-36.

［10］ Vandenbeuch A,Larson ED,Anderson CB,et al. Postsynaptic P2X3 containing receptors in gustatory nerve fibres mediate responses to all taste qualities in mice. J Physiol. 2015,593(5):1113-25.

［11］ Song X,Gao X,Guo D,et al. Expression of P2X(2) and P2X(3) receptors in the rat carotid sinus,aortic arch,vena cava,and heart,as well as petrosal and nodose ganglia. Purinergic Signal. 2012,8(1):15-22.

［12］ Afework M,Burnstock G. Distribution of P2X receptors in the rat adrenal gland. Cell Tissue Res. 1999,298 (3):449-56.

［13］ Lee HY,Bardini M,Burnstock G. P2X receptor immunoreactivity in the male genital organs of the rat. Cell Tissue Res. 2000,300(2):321-330.

［14］ Shi L,Zhang HH,Hu J,et al. Purinergic P2X receptors and diabetic neuropathic pain. Sheng Li Xue Bao 2012;64(5):531-42.

［15］ Xu GY,Li G,Liu N,et al. Mechanisms underlying purinergic P2X3 receptor-mediated mechanical allodynia induced in diabetic rats. Mol Pain. 2011,7:60.

［16］ Wang S,Dai Y,Kobayashi K,et al. Potentiation of the P2X3 ATP receptor by PAR-2 in rat dorsal root ganglia neurons,through protein kinase-dependent mechanisms,contributes to inflammatory pain. Eur J Neurosci. 2012,36(3):2293-301.

［17］ Pan AH,Lu DH,Luo XG,et al. Formalin-induced increase in P2X(3) receptor expression in dorsal root ganglia:implications for nociception. Clin Exp Pharmacol Physiol. 2009,36(8):e6-11.

［18］ North RA,Jarvis MF. P2X receptors as drug targets. Mol Pharmacol. 2013,83(4):759-69.

［19］ Li X,Kang L,Li G,et al. Intrathecal leptin inhibits expression of the P2X2/3 receptors andalleviates neuropathic pain induced by chronic constriction sciatic nerve injury. Mol Pain. 2013,9:65.

［20］ Jarvis MF,Burgard EC,McGaxaughty S. A-317491,a novel potent and selective non-nucleotide antagonist of P2X3 and P2X2/3 receptors,reduces chronic inflammatory and neuropathic pain in the rat. Proc Natl Acad Sci USA. 2002,99(26):17179-84.

［21］ 熊伟,吴饶平,欧晓艳,等. A-317491 对 P2X3 受体介导的三叉神经痛的作用研究. 口腔医学研究. 2012,28(10):975-979.

［22］ Wang C,Gu Y,Li GW,et al. A critical role of the cAMP sensor Epac in switching protein kinase signalling in prostaglandin E2-induced potentiation of P2X3 receptor currents in inflamed rats. J Physiol. 2007,584(Pt1): 191-203.

［23］ Wang S,Zhu HY,Jin Y,et al. Adrenergic signaling mediates mechanical hyperalgesia through activation of P2X3 receptors in primary sensoryneurons of rats with chronic pancreatitis. Am J Physiol Gastrointest Liver Physiol. 2015,308(8):G710-9.

[24] Deiteren A,Van der Linden L,De Wit A,et al. P2X3 receptors mediate visceral hypersensitivity during acute chemically induced colitis and in the post inflammatory phase via different mechanisms of sensitization. PLoS One. 2015,10(4):e0123810.

[25] Su J,Gao T,Shi T,et al. Phenotypic changes in dorsal root ganglion and spinal cord in the collagen antibody-induced arthritis mouse model. J Comp Neurol. 2015,523(10):1505-28.

[26] Liu X,Zeng J,Zhao Y,et al. Inhibition of ATP-induced Ca^{2+} influx by corticosterone in dorsal root ganglion neurons. Neurochem Res 2010,35(5):804-10.

[27] Xu GY,Li G,Liu N,et al. Mechanisms underlying purinergic P2X3 receptor-mediated mechanical allodynia induced in diabetic rats. Mol Pain. 2011,7:60.

[28] Zhang HH,Hu J,Zhou YL,et al. Promoted Interaction of Nuclear Factor-κB With Demethylated Purinergic P2X3 ReceptorGene Contributes to Neuropathic Pain in Rats With Diabetes. Diabetes. 2015,64(12):4272-84.

[29] Wang Y,Long H,Jian F,et al. Nociceptin/orphanin FQ up-regulates P2X3 receptors in primary cultures of neonatal rat trigeminal ganglionneurons. Eur J Oral Sci. 2015,123(6):409-15.

[30] Qi D,Yang Y,Ji P,et al. Upregulation of Purinergic Receptor Subtype P2X3 in the Trigeminal Ganglion Is Involved in Orofacial Pain Induced by Occlusal Interference in Rats. J Oral Facial Pain Headache. 2016,30(1):51-60.

[31] Liu M,Yang H,Fang D,et al. Upregulation of P2X3 receptors by neuronal calcium sensor protein VILIP-1 in dorsal root ganglions contributes to the bone cancer pain in rats. Pain. 2013,154(9):1551-68.

[32] Wu JX,Xu MY,Miao XR,et al. Functionalup regulation of P2X3 receptors in dorsal root ganglion in a rat model of bone cancer pain. Eur J Pain. 2012,16(10):1378-88.

[33] Kaan TK,Yip PK,Patel S,et al. Systemic blockade of P2X3 and P2X2/3 receptors attenuates bone cancer pain behaviourin rats. Brain. 2010,133(9):2549-64.

[34] Falk S,Uldall M,Heegaard AM. The role of purinergic receptors in cancer-induced bone pain. J Osteoporos. 2012:758181.

[35] Liu M,Yang H,Fang D,et al. Upregulation of P2X3 receptors by neuronal calcium sensor protein VILIP-1 in dorsal root ganglions contributes to the bone cancer pain in rats. Pain. 2013,154(9):1551-68.

[36] Chizhmakov I,Mamenko N,Volkova T,et al. P2X receptors in sensory neurons co-cultured with cancer cell-sexhibit a decrease in opioid sensitivity. Eur J Neurosci. 2009,29(1):76-86.

[37] Stanchev D,Blosa M,Milius D,et al. Cross-inhibition between native and recombinant TRPV1 and P2X(3) receptors. Pain. 2009,143(1-2):26-36.

[38] Fang X,Shi XH,Huang LB,et al. Upregulation of P2X3 receptors in dorsal root ganglion of TRPV1 knockout female mice. Sheng Li Xue Bao. 2014,66(4):431-437.

22 TRPM8通道在疼痛中作用机制的研究进展

遵义医学院附属医院麻醉科
侯景峰,秦榜勇

作者简介

侯景峰,男,遵义医学院麻醉学在读硕士研究生。
通讯作者:秦榜勇,男,教授,硕士研究生导师,中国药理学会麻醉药理学专业委员会委员,遵义医学院麻醉药理教研室主任,研究方向:疼痛机制。

摘要:背景 TRPM8(transient receptor potential melastatin 8)是一种冷刺激敏感通道,主要分布在三叉神经节和背根神经节的小型神经元等细胞中,可以感知痛觉和温度觉,在适度的低温或冷物质刺激后参与调控炎症和神经性疼痛。**目的** 旨在推进TRPM8通道的研究,探索TRPM8通道在疼痛中的作用机制。**内容** 关于TRPM8通道在疼痛中作用机制的研究近年来已进行了大量的探索和研究,然而其明确机制仍未阐明,存在较大争议。**趋向** 较多研究表明TRPM8通道与慢性疼痛的发生和调节相关。近年来TRPM8通道在慢性疼痛中的作用机制备受关注,本文就TRPM8通道在慢性疼痛中的作用及机制进行简要综述。

关键词:神经病理性疼痛;TRPM8;温度觉
通讯作者:秦榜勇 qhyzy@163.com
基金项目:国家自然基金81450054;贵州省科技厅联合基金[2014]7583

瞬时受体电位通道(transient receptor potential,TRP)是一种非电压依赖性阳离子通道,主要表达于哺乳动物的组织中,参与重要的病理生理功能,包括肌肉收缩、递质释放、细胞增殖、细胞分化、基因转录、细胞凋亡及细胞死亡等[1]。TRP基因超家族分为7个不同的亚家族:TRPC,TRPM,TRPV,TRPA,TRPP,TRPML及TRPN[2]。TRP通道与温度觉紧密相关,其中TRPV1,TRPV2,TRPV3及TRPV4为热敏感通道,而TRPM8和TRPA1为冷敏感通道[3]。

TRPM8 最初作为一种前列腺特异性蛋白被克隆出来,可在热敏反应中被冷刺激和薄荷醇激活,参与多种生理功能的调节。

1　TRPM8 的基本属性

1.1　TRPM8 的结构　1984 年 Kozak[4] 发现人类的 TRPM8 基因位于第 2 号染色体(2q 37.1),含有 24 个外显子,全长 102.12kb,成熟的 mRNA 编码是含 1104 个氨基酸残基的蛋白质,分子质量约 130kD。2001 年,Tsavaler 等[5] 用消减杂交法筛查互补 DNA(cDNA)文库的方法鉴别出了一种新型的前列腺特异性基因,其主要表达于前列腺,且在前列腺癌和黑色素瘤中表达均增高。这种基因与 TRP 通道蛋白有高度同源性,被命名为 TRPM8。Tsavaler 还提出 TRP-p8 可能是一种与癌基因或肿瘤启动子有关的 Ca^{2+} 离子通道。因此根据 TRP 通道的统一命名方法,TRP-p8 被分类到 TRPM 亚家族。2002 年 McKemy 等[6] 发现 TRPM8 是一种冷激活的温度觉 TRP 通道。同时在三叉神经元中用克隆表达 cDNA 文库法鉴别出薄荷醇受体。2004 年 Zhang 等[7] 用免疫荧光法证明大部分的 TRPM8 蛋白存于质膜上,而另一半存于内质网内。TRP 离子通道在 Ca^{2+} 依赖性信号转导中具有潜在的作用,它可以通过浆膜调节 Ca^{2+} 的内流。TRPM8 受体表达在哺乳动物外周感觉神经元,并且是冷的温度检测必不可少的。关于 TRPM8 冷感觉的传导机制最近被证实,后位通道的表达通过 TRPM8 激动剂在 F11 和 HEK293T 细胞调制。研究结果发现,TRPM8 通道的活化时,诱导瞬时 TRPM8 囊泡池到细胞表面引起功能通道数量的暂时增加,在满足完好的囊泡运输的要求后,小鼠皮肤产生持续寒冷的反应[8]。

1.2　TRPM8 的作用　瞬时受体电位 melastatin 8(transient receptor potential melastatin 8,TRPM8)是属于瞬时受体电位蛋白家族的一种非选择性阳离子通道,广泛分布在三叉神经节和背根神经节的小型神经元等细胞中,可以被冷刺激(<28℃)激活,也可以被薄荷醇和冷素等化合物活化[9]。在神经病理性疼痛状况下,伤害感受神经元 TRPM8 的表达增加、功能增强,可造成非伤害性冷刺激引起这些神经元兴奋并最终导致冷触诱发痛[10]。Proudfoot 等[11] 采用坐骨神经源性慢性疼痛模型及炎性疼痛模型研究表明,冷素作为一种 TRPM8 激动剂在感觉神经中可起到拮抗痛觉增敏的作用,并且发现坐骨神经损伤后背根神经节和脊髓中 TRPM8 的表达增高,同时发现 TRPM8 反义寡核苷酸可阻断冷素在感觉神经中对痛觉增敏的拮抗作用。2007 年 Mälkiä 等[12] 发现 TRPM8 的中枢激活机制依赖于谷氨酸受体,该受体被来自 TRPM8 的传入神经释放的谷氨酸激活后可抑制痛觉信号的传入[13]。

1.3　TRPM8 的生理调节机制　目前认为 TRP 属于受体活化型钙离子通道,TRPM8 蛋白是非选择性阳离子通道,但也有学者认为 TRPM8 是一种细胞膜去极化激活的电压门控通道[14]。TRPM8 是一种重要的冷受体,其活性受到细胞膜电位的影响。TRPM8 的温度敏感性主要依赖于跨膜电压,当冷刺激激活受体活化性通道后,该通道去极化,引起 Ca^{2+} 内流,而 TRPM8 的激活需要比生理性负电位更高的温度。TRPM8 与传统的电压门控 K^+,Na^+ 和 Ca^{2+} 通道相似,但是其感受电压变化没有传统的电压门控通道灵敏。Vriens 等[15] 研究表明冷刺激引起 TRPM8 的激活是一种从去极化电位到生理负电位阶梯分明的电压敏感性的渐进性改变。在简单型两阶段电压依赖性通道模型中成功地重现温度觉 TRPs(包括 TRPM8)的温度依赖性。研究认为:TRPM8 通道开放比关闭具有更低的温度依赖性,故冷刺激容易引起通道的开放[16]。薄荷醇也是通过改变细胞膜电位来达到激活 TRPM8 的目的,而且薄荷醇对电压依赖性激活曲线与冷刺激所产生的电压依赖性激活曲线可以累加。薄荷醇通过激活 TRPM8,开放冷敏感的离子通道,从而传达至周边感觉神经元。数据表明,与薄荷醇相比,选择性 TRPM8 受体激动剂可产生更好的镇痛效果,并且减少其副作用。薄荷醇并不被作为 TRPM8 的激活剂,只是作为电压门控通道的修饰剂。而冷素对 TRPM8 激活只有当 Ca^{2+} 升高时才起作用。此外,TRPM8 的激活还受细胞内 pH 的影响,但这种影响只在感知寒冷刺激及部分冷物质刺激时有效,对薄荷醇引起的 TRPM8 激活不产生影响[17]。磷脂酰肌醇 4,5-二磷酸(PIP2)也是重要的 TRPM8 激活因素之一,而乙醇可减弱 PIP2 与 TRPM8 的相互作用,从而使 TRPM8 激活效应减弱,因此乙醇是 TRPM8 激活的一种抑制剂[18]。一直以来人们对冷诱导存在脱敏现象所产生的机制缺乏全面理解,也有研究[19]发现 TRPM8 激活与胞外 Ca^{2+} 过度内流有关。TRPM8 脱敏作用的旁路途径是通过激活 Ca^{2+} 依赖性蛋白激酶 C(PKC),导致 TRPM8 的脱磷酸化,从而抑制 TRPM8 活性[20]。使用 PKC 激活剂处理冷感觉神经元可使 TRPM8 脱敏,相反 PKC 抑制剂处理则消除了脱敏现象[21]。

1.4 TRPM8 参与冷痛感觉调控 躯体感觉方式中,冷是一种比较模糊的感觉,凉快可以引起愉悦的感受,缓解如蚊虫叮咬的疼痛,并且可以减轻慢性疼痛。与狭窄的热高温热敏的传入神经元的激活阈值相比,冷感觉传入神经元阈值跨度超过 30℃,关于冷感觉的生物学效应一直缺乏研究,然而关于冷感觉机制的研究进展可能对慢性疼痛提供新的治疗方法。其中最主要的是一些离子通道的标志,作为初始感受冷刺激传达至周围神经系统,并转化成进行电信号,从而使中枢选择神经元感受寒冷刺激[22]。TRPM8 参与冷感觉的调控,是一种重要的冷受体,其最主要的功能是作为躯体感觉系统的冷觉感受器。在哺乳动物中,一些相似机制被提出以解释冷诱导的冷敏感神经元的去极化作用,包括 Na^+-K^+-ATP 酶的抑制作用、基础 K^+电流的阻断作用或冷依赖性去极化电流的激活作用。Tsukimi 等[23]提出 TRPM8 在膀胱上有着一种保护作用,对膀胱内灌注冷水可以引起排尿反射从而避免进一步损伤,而在周围神经损伤或正常组织内并未发现这种反射现象。膀胱内的这种 C 感觉纤维最有可能是通过 TRPM8 激活途径传导冷反射而产生的刺激作用。从膀胱上 TRPM8 的一系列功能中可见,薄荷醇对冷诱导的排尿反射有明显的致敏作用。Pirt(Phosphoinositide interacting regulator of TRP)是一种表达于神经末梢的膜蛋白,其广泛表达于脊髓背根神经节冷觉感受器 TRPM8,是 TRPM8 内源性的调节因子[24]。近期研究[25]表明 TRPM8 还在食管的迷走神经束参与 C 纤维亚型的表达。这证明了 TRPM8 在食管感觉传导中有着重要作用,为更好的了解食管感觉和伤害性的机制提供了依据。

2 TRPM8 参与疼痛的相关研究

2.1 TRPM8 参与神经病理性疼痛 神经病理性疼痛的治疗研究一直是神经疾病治疗中最有挑战性的热点问题,早期研究[25]发现 TRP 与神经性病理性疼痛有很大的关系。虽然还有很多机制的细节尚未完全知晓,但已证实 TRP 作为神经病理性疼痛治疗的新靶点很有研究前景,尤其是 TRPV1、TRPM8 及 TRPA1 在周围及中枢神经病理性疼痛的发病机制中扮演重要角色[26]，参与了化学物质、温度以及机械刺激所产生的痛觉形成。

TRPM8 介导的冷信号传递参与了止痛作用[27]。2011 年 Su 等[28]通过观察慢性神经病理性疼痛大鼠背根神经节 TRPM8 表达的变化，认为背根神经节 TRPM8 受体表达的上调在神经病理性疼痛的发生和维持中起着非常重要的作用。虽然有关 TRPM8 基因缺失小鼠相关报道尚未见到，但已有的研究表明 TRPM8 对各种伤害性刺激引起的痛觉增敏起到一定的保护作用。慢性疼痛患者 TRPM8 受损程度较高，普通止痛药物无法缓解，但适当降低温度，激发 TRPM8 的活性，阻断疼痛信息的传入，可减少患者痛感。2014 年汤黎黎等[29]通过观察神经病理性疼痛组和瘙痒组大鼠发现，神经病理性疼痛组和瘙痒组术后冷痛阈值及机械痛阈值降低，瘙痒组较瘙痒溶媒组定向搔抓次数显著增多，搔抓潜伏期缩短。认为疼痛-瘙痒共病时疼痛能够抑制瘙痒神经信号转导，可能与神经病理性疼痛引起的 TRPM8 受体表达上调有关，但 TRPM8 相关止痛药物可能仍有潜在的引起皮肤瘙痒的副作用。

全基因组关联研究已经确定 TRPM8 是偏头痛易感基因中的一个。Lynn Ren 等[30]研究发现 TRPM8 蛋白通过硬膜传入纤维对细胞和靶组织特异性修剪。硬脑膜 TRPM8 通道的激活能够减少脑膜刺激征在成年小鼠诱发的急性疼痛，这为以进一步探讨在儿童和成人偏头痛的病理生理变化提供了思路。

2.2 TRPM8 参与炎症性疼痛 炎症性疼痛的治疗也是临床的难点，冷刺激可以缓解炎症性疼痛并可避免大量镇痛药物的不良反应，但过度的冷刺激也可诱发疼痛和冷感觉过敏。近期有研究[31]发现 TRPM8 激动剂薄荷醇的镇痛作用，特别是薄荷醇异构体（L-薄荷醇）的镇痛治疗作用，特别是在 TRPM8 选择性抑制剂 AMG2850 处理过的小鼠中镇痛效果更佳。相对应其他镇痛药，选择性 TRPM8 激动剂可能产生镇痛更有效，副作用更少。薄荷醇是冷却的天然产物，通过激活 TRPM8，在冷敏感外周感觉神经元的离子通道诱导冷却的感觉。而与薄荷醇相比，TRPM8 选择性激动剂（WS-12）可以更有效地缓解痛觉感，并且副作用更少。

Rainer H. Straub 在研究 TRPV1，TRPM8 通道在慢性炎症性疾病的相互关系中发现 TRPV1 是通过磷脂酰肌醇激酶 3 和蛋白激酶 C 调控 TRPM8 的表达[32]。TRPV1 由疼痛传播 α_2 肾上腺素激动剂致敏，这些激动剂同时促进炎性细胞因子如 TNF 和 IL-1β 的释放，但又被 TRPM8 抑制。TRP 通道是发送信号到大脑，从而诱导全身性应答。它演示了这些 TRP 通道（TRPV1，TRPA1 和 TRPM8）是重要的启动能量通道，涉及能量分配与全身反应，如水潴留以及在慢性炎性疾病中如何不断地激活免疫系统。

慢性炎性疼痛可被冷刺激缓解，且可避免常用镇痛药物的不良反应，但过度的冷刺激却可诱发疼痛和冷觉过敏。2010 年任永颖等[33]通过对炎性疼痛建模后的大鼠行为学，形态学的观察，以及应用免疫组织化学法测定大鼠腰 5 背根神经节冷觉感受器受体 TRPM8 的表达。发现炎症性疼痛建模后的大鼠背根神经节中的 TRPM8 表达上调，通过激活或抑制 TRPM8 来发挥冷觉的镇痛作用、避免冷觉的致痛敏作用。最后认为 TRPM8 对炎症和神经性疾病诱导的痛觉增敏机制中起到一定的保护作用。临床上治疗骨性关节炎等疾病使用冰敷等适当冷刺激能缓解疼痛，但过低则会加重疼痛或冷觉过敏，表明冷觉和疼痛间存在某种关联。2014 年潘永春等[34]用弗氏佐剂构建骨性关节炎大鼠模型，发现炎症性疼痛模型组

DRG 的 TRPM8 表达上调,表明薄荷醇可以激活 TRPM8 受体以加强冷觉过敏,发挥冷镇痛效果。另外,TRPM8 不仅可以被薄荷醇激活,而且还受 pH 值影响。

3　展望

　　目前有关 TRPM8 与疼痛、温度感受在分子水平上的具体机制的研究一直是 TRPM8 的研究热点,TRPM8 在细胞生长与调控方面的作用已备受瞩目,参与细胞生长调控。TR-PM8 在不同肿瘤的发生、发展中有着重要意义,特别是前列腺癌、乳腺癌和脑肿瘤等[35-36]。TRPM8 可视为肿瘤发展及预后和肿瘤的侵袭程度的指标,可能成为新一代抗癌药物的新靶点。另外血管平滑肌细胞和内皮细胞上的 TRPM8 对于血管张力的调控也起着重要作用[37]。虽然 TRPM8 与神经病理性疼痛和炎性疼痛在分子水平上的具体机制的研究仍存在很多争论,关于 TRPM8 在调节神经病理性疼痛和炎性疼痛中的发生发展的具体细节还有待进一步研究。其相应特异性激动剂给药途径与剂量尚存在争议,但其作为对抗慢性神经病理性疼痛和炎性疼痛的新靶点已经得到广泛接受[38]。适当激发 TRPM8 通道的活性,阻断疼痛信息的传输,提高慢性疼痛患者生活质量,对于新型镇痛药物的研发有着重大意义。

参 考 文 献

[1] Voets T,Owsianik G,Nilius B. TRPM8. Handb Exp Pharmacol,2007,(179):329-344.

[2] Montell C. The TRP superfamily of cation channels. Sci STKE,2005,(272):re3.

[3] Caterina MJ. Transient receptor potential ion channels as participants in thermosensation and thermoregulation. Am J Physiol Regul Integr Comp Physiol,2007,292(1):64-76.

[4] Kozak M. Complilation and analysis sequences upstream from the translational st art site in eukaryotic mRNAs. Nucleic Acid Res. 1984,12(2):857-872.

[5] Tsavaler L,Shapero MH,Morkowski S,et al. Trp-p8,a novel prostate specific gene,is up regulated in prostate cancer and other malignancies and shares high homology with transient receptor potential calcium channel proteins. Cancer Res,2001,61(9):3760-3769.

[6] McKemy DD,Neuhausser WM,Julius D. Identification of a cold receptor reveals a general role for TRP channels in thermosensation. Nature,2002,416(6876):52-58.

[7] Zhang L,Barritt GJ. Evidence that TRPM8 is an androgen-dependent Ca^{2+} channel required for the survival of prostate cancer cells. Cancer Res,2004,64(22):8365-8373.

[8] Toro CA,Eqer S,Veliz L,et al. Agonist-dependent modulation of cell surface expression of the cold receptor TRPM8. J Neurosci,2015,35(2):571-582.

[9] Chung MK,Caterina MJ. TRP channel knockout mice lose their cool. Neuron,2007,54(3):345-347.

[10] Xing H,Chen M,Ling J,et al. TRPM8 mechanism of cold allodynia after chronic nerve injury. J Neurosci, 2007,27(50):13680-13690.

[11] Proudfoot CJ,Garry EM,Cottrell DF,et al. Analgesia mediated by the TRPM8 cold receptor in chronic neuropathic pain. Curr Biol,2006,16(16):1591-1605.

[12] Mälkiä A,Madrid R,Meseguer V,et al. Bidirectional shifts of TRPM8 channel gating by temperature and chemical agents modulate the cold sensitivity of mammalian thermoreceptors. Physiol,2007,581(Pt1):

155-174.

[13] 孙倩,罗非.感觉凉爽的 TRPM8 受体.生理科学进展,2006,37(3):101-103.

[14] 郭晓强,马克世.冷受体 TRPM8 在冷感知中的作用和调节.生命的化学,2008,28(4):388-390.

[15] Vriens J,Watanabe H,Janssens A,et al. Cell swelling,heat,and chemical agonists use distinct pathways for the activation of the cation channel TRPV4. Proc Natl Acad Sci USA,2004,101(1):396-401.

[16] Liu B,Fan L,Balakrishna S,et al. TRPM8 is the principal mediator of menthol-induced analgesia of acute and inflammatory pain. Pain,2013,154(10):2169-2177.

[17] Chuang HH,Neuhausser WM,Julius D. The super cooling agent icilin reveals a mechanism of coincidence detection by a temperature sensitive TRP channel. Neuron,2004,43(6):859-869.

[18] Andersson DA,Chase HW,Bevan S. TRPM8 activation by menthol,icilin,and cold is differentially modulated by intracellular pH. J Neurosci,2004,24(23):5364-5369.

[19] Abe J,Hosokawa H,Sawada Y,et al. Ca^{2+}-dependent PKC activation mediates menthol -induced desensitization of transient receptor potential M8. Neurosci Lett,2006,397(1-2):140-144.

[20] Premkumar LS,Raisinghani M,Pingle SC,et al. Downregulation of transient receptor potential melastatin 8 by protein kinase C-mediated dephosphorylation. J Neurosci,2005,25(49):11322-11329.

[21] Hui K,Guo Y,Feng ZP. Biophysical properties of menthol-activeted cold receptor TRPM8 channels. Biochem Biophys Res Commun,2005,333(2):374-382.

[22] McKemy DD. The Molecular and cellular basis of cold sensation. ACS Chem Neurosci,2013,4(2): 238-247.

[23] Tsukimi Y,M izuyachi K,Yamasaki T,et al. Cold response of the bladder in guinea pig:involvement of transient receptor potential channel,TRPM8. Urology,2005,65(2):406-410.

[24] Tang Z,Kim A,Masuch T,et al. Pirt functions as an endogenous regulator of TRPM8. Nat Commun,2013, 4:2179.

[25] Dray A. Neuropathic pain:emerging treatments. Br J Anaesth,2008,101(1):48-58.

[26] Baron R. Neuropathic pain:a clinical perspective. Handb Exp Pharmacol,2009,(194):3-30.

[27] Akopian AN,Ruparel NB,Jeske NA,et al. Role of ionotropic cannabinoid receptors in peripheral antinociception and antihyperalgesia. Trends Pharmacol Sci,2009,30(2):79-84.

[28] Su L,Wang C,Yu YH,et al. Role of TRPM8 in dorsal root ganglion in nerve injure-induced chronic pain. BMC Neurosci,2011,12:120.

[29] 汤黎黎,陈家骅,鲁显福等.脊髓水平 TRPM8 激活参与疼痛-瘙痒共病的研究.安徽医科大学学报, 2014,49(11):1562-1565.

[30] Lynn Ren Ajay Dhaka Yu Qing Cao,Function and postnatal changes of dural afferent fibers expressing TRPM8 channels. Mol Pain,2015,11:37.

[31] Boyi Liua,Lu Fana,Shrilatha Balakrishna,et al. TRPM8 is the principal mediator of menthol-induced analgesia of acute and inflammatory pain. Pain,2013(154):2169-2177.

[32] Rainer H. Straub. TRPV1,TRPA1,and TRPM8 channels in inflammation,energy redirection,and water retention:role in chronic inflammatory diseases with an evolutionary perspective. J Mol Med,2014,92: 925-937.

[33] 任永颖,王超,王国林.关节炎大鼠背根神经节 TRPM8 在冷觉过敏形成中的作用.山东医药,2010, 50(19):42-44.

[34] 潘永春,杨朝晖.骨性关节炎患者疼痛抑制中 TRPM8 表达的临床意义研究.中外医疗,2014,31: 62-63.

[35] Liao X,Tang S,Thrasher JB,et al. Small-interfering RNA-induced androgen receptor silencing leads to ap-

optotic cell death in prostate cancer. Mol Cancer Therap,2005,4(4):505-515.

[36] Ouadid Ahidouch H,Dhennin Duthille I,Gautier M,et al. TRP calcium channel and breast cance:expression,role and correlation with clinical parameters. Bull Cancer,2012,99(6):655-64.

[37] 陈改英,林默君. TRPM8 与血管张力的调控. 国际心血管病杂志,2013,40(3):151-154.

[38] Brederson JD,Kym PR,Szallasi A. Targeting TRP channels for pain relief. Eur J Pharmacol,2013,716(1-3):61-76.

23 脊髓背角胰高血糖素样肽-1受体/β-内啡肽镇痛通路

上海交通大学,上海,200240

吴海云,龚念,王永祥

作者简介

吴海云,上海交通大学药学院博士候选人。

通讯作者:王永祥,获不列颠哥伦比亚大学药理学博士学位,后在斯坦福大学从事博士后研究。目前任上海交通大学教授,兼任"Experimental Biology and Medicine"(行为药理/毒理学科副主编)和"Amino Acids"等学术杂志编委。在"J. Neuroscience","Pain","Anesthesiology"和"Neuropharmacology"等发表100余篇论文,获"药明康德生命化学研究奖"、"中国药学会科学技术奖"和"上海药学会科学技术奖"等奖项。研究方向为疼痛生物学和转化药理学,包括疼痛靶点分子及信号通路、镇痛中草药反向药理和新型镇痛药的研发。

摘要:背景 胰高血糖素样肽-1(glucagon-like peptide-1,GLP-1)受体是 B 族 G 蛋白偶联受体,主要分布于胰岛、肺、胃、小肠、肾脏、心脏和中枢神经系统组织。在外周通过促进血糖依赖的胰岛素分泌和增加胰岛素敏感性参与血糖调节。**目的** 阐述脊髓 GLP-1 受体介导的镇痛作用及其作用机制。**内容** GLP-1,艾塞那肽和 WB4-24 通过激动脊髓背角 GLP-1 受体抑制慢性疼痛;GLP-1 受体通过介导脊髓背角小胶质细胞释放 β-内啡肽产生镇痛作用;中药独一味通过脊髓背角小胶质细胞 GLP-1 受体/β-内啡肽通路产生镇痛作用;以山栀子苷为代表的环烯醚萜苷类化合物通过激动 GLP-1 受体产生细胞保护作用和镇痛作用;GLP-1 受体通过 cAMP/PKA/p38MAPK 通路产生镇痛作用。**展望** GLP-1 受体可能是已被人证明有效的治疗慢性疼痛新靶点。

关键词:胰高血糖素样肽-1(GLP-1)受体;艾塞那肽;慢性疼痛;β-内啡肽;独一味;山栀苷甲酯;环烯醚萜

胰高血糖素样肽-1(glucagon-like peptide-1,GLP-1)是由小肠 L 细胞分泌的一种多肽类激素。GLP-1 能葡萄糖依赖性地促进胰岛素分泌,增强胰岛素受体敏感性、抑制胰高血糖素分泌,抑制胃排空和食物摄取,并且可促进胰岛 β 细胞增殖和抑制 β 细胞程序性凋亡。GLP-1 受体属于 G 蛋白偶联受体 B 家族,其下游信号转导通路包括 cAMP/PKA、ERK1/2、β-arrestin-1 和钙离子[1,2]。GLP-1 很容易被血液和脑脊液等体液中的二肽基酶-4(DPP-4)降解,导致其在体内存在时间极短。GLP-1 可以两种分子形式存在;即 GLP-1(7-36)和 GLP-1(7-37),其中 GLP-1(7-36)是体内 GLP-1 主要的生物活性分子,而 GLP-1(7-37)的生物活性较弱。唾液素-4(exendin-4)是源于毒蜥唾液的一种多肽激素,艾塞那肽(exenatide)是其酰胺化的合成物。艾塞那肽与 GLP-1 一样,能选择性地激动 GLP-1 受体,产生相同的生物学效应,但是由于艾塞那肽不能被 DPP4 降解,因此可在体内长时间存在[2]。艾塞那肽和 DPP-4 抑制剂(比如:西他列丁)是基于延长 GLP-1 在体内存在时间的思路设计发现/开发出的药物分子,已经上市用于治疗二型糖尿病,被认为是治疗二型糖尿病最具潜力的治疗策略之一,因为它们诱发低血糖症和诱发心血管疾病的风险较低。此外,WB4-24 是目前活性最好的非肽类 GLP-1 受体正构型激动剂[3]。

1 GLP-1、艾塞那肽和 WB4-24 可通过激动脊髓 GLP-1 受体抑制慢性疼痛

在促胰岛素分泌肽的血糖调节研究中,我们意外发现 GLP-1 能够有效地抑制甲醛溶液诱导的Ⅱ相疼痛反应。随后我们用大鼠和小鼠系统地研究了脊髓 GLP-1 受体在疼痛敏感状态下的作用及其作用机制。首先,我们用免疫荧光技术发现 GLP-1 受体特异性表达于脊髓背角小胶质细胞,外周神经损伤后其表达随小胶质细胞增殖显著上调。此外,脑中动脉结扎(MCAO)所引起的脑损伤也导致海马小胶质细胞和 GLP-1 受体上调。蛛网膜下腔注射 GLP-1 受体激动剂 GLP-1(7-36)和艾塞那肽能有效地抑制甲醛溶液、外周神经损伤、骨癌和糖尿病诱发的痛觉过敏,抑制率高达 60% ~ 90%,但是对急性疼痛反应无效。长期给予艾塞那肽不产生镇痛耐受性。GLP-1 受体拮抗剂 exendin(9-39),以及利用 siRNA 干扰技术基因沉默 GLP-1 受体后,GLP-1 和艾塞那肽抑制痛觉过敏的作用能够被完全阻断[2]。同样,我们进一步验证了 GLP-1 受体的非肽类激动剂 WB4-24 对炎性疼痛的镇痛作用。蛛网膜下腔注射 WB4-24 能有效抑制甲醛溶液、角叉菜胶和完全弗氏佐剂诱发的疼痛[3]。此外,侧脑室注射艾塞那肽对 MCAO 引起的脑损伤有显著保护作用[4]。

2 GLP-1 受体通过介导脊髓背角小胶质细胞释放 β-内啡肽产生镇痛作用

首先,我们在给予 GLP-1、艾塞那肽和 WB4-24 之前,蛛网膜下腔注射小胶质细胞抑制剂米诺环素和 β-内啡肽抗血清,发现米诺环素和 β-内啡肽抗血清均能完全阻断 GLP-1、艾塞那肽和 WB4-24 抑制疼痛敏感的作用。我们进一步发现艾塞那肽和 WB4-24 能够促进原代培养的脊髓、大脑皮质和海马小胶质细胞释放 β-内啡肽,这些作用完全被米诺环素阻断。但艾塞那肽和 WB4-24 不促进这些区域的神经元细胞和星状胶质细胞的 β-内啡肽释放。此外,艾塞那肽和 WB4-24 抑制疼痛的作用能够完全被阿片类受体拮抗剂纳洛酮以及选择性 μ-阿片受体拮抗剂 CTAP 阻断,但不被 κ-和 σ-阿片受体拮抗剂阻断[2-4]。上述发现提示脊髓背角

存在一条新的 GLP-1 受体/β-内啡肽镇痛通路,即激动脊髓背角小胶质细胞 GLP-1 受体,促进小胶质细胞 β-内啡肽表达和释放,后者作用于神经元上 μ-阿片受体从而产生镇痛作用。

此外艾塞那肽对 MCAO 引起脑损伤的神经保护作用可被 β-内啡肽抗血清和纳洛酮阻断,表明 GLP-1 受体的神经保护作用也是由促进 β-内啡肽表达所介导[4]。

3 藏药独一味通过脊髓背角小胶质细胞 GLP-1 受体产生镇痛作用

独一味是一种能口服的藏药,被广泛地用于疼痛和出血的治疗。在中国药典中环烯醚萜苷类化合物山栀苷甲酯和 8-O-乙酰山栀子苷甲酯被列为独一味质量控制的指标成分。我们研究了独一味抑制疼痛敏化和痛觉超敏的作用,验证了山栀苷甲酯和 8-O-乙酰山栀子苷甲酯是否为独一味镇痛的主要活性成分,并揭示独一味的镇痛作用是否由脊髓 GLP-1 受体介导。

首先,我们发现独一味水提物能有效抑制甲醛溶液、外周神经损伤和骨癌诱发的疼痛反应,抑制率可达 50% ~ 80%,半数有效剂量(ED_{50})为 130 ~ 250mg/kg,与人的剂量接近。但是独一味不能缓解急性疼痛反应。此外,连续 7 天灌胃独一味水提取没有产生镇痛耐受。然后,我们采用活性追踪法,发现独一味总环烯醚萜苷类化合物是其镇痛的有效成分,而不是总黄酮。进一步发现山栀苷甲酯和 8-O-乙酰山栀子苷甲酯是其镇痛的主要活性成分。随后,利用 GLP-1 受体拮抗剂 exendin(9-39)、siRNA/GLP-1 受体、β-内啡肽抗血清和阿片类受体拮抗剂纳诺酮在脊髓和细胞水平进一步证实,独一味是通过脊髓小胶质细胞 GLP-1 受体/β-内啡肽通路产生镇痛作用。最后,采用竞争性结合实验发现,山栀苷甲酯和 8-O-乙酰山栀子苷甲酯是大鼠和人 GLP-1 受体的正构性、可逆性激动剂。上述发现提示,激动脊髓 GLP-1 受体能在动物水平有效地抑制慢性疼痛,并进一步提示我们 GLP-1 受体可能是已被人证明有效的治疗慢性疼痛的新靶点分子[5]。

4 京尼平苷及其他环烯醚萜通过激动小胶质细胞 GLP-1 受体产生镇痛作用

栀子在传统中医里广泛用于治疗阴阳失调,消炎、镇痛、和清热。京尼平苷是栀子中主要的环烯醚萜苷类化合物,与山栀苷甲酯和 8-O-乙酰山栀子苷甲酯有着非常相似的化学结构。京尼平苷能够促进神经元增殖分化,保护神经元免受过氧化氢氧化应激损伤,并且能够调节胰岛素分泌。我们在体内和体外验证了京尼平苷及其他结构类似的环烯醚萜类化合物的细胞保护作用和镇痛作用,并与艾塞那肽活性进行比较。

我们首先检测了京尼平苷对 PC12 细胞(表达大鼠 GLP-1 受体),HEK293 细胞(稳定表达人 GLP-1 受体)和 HEK293T 细胞(无表达 GLP-1 受体)的过氧化氢保护作用。然后我们进一步用甲醛溶液实验检测了京尼平苷抑制慢性疼痛的作用。结果发现,京尼平苷可剂量依赖地保护 PC12 细胞和 HEK293 细胞免受过氧化氢导致的氧化损伤,但是对 HEK293T 细胞的过氧化氢损伤无保护作用。GLP-1 受体的正构性拮抗剂 exendin(9-39)能使京尼平苷对 PC12 细胞和 HEK293 细胞过氧化氢损伤保护的曲线向右移动,但不改变最大抑制率,并且两种细胞的量效曲线 pA2 值相当。皮下注射和口服京尼平苷能剂量依赖的抑制甲醛溶液诱导的慢性疼痛反应,而对甲醛溶液诱导的急性疼痛反应无效,最大抑制率分别为 72% 和

68%,半数有效剂量(ED$_{50}$)分别为 13.1mg/kg 和 52.7mg/kg。七天连续皮下注射京尼平苷和 exenatide 均没有导致镇痛耐受。蛛网膜下腔注射京尼平苷也可剂量依赖地抑制慢性疼痛反应,并且这种作用能被 exendin(9-39)和 siRNA/GLP-1 受体完全拮抗。其他结构类似的环烯醚萜化合物京尼平苷酸、京尼平、京尼平甲酯、1,10-脱水京尼平、马钱子苷和梓醇均能有效地抑制过氧化氢导致的细胞损伤和甲醛溶液诱发的疼痛反应,并且上述效应均能被 exendin(9-39)拮抗[6]。不仅如此,梓醇对 MCAO 脑损伤的神经保护作用亦可被 exendin(9-39)拮抗[4]。此外,裂环的环烯醚萜莫洛苷同样能激动脊髓小胶质细胞 GLP-1 受体和抑制神经病理性疼痛[7]。

上述发现,提示京尼平苷及其环烯醚萜化合物可通过激动脊髓 GLP-1 受体产生抑制慢性疼痛的作用,这些环烯醚萜化合物是 GLP-1 受体的正构性激动剂,与 exendin(9-39)作用于相同的结合位点,能在人和大鼠中产生相似的生物学效应,尽管活性较弱,环烯醚萜是正构性激动 GLP-1 受体的一个新的结构基团。

5 GLP-1 受体通过 cAMP/PKA/p38MAPK 通路释放/β-内啡肽产生镇痛作用

GLP-1 受体属于 G 蛋白偶联受体 B 家族,其下游信号转导通路包括 cAMP/PKA、ERK1/2、β-arrestin-1 和钙离子。我们验证了京尼平苷抑制慢性疼痛的作用是否由 cAMP/PKA 信号转导通路介导,也验证了山栀苷甲酯抑制慢性疼痛的作用是否与 p38MAPK、ERK1/2、JNK1/2 有关。我们发现京尼平苷抑制慢性疼痛的作用可被蛛网膜下腔注射腺苷酸环化酶和 PKA 抑制剂完全阻断[6]。山栀苷甲酯抑制神经病理性疼痛,同时可特异性地引起脊髓 p38MAPK 磷酸化,但对 ERK1/2 和 JNK1/2MAPK 的磷酸化无明显影响;其抑制神经病理性疼痛反应作用可被蛛网膜下腔注射 p38MAPK 磷酸化抑制剂阻断,而 ERK1/2 和 JNK1/2 的磷酸化抑制剂不能将山栀苷甲酯的镇痛作用阻断。此外,仅仅 p38MAPK 磷酸化抑制剂能阻断脊髓和原代培养的小胶质细胞 β-内啡肽的表达[8]。上述发现提示,激动 GLP-1 受体通过 cAMP/PKA/P38MAPK 信号通路促进 β-内啡肽从而产生镇痛作用。其完整的信号转导通路正在阐述中。

参 考 文 献

[1] Koole C,Pabreja K,Savage E,et al. Recent advances in understanding GLP-1R (glucagon-like peptide-1 receptor) function [J]. Biochemical Society Transactions,2013,41:172-179.

[2] Gong N,Xiao Q,Zhu B,et al. Activation of spinal glucagon like peptide-1 receptors specifically suppresses pain hypersensitivity [J]. Journal of Neuroscience,2014,34(15):5322-5334.

[3] Fan H,Gong N,Li TF,et al. The non-peptide GLP-1 receptor agonist WB4-24 blocks inflammatory nociception by stimulating β-endorphin release from spinal microglia [J]. British Journal of Pharmacology,2015,172:64-79.

[4] Jia Y, Gong N, Li TF, et al. Peptidic exenatide and herbal catalpol mediate neuroprotection via the hippocampal GLP-1 receptor/β-endorphin pathway [J]. Pharmacol. Res. ,2015,102:276-285.

[5] Zhu B,Gong N,Fan H et al. Lamiophlomis rotata,an orally-available Tibetan herbal painkiller,specifically reduces pain hypersensitivity through the activation of the spinal GLP-1 receptors[J]. Anesthesiology,2014,121(4):835-51.

［6］ Gong N, Fan H., Ma AN, *et al*. Geniposide and its iridoid analogs exhibit antinociception by acting at the spinal GLP-1 receptors［J］. Neuropharmacology, 2014. 84(2014):31-45.

［7］ 许蒙, 龚念, 王永祥. 莫诺苷对神经源性疼痛镇痛作用及机制研究［J］. 中国药理学通报, 2015, 29(Suppl.):85-86.

［8］ Fan H, Li TF, Gong N, et al. Shanzhiside methylester, the principle effective iridoid glycoside from the analgesic herb Lamiophlomis rotate, reduces neuropathic pain by stimulating spinal microglial β-endorphin expression［J］. Neuropharmacology, 2016, 101:98-109.

24 丙泊酚对多内脏器官保护作用的研究进展

河北北方学院,河北,张家口,075000
河北科技大学,河北,石家庄,050058
张海威[1],张丹参[2]

作者简介

张海威,河北北方学院在读硕士研究生。

通讯作者:张丹参,二级教授。现任河北科技大学副校长,兼国际华夏医药学会副会长,中国药理学会常务理事,中国麻醉药理学专业委员会副主任委员,中国补益药药理专业委员会秘书长,中国神经药理学专业委员会委员,河北省高等学校医学类教学指导委员会副主任委员,河北省药理学会、神经科学学会、毒理学会副理事长,全国医药类学术期刊《神经药理学报》主编。从事药理学的教学及科研工作30多年。主持完成国家自然基金、省基金等省部级以上科研课题16项,科研成果获省、市科技进步奖12项。发表科研论文260多篇,主编(译)著作26部,主编卫生部规划教材《药理学》获全国优秀教材奖。全国"三八"红旗手,全国优秀科技工作者,河北省有突出贡献中青年专家,河北省新世纪"三三三人才工程"第二层次人选;并荣获河北省模范教师,河北省优秀科技工作者,河北省教书育人楷模等荣誉称号。

摘要:背景　丙泊酚作为近年来临床上常用的静脉麻醉药之一,除了在麻醉方面的优势之外,人们越来越关注其在脏器保护作用方面的功能,并通过实验研究有很多新认识。目的　介绍丙泊酚对多种内脏器官(大脑、心脏、肺脏、肝脏、胃、肠、肾脏等)在一些病损(缺血-再灌注损伤、颅内肿瘤、心脏瓣膜手术、脓毒症等)中具有保护作用及其机制。内容　丙泊酚对多个内脏器官(大脑、心脏、肺脏、肝脏、胃、肠、肾脏等)的保护作用。趋向　对已经发现丙泊酚的保护作用及机制的总结,并为许多仍未阐明的机制作进一步的研究做铺垫,使丙泊酚发挥对人体更多有益处的作用。

关键词:丙泊酚;内脏器官保护作用;研究进展

丙泊酚(propofol)又名异丙酚,其主要化学成分是1,2异丙基甲酚,是一种无色或白色的液态静脉注射全身麻醉药物。研究表明,丙泊酚能直接活化 γ-氨基丁酸 A 型(gamma-amino butyric acid A,GABA_A)受体[1],进而发挥镇静、催眠与遗忘作用。已有学者通过实验证实丙泊酚除麻醉作用外,还具有抗氧化、抗凋亡、抗炎、保护线粒体等作用,近年来研究表明其具有保护内脏器官的作用。在一些病损中,如缺血-再灌注损伤、颅内肿瘤、心脏瓣膜手术、脓毒症等,尤其是在缺血-再灌注所致的损伤方面研究甚多。本文通过查阅国内外最新研究的文献,对丙泊酚在病损中保护内脏器官的作用机制和研究进展做一综述。

1 对大脑的保护作用

丙泊酚发挥脑保护作用有多种因素和途径,其发挥作用的机制可能与激活细胞内信号级联通路、抑制兴奋性神经递质及增强抑制活性、增加保护性基因的表达和清除氧自由基等有关[2,3]。

脑对缺血缺氧的敏感性非常高,一过性的脑缺血缺氧可继发一系列的功能和代谢紊乱,之后无论多长时间的再灌注均会对缺血的脑组织损害进一步加深。乔琳[4]等通过丙泊酚预处理对大鼠局灶性脑缺血-再灌注损伤脑组织保护作用的实验研究,推测丙泊酚可能通过促进 SIRT3 表达上调 Mn SOD 的表达、刺激 c AMP 反应元件结合蛋白(c AMP-response element binding protein,CREB)的磷酸化上调 PGC-1a 的表达,减少 ROS 的生成,抑制细胞凋亡进程,进而发挥神经保护作用。并且丙泊酚预处理脑保护效应时间窗长达48h。有研究表明,丙泊酚可以快速清除由再灌注引起的兴奋性递质喹啉酸并且增加抑制性氨基酸的堆积,还具有可逆性的抑制海马神经 N-甲基-D-天门冬氨酸(NMDA)受体钙离子的开放,抑制神经细胞 EAA 的释放,从而产生脑保护作用[5]。

颅内肿瘤目前治疗方法之一是进行开颅手术将肿瘤切除,而神经外科所进行的颅内手术操作会引起病变部位和周围脑组织的损伤。王昆鹏[6]等通过实验研究发现,实验对象血清 IL-4、IL-10 和 IL-13 水平均较麻醉诱导前升高,可见炎症反应在颅内肿瘤患者术后脑损伤的发生机制中发挥一定的作用,抗炎性细胞因子可能对促炎性介质的表达产生抑制作用。可能原因是丙泊酚麻醉诱导下抗炎性因子分泌增多,这也可能是丙泊酚对颅脑肿瘤患者脑保护的原因之一。由于颅脑手术是高难度的手术方式,要求在适合的麻醉深度下,减少体内应激反应的发生,并且术中能最大限度地减少脑损伤、术后脑功能及其他脏器的恢复。吴群[7]等研究将经皮穴位电刺激(trans-cutaneous acupoint electrical stimulation,TAES)与丙泊酚靶控输注联合用于开颅手术中,观察到二者联合应用麻醉诱导下,可以显著提高痛阈和耐痛阈,同时也可降低应激反应,也可减少术中血流动力学的波动,稳定内环境,从而使麻醉苏醒期平稳。

2 对心脏的保护作用

体外循环(cardiopulmonary bypass,CPB)心脏直视手术是目前治疗各类心脏疾病的有效措施,但经常伴有心肌缺血-再灌注的损害,而心肌损伤并非是单一的病理生理过程,它是由众多复杂的生化级联反应构成,静脉麻醉药具有独特的心脏保护作用[8]。目前越来越多的研究证实丙泊酚对心脏手术中具有保护作用:吴伟等[9]研究比较丙泊酚和依托咪脂对40例行体外循环心脏瓣膜置换手术患者围手术期氧化应激的影响,结果表明术后不同时点丙泊酚组抗氧化酶活性不同程度的高于依托咪酯组,提示丙泊酚导致集体产生的氧化应激反应更小,对心脏的保护作用更好。有研究表明miR-1可作为反映CPB手术患者心肌缺血再灌注期损伤程度的生物学标志[10]。段晓霞等[11]研究显示丙泊酚后处理不能降低常用的评价心肌再灌注损伤指标血肌钙蛋白(cardiac troponin-I, c Tn I)、肌酸激酶同工酶(creatine kinase-MB, CK-MB)的含量,但可以降低血中miR-1的含量,而miR 1的含量变化更能反映丙泊酚对心肌的保护作用。还有研究表明丙泊酚通过抑制一氧化氮合酶的产生而减少一氧化氮的过量生成,减少其对心肌细胞造成的损伤[12]。

阻塞性呼吸睡眠暂停综合征(OSAHS)患者,频繁发生睡眠中呼吸暂停,使机体长期处于一种间歇性低氧/再氧合交替出现的特殊状态下,导致氧自由基大量产生,形成氧化应激状态,其病理过程与缺血-再灌注损伤类似,对心肺器官功能造成损害。有研究者通过实验手段对影响炎症因子表达的关键的核转录因子NF-KB和调控机体缺氧应答关键核因子HIF-1受丙泊酚的影响,实验结果表明丙泊酚可抑制NF-KB的激活及抑制HIF-1mRNA的表达,抑制氧化应激反应所致的炎症损伤,且此种保护作用可能存在剂量依赖性[13]。

脓毒症是ICU患者中死亡率最高的疾病之一,感染引起的全身炎症反应综合征是其主要的发病机制。由于细菌内毒素(脂多糖)及其诱导产生的各种炎性介质对心肌细胞的毒性作用,导致脓毒症患者早期心肌损伤的发生率极高,成人中报道可高达40%[14]。有研究显示,丙泊酚通过抑制下丘脑-垂体-肾上腺轴,使得皮质醇的分泌受到抑制,导致免疫细胞表面受体与皮质醇结合被抑制,通过阻断下游的信号转导,最终使细胞因子的分泌被抑制,减轻机体的炎症反应,从而调节危重患者的免疫功能,具有保护脏器的功能[15-16]。

3 对肺脏的保护作用

急性肺损伤(ALI)和急性呼吸窘迫综合征(ARDS)是呼吸系统的危重疾病,ALI是ARDS的早期阶段越来越受到众多学者的广泛重视。有研究表明[17],肝脏的缺血-再灌注会对肝组织以及远隔器官均造成损伤,其中远隔器官中最受累的器官之一就是肺脏。缺血再灌注损伤的主要机制为过度的氧化应激反应和炎症反应,有研究提示[18,,19],静脉麻醉药丙泊酚可以影响多种细胞因子和炎症反应通路,具有抗氧自由基、抗脂质过氧化反应和减轻炎症反应的作用。血红素氧化酶-1(heme oxygenase-1, HO-1)是一种应激蛋白,HO-1在机体应激和调控炎性反应中起重要作用[20]。Nrf2-ARE是内源性抗氧化应激的核心通路,丙泊酚诱导HO-1表达增多可能与Nrf2-ARE通路激活HO-1有关。张殷等[21]通过丙泊酚对大鼠肝脏缺血-再灌注致急性肺损伤的实验,实验结果提示丙泊酚预先给药可通过活化Nrf2-ARE信号通路,提高HO-1表达水平,从而减轻肝脏缺血-再灌注诱发大鼠的ALI。王曾庚等[22]对Wistar大鼠尾静脉注射内毒素建立急性肺损伤模型,通过观察丙泊酚对大鼠急性肺损伤的HO-1的影响,得出丙泊酚具有肺保护作用,且该作用可能与其通过增加HO-1表达作用相关。巴玉峰等[23]对大鼠进行单侧肺组织机械通气,观察丙泊酚预处理对肺组织HO-1表达的影响,实验结果表明丙泊酚预处理可以使大鼠肺组织HO-1表达增加,减轻OLV所造成的组织水肿。

重症急性胰腺炎(SAP)易诱发全身炎症反应综合征(SIRS)及多器官功能不全综合征(MODS),病情危重,病死率更高。急性肺损伤是 SAP 的常见并发症之一,也是 SAP 早期死亡的原因。有实验研究提示[24,25],在重症急性胰腺炎相关肺损伤的发病过程中,ICAM-1 水平升高,导致中性粒细胞过度激活,释放大量炎症因子对肺内皮细胞造成损害。在大量的炎症因子中 TNF-α 是最重要的炎症细胞因子,TNF-α 可以激发中性粒细胞释放大量损伤介质,直接损伤肺血管内皮细胞,还可以抑制肺泡表面活性物质的产生,降低肺的顺应性。卢建喜等[26]研究采用大鼠重症急性胰腺炎模型观察丙泊酚对重症急性胰腺炎所致肺损伤的保护作用,通过实验得出,早期给予丙泊酚对重症急性胰腺炎所致的大鼠急性肺损伤具有保护作用,机制可能与减少炎症因子的释放、减少中性粒细胞在肺内积聚、抑制过氧化损伤有关。

4 对肝脏的保护作用

在肝脏疾病的外科治疗中,肝叶切除、肝脏移植等手术均会引起肝脏缺血-再灌注损伤,直接影响患者术后的恢复和存活率。肝组织中的丙氨酸氨基转移酶(ALT)和天冬氨酸氨基转移酶(AST)升高是肝脏受损最敏感的指标。有研究显示[27],超氧化物歧化酶(SOD)和黄漂吟氧化酶(XOD)在器官损伤中具有致损伤或者抗损伤的作用。苏丽东等[28]通过对大鼠肝脏缺血-再灌注模型实验发现,丙泊酚后处理组血清 ALT、AST 均明显低于缺血-再灌注组,说明丙泊酚可抑制缺血再灌注引起的肝损伤。同时观察到丙泊酚组 SOD 活性升高、XOD 活性降低,提示丙泊酚后处理可提高机体的抗氧化能力,降低细胞脂质过氧化反应,减轻肝组织的氧化损伤引起的肝损伤。大鼠肠缺-血再灌注会导致肝脏损伤,肝组织的 Bcl-2 与 Bax 蛋白含量明显升高,丙泊酚预处理组肝组织 Bcl-2 表达升高,Bax 表达降低,Bcl-2/Bax 比值升高,提示丙泊酚会抑制大鼠肠缺血-再灌注时期肝细胞的凋亡,从而对肝损伤起到一定的保护作用[29]。祝贵州等[30]通过实验研究发现,丙泊酚保护缺血-再灌注损伤作用与剂量亦紧密相关,说明其保护作用有很大的剂量相关性,且有剂量封顶效应,血药浓度 3.5 ~ 5.0μg/L 具有更好地保护作用。

肝癌作为危害人类健康的几种恶性肿瘤之一,对个组织器官的损害性极大。目前肝癌的根治手段主要为局部消除、手术切除和肝移植。而肝癌的射频消融已经成为局部治疗肝癌的主要手段[31]。冯惠民等[32]通过 40 例行肝癌射频消融术患者,均分成两组分别接受丙泊酚和利多卡因麻醉,比较两组术前和术后血清 IL-6、IL-8 及 HSP70 水平。实验结果表明,IL-6、IL-8 作为炎症反应的主要细胞因子,丙泊酚组术后血清 IL-6、IL-8 水平均明显低于对照组,提示丙泊酚可以明显抑制肝癌射频消融术所引起的炎症反应,维持细胞外环境稳态,起到保护细胞的作用。HSP70 被称为主要的热休克蛋白,其主要功能为热耐受能力的形成[33]和抑制炎症因子的释放达到抗炎作用[34]。该实验中,两组血清 HSP70 水平均有不同程度升高,但丙泊酚组升高后又有所降低,这可能与丙泊酚抑制炎症反应的作用,诱导 HSP70 的生成减少有关。

5 对胃的保护作用

临床上各种严重的应激性刺激,如创伤、烧伤、严重感染、休克、远隔器官的缺血再灌注、缺血性肠病及坏死性肠炎等[35-37]情况均可不同程度的导致胃缺血-再灌注损伤(gastric is-chemia reperfusion injury,GI/RI)。丙泊酚对缺血-再灌注引起的组织器官损伤有较好的保护作用,但目前主要集中在对心、脑、肝等器官对缺血-再灌注损伤方面的研究,而对胃缺血-再灌注损伤的研究却较少。刘河霞等[38]通过建立小鼠 GI/RI 模型,观察丙泊酚对 GI/RI 的影响。通过实验研究得出:①丙泊酚组胃组织病理变化明显减轻,仅见轻度的黏膜上皮细胞脱落及黏膜下层水肿。②丙泊酚组与 I/R 组比较,SOD 活性显著增加;MDA 含量则显著降低。③丙泊酚预处理后明显增加胃黏膜细胞 PCNA 蛋白的表达水平,胃黏膜细胞增殖活性增强。④丙泊酚组胃黏膜细胞的凋亡率明显降低。⑤丙泊酚使胃黏膜组织中 Bcl-2 和 Bax 蛋白表达下调。总之,丙泊酚可以通过清除自由基、抑制脂质过氧化、抑制细胞凋亡,促进细胞增殖等,改善胃缺血-再灌注导致的胃黏膜出血、糜烂,起到对胃的保护作用。

6 对肠的保护作用

肠缺血-再灌注损伤是外科常见的一种组织器官损伤,肠道局部会出现水肿、变性、组织坏死等,由于肠道是人类最大的细菌储存器官,还会导致细菌移位和内毒素血症。对心、肺、肝等重要脏器的结构和功能造成损害,最终会发生发展为多器官功能衰竭,甚至危及生命[39]。丙泊酚在对缺血-再灌注器官损伤的保护作用的主要机制,在氧自由基、钙超载、细胞因子、线粒体等几个方面。有研究发现,丙泊酚对肠组织和血浆中的 TNF-α 有影响[40]。

TNF-α 是在内毒素、病毒和其他细胞因子刺激下,主要由免疫细胞分泌的,强有力的细胞因子。该实验通过制造大鼠肠缺血-再灌注模型,对比几个实验组的 TNF-α 水平的变化情况,得出丙泊酚组的 TNF-α 水平比其他实验组的要低,并且肠黏膜的损伤程度有所减轻,说明丙泊酚能减轻 TNF-α 介导的肠缺血-再灌注损伤,但其作用机制方面还需要进一步的研究。

7 对肾的保护作用

肾脏是对缺血-再灌注时分敏感的器官之一,由于肾外伤、肾脏移植手术、休克等均可以引起缺血-再灌注损伤。引起肾缺血-再灌注损伤的机制很多,爆发式氧自由基增多是目前研究认为损害细胞结构和功能的重要原因[41]。

有研究表明,丙泊酚可通过上调 Nrf2 信号通路,促进血红素氧合酶-1(HO-1)的表达以减弱机体的氧化应激反应,从而起到肝移植术后对肾脏的保护作用[42]。在小鼠脓毒症模型中,给予异丙酚预处理可减少 TNF-α 和细胞间黏附因子 1 的表达,减轻肾皮质炎症细胞的浸润以及细胞的凋亡坏死[43,44]。Park 等[45]研究发现,IL-17A 在加剧全身炎症反应以及肾损伤方面具有十分重要的作用。宋艳芳等[46]研究发现,丙泊酚可以减少氧自由基的释放,并能减轻和抑制炎症反应。

通过以上实验研究可以看出丙泊酚对肾缺血-再灌注损伤具有保护作用,可以减轻肾脏结构和功能的损伤。但关于保护肾脏许多内部机制的联系方面有待进一步的研究。

综上所述,丙泊酚作为一种静脉注射的全身麻醉药,除了在麻醉方面有许多优势之外,在许多病损中还具有保护内脏器官的作用。虽然目前关于丙泊酚保护作用的机制还尚在探索中,但其在临床中的应用前景还是非常广阔的。

参 考 文 献

[1] REINERG N,RERILLOO M A,GARCIA D A. Effects ofpropofol and other GAB Aergic phenols on membrane-organization[J]. Colloids Surf B Biointerfaces,2013,101:61-67.

[2] Guo J,Meng F,Zhang G,et al. Free radicals are involvedin continuous activation of nonreceptor tyrosine protein ki-nase c-Src after ischemia/reperfusion in rat hippocampus[J]. Neurosci Lett,2003,345(2):101-104.

[3] Winegar BD,Mac Iver MB. Isoflurane depresses hipp-ocampal CA1 glutamate nerve terminals without inhibiting fiber volleys[J]. BMC Neurosci,2006,7:5.

[4] 乔琳.丙泊酚预处理对大鼠脑缺血再灌注损伤保护作用及机制研究[D].延安大学 2013.

[5] 王宇、刘菊英.静脉麻醉药物与脑缺血再灌注损伤保护[J].湖北医药学院学报,2013,32(6):550-552.

[6] 王昆鹏、宫建、白宇.丙泊酚和异氟烷对颅内肿瘤患者抗炎性因子的影响[J].天津医药,2012,40(8):831-832.

[7] 吴群、莫云长、黄陆平、罗亮、王均炉.经皮穴位电刺激联合丙泊酚靶控输注对开颅术围手术期应激反应的影响[J].中国中西医结合杂志,2013,33(12):1621-1625.

[8] Landoni G,Fochi O,Tritapepe L,et al. Cardiac protection byvolatile anesthetics. A revew[J]. Minerva Anest-esiol,2009,75:269-273.

[9] 吴伟、谷昆峰、马朋宇、马琨、石银华、王晓洁、蒙革、殷珊珊、高阿芳、尚双建.比较丙泊酚和依托咪酯对体外循环围手术期氧化应激的影响[J].中国分子心脏病学杂志,2015(04):1369-1372.

[10] Zhou X,Mao AQ,Wang XB,et al. Urine and serummicro RNA-1 as novel biomarkers for myocardical injury in open-heart surgeries with cardiopulmonary bypass[J]. PLos One,2013,8(4):e62245.

[11] 段晓霞、毛安琼、朱富祖、龙翔、王晓斌.丙泊酚后处理对体外循环心脏直视手术患者血 micro RNA-1 的影响[J].实用医学杂志,2014,30(22):3658-3660.

[12] Gonzalez-Correa,Cruz-Andreotti E,Arrebola M,et al. Effects of propofol on the leukocyte nitric oxide pathway:In vitro and exvi-vo studies in surgical patients[J]. Naunyn-Schmiedeberg's ArchPharmacol,2008,376:331-339.

[13] 王惠.丙泊酚对间歇缺氧内皮细胞 NF-KB 激活及 HIF-1α mRNA 表达作用研究[D].山东大学 2012.

[14] 张晓凡、李莉.脓毒症心肌损伤机制研究及治疗进展[J].中华急诊医学杂志,2015,24(3):339-341.

[15] Marana E,Colicci S,Meo F,et al. Neuroendocrine stress response in gy-necological laparoscopy:TIVA with propofol versus sevoflurane anes-thesia[J]. J Clin Anesth,2010,22(4):250-255.

[16] Ga dek-Michalska A,Tadeusz J,Rachwalska P,et al. Cytokines,prostag-landins and nitric oxide in the regulation of stress-response systems[J]. Pharmacol Rep,2013,65(6):1655-1662.

[17] Miranda LE,Capellini VK,Reis GS,et al. Effects of partial liver ischemiafollowed by global liver reperfusion on the remote tissue expression of ni-tric oxide synthase:lungs and kidneys[J]. Transplant Proc,2010;42(5):1557-62.

[18] Arslan M,Comu FM,Isik B,et al. Effects of the general anaesthetic a-gent,propofol,on erythrocyte deformability[J]. Bratisl Lek Listy,2010;111(3):126-8.

[19] Nugroho AK,Romeljn SG,Zwier R,et al. Pharmacokinetics and pharma-codynamics analysis of transdermal iontophoresis of 5-OH-DPAT in rats:in vitro-in vivo correlation[J]. J Pharm Sci,2006;95(7):1570-85.

[20] Rina T,Chi CH,Sean R,et al. High-mobility group box 1 con-tributes to lethality of endotoxemia in heme oxygenase-1-deficientMice[J]. Am J Respir Cell Mol Biol,2009,41(2):129-135.

[21] 张殷、高伟忠、但伶.丙泊酚对大鼠肝缺血再灌注致急性肺损伤时 Nrf2 和 HO-1 表达的影响[J].中国

老年学杂志,2013,33:3126-3128.

[22] 王曾庚、杨春丽、聂祥碧、郭经华、杨小刚.丙泊酚对急性肺损伤大鼠血红素氧合酶-1 表达的影响[J].江西医药,2014,49(5):385-387.

[23] 巴玉峰、冯惠民、李长生、李印、程金华、邢文群、刘宝兴.丙泊酚预处理对单肺机械通气大鼠肺组织血红素氧合酶-1 表达的影响[J].郑州大学学报,2012,47(4):500-502.

[24] Zhu AJ,Shi JS,Sun XJ. Risk factors influencing mortality of pa-tients with severe acute pancreatitis within 24 hours after admission[J]. Hepatobiliary Pancreat Dis Int,2003,2:453-457.

[25] Yu WK,Li WQ,Li N,et al. Impact factors and clinical significanceof the lung injury complicating acute pan-creatitis[J]. Zhongguo WeiZhong Bing Ji Jiu Yi Xue,2004,16:100-110.

[26] 卢建喜、杨涛.丙泊酚对重症急性胰腺炎相关肺损伤保护作用的实验研究[J].浙江创伤外科,2012,17(3):312-314.

[27] Bao L,Yao XS,Tsi D,et al. Protective effects of bilberry extract on KBr03-induced kidney damage in mice.[J]. Agric Food Chem,2008,56:420-425.

[28] 苏丽东、莫日根、丰波.丙泊酚对大鼠缺血再灌注致肝损伤保护作用的实验研究[J].内蒙古中医药,2014,3:123.

[29] 袁苑.丙泊酚、瑞芬太尼对大鼠肠缺血再灌注肝损伤时细胞凋亡的影响及机制探讨[D].山西医科大学,2009.

[30] 祝贵州、丁洁岚、丛昊、易声华、江华勇、胡君凤.不同浓度丙泊酚对肝缺血-再灌注后肝功能的影响[J].医药导报,2013,32(1):52-55.

[31] Rhim H,Lim HK,Choi D. Current status of radiofrequen-cy ablation of hepatocellular carcinoma[J]. World J Gas-trointest Surg,2010,2(4):128.

[32] 冯惠民、李廷坤、吕帅国、冯艳平、李长生.丙泊酚麻醉对肝癌射频消融术患者血清白介素和 HSP70 水平的影响[J].郑州大学学报,2012,47(4):542-545.

[33] Bakau B,Weissman J,Horwich A. Molecular chaperonesand protein quality control[J]. Cell,2006,125(3):443.

[34] Chan JY,Ou CC,Wang LI,et al. Heat shock protein70 con-fers cardiovascular protection during endotoxemia via inhi-bition of nuclear factor-kappa B activation and induciblenitric oxide synthase expression in the rostral ventro lateral medulla[J]. Circulation,2004,110(23):3560.

[35] Brzozowski T,Konturek PC,Konturek SJ,Pajdo R,Kwiecien S,Pawlik M,Drozdowicz D,Sliwowski Z,Pawlik WW. Ischemic preconditioning of remote organs attenuates gastric ischemia-reperfusion injury through in-volvement of prostaglandins and sensory nerves. Eur J Pharmacol [J]. 2004; 499:201-213.

[36] Kotani T,Kobata A,Nakamura E,Amagase K,Takeuchi K. Roles of cyclooxygenase-2 and pros-tacyclin/IP receptors in mucosal defense against ischemia/reperfusion injury in mouse stomach. J Pharmacol Exp Ther [J]. 2006; 316:547-555.

[37] Savas C,Ozogul C,Karaöz E,Delibas N,Ozgüner F. Splenectomy reduces remote organ damage after intestinal ischaemia-reperfusion injury. Acta Chir Belg [J]. 2003; 103:315-320.

[38] 刘河霞、费素娟、叶惠惠、张姣丽、张咏梅.丙泊酚对小鼠胃缺血/再灌注后细胞增殖及凋亡的影响[J].世界华人消化杂志,2012,20(17):1495-1501.

[39] 曹卫红、胡森、孙丹、等.肠道部分缺血-再灌注损伤诱发多器官功能障碍综合征的实验研究[J].中华急诊医学杂志,2003,12(3):655-657.

[40] 华玉芳、石翊飒、任冬青.丙泊酚对肠缺血再灌注肿瘤坏死因子-α 的影响.[J].兰州大学学报,2012,38(1):53-56.

[41] ARAUJO M,WELCH WJ. Oxidative stress and nitric oxide inkidney function[J]. Curr Opin Nephrol Hyper-

tens,2006,15（1）:72-77.

［42］Ge M,Luo G,Yao W,et al. Propofol pretreatment attenuates remote kidney injury induced by orthotopic liver autotransplantation,which is correlated with the activation of Nrf2 in rats［J］. Mol Med Rep,2015,11（5）: 3962-3968.

［43］Cui W,Tian A,Bai T. Protective effects of propofol on endotoxemia-induced acute kidney injury in rats［J］. Clin Exp Pharmacol Physiol,2011,38（11）:747-754.

［44］Hsing CH,Chou W,Wang JJ,et al. Propofol increases bone morphogenetic protein-7 and decreases oxidative stress in sepsis-induced acute kidney injury［J］. Nephrol Dial Transplant,2011,26（4）:1162-1172.

［45］Park SW,Kim M,Brown KM,et al. Paneth cell-derived interleukin-17A causes multiorgan dysfunction after hepatic ischemia and reperfusion injury［J］. Hepatology,2011,53（5）:1662-1675.

［46］宋艳芳,孙建国,刘健,等.丙泊酚对大鼠急性肾缺血再灌注损伤的影响［J］.国际泌尿系统杂志, 2010,30（5）:622-625.

25 复合麻醉的研究进展及临床应用

1. 河北北方学院,张家口,075000
2. 河北科技大学,石家庄,050018

梅艳飞[1],张丹参[2]

作者简介

梅艳飞,女,硕士研究生;研究方向:药物制剂学;Tel:+86-015350739800,
E-mail:
通讯作者:张丹参,见前。

摘要:**目的**　介绍复合麻醉的研究进展和临床应用。**内容**　复合麻醉是指同时
或先后使用两种以上麻醉药物或其他辅助药物,依据麻醉方式的不同,可大
致分为静吸复合麻醉、全凭静脉麻醉以及全麻与局麻复合麻醉;复合麻醉的
实施应遵循合理选择药物、优化复合用药、准确判断麻醉深度和坚持个体化
原则。
关键词:复合麻醉;临床应用;原则

1　何谓复合麻醉?

复合麻醉(Combined Anesthesia)是指同时或先后使用两种以上麻醉药物或其他辅助药
物,以达到完善的手术中和手术后镇痛及满意的外科手术条件[1]。复合麻醉也称平衡麻醉
(Balanced Anesthesia)[2],"平衡麻醉"一词在早期的原意系指复合应用术前药、局麻药和一
至数种全麻药。自从应用筒箭毒碱类肌松药以后,平衡麻醉主要指麻醉药、镇痛药和肌松药
的复合应用。50年代所倡导的麻醉及60年代继而应用的神经安定镇痛术都属于复合麻醉
的范畴。复合麻醉是近代麻醉中应用最广的一种麻醉方法,适用于全身各部位手术,其目的
在于减少麻醉对机体重要器官功能的影响。

复合麻醉可以充分利用各种麻醉药物和麻醉技术的优点,减少每种药物的剂量和副作
用,最大限度地维持机体生理功能的稳定,提高麻醉的安全性和可控性,以更好地满足手术

需要,提供完善的术后镇痛效果。依据麻醉方式的不同,可大致分为静吸复合麻醉、全凭静脉麻醉以及全麻与局麻复合麻醉。

2 复合麻醉药物及用药目的

复合麻醉所应用的药物种类繁多,根据临床需要往往有多种不同的复合方法,常见的几类药物见表1[1]。

表1 复合麻醉药

用药目的	常用药物
镇静、解除精神紧张	巴比妥类、地西泮
短暂性记忆缺失	苯二氮䓬、氯胺酮、东莨菪碱
基础麻醉	地西泮、氯胺酮、水合氯醛
诱导麻醉	硫喷妥钠、氧化亚氮
镇痛	阿片类
骨骼肌松弛	阿奇库铵、琥珀胆碱、筒箭毒碱类
抑制迷走神经反射	丙泊酚、阿托品类
降温	氯丙嗪
控制性降压	硝普钠、钙拮抗剂、硝酸甘油

2.1 麻醉前给药 指患者进入手术室前应用的药物。手术前夜常用镇静催眠药如苯巴比妥或地西泮,使患者消除紧张情绪。在术前服用地西泮可使患者产生短暂性记忆缺失,消除紧张或恐惧感觉。注射镇痛药可在较浅麻醉分期获得满意的镇痛效果,注射 M 受体阻断药可防止唾液及支气管分泌物所致的吸入性肺炎,并防止反射性心律失常。

2.2 基础麻醉 患者进入手术室前给予较大剂量催眠药,使患者达深睡状态,在此基础上进行麻醉,可使药量减少,麻醉平稳。常用于小儿麻醉。目前临床上常应用氯胺酮,且以氯胺酮合用其他镇静、镇痛药效果良好。孙杰锋等[3]分析和探讨了临床小儿区域麻醉中氯胺酮以及芬太尼的应用价值,将其随机分为实验组和对照组,其中实验组患儿在区域麻醉中接受氯胺酮和芬太尼药物,对照组患儿单纯地接受氯胺酮药物进行麻醉。结果发现,实验组患者的相关指标要低于对照组,其生命体征相对平稳,氯胺酮联合芬太尼在小儿区域麻醉中的效果优于单纯应用氯胺酮。

2.3 诱导麻醉 应用诱导期短的硫喷妥钠或氧化亚氮,使机体迅速进入外科麻醉期,避免诱导期的不良反应,然后改用其他药物维持麻醉。

2.4 合用肌松药 在麻醉时合用肌松药阿奇库铵、琥珀胆碱或筒箭毒碱以满足手术时肌肉松弛的要求。

2.5 低温麻醉 合用氯丙嗪可使正常机体的体温在物理降温时下降至较低水平(28 ~ 30℃),降低心、脑等生命器官的耗氧量,以便于截止血流,进行心脏直视手术。

2.6 控制性降压 加用短效血管扩张药硝普钠或钙拮抗剂使血压适度适时下降,并抬高手术部位,以减少出血。常用于止血难度大的脑科手术,也见于鼻内镜手术[4-5]。而多种药物联合控制性降压对鼻内镜手术患者更具有安全性和可控性。刘天晶等[6]探究了乌拉地尔-艾司洛尔-硝酸甘油 3 种药物联合控制性降压在鼻内镜手术中的安全性和可行性,并得出如下结论:3 种药物的联合可以协同降压,减少副作用,减少麻醉和手术风险,是一种安全可靠的降压方法,具有较高的临床应用价值。

2.7 神经安定镇痛术 常用氟哌利多及芬太尼按 50∶1 制成的合剂作静脉注射,使患者达到意识模糊,自主动作停止,痛觉消失,适用于外科小手术,如同时加用氧化亚氮及肌松药则可达满意的外科麻醉,称为神经安定麻醉。但此方法存在配伍不合理,目前已逐渐退出临床。

3 静吸复合麻醉

静吸复合麻醉是指将静脉麻醉药和吸入麻醉药合用,以产生并维持全身麻醉的方法。由于静脉麻醉药具有起效快和对呼吸道无刺激等特点,故常用于诱导麻醉;而吸入麻醉药具有较易控制麻醉深度和术后易恢复等特点,故常用于全麻的维持。在全麻的维持中,为了增强麻醉效果,减少每种麻醉药的用量,可同时使用静脉麻醉药和吸入麻醉药,也可辅以阿片类镇痛药、镇静催眠药和肌松药。临床上应用的静吸复合麻醉方法主要分为三种:静脉麻醉诱导和吸入麻醉维持;吸入麻醉诱导和静脉麻醉维持;静吸复合诱导和静吸复合维持。

临床上常用的吸入性麻醉药主要包括异氟烷(醚)和七氟烷(醚),异氟烷麻醉诱导平稳、迅速、舒适,麻醉停药后苏醒快,麻醉时肌肉松弛良好,不增加心肌对茶儿酚胺的敏感性,反复使用对肝无明显副作用,偶有恶心呕吐。七氟烷的结构与异氟烷相似,其特点是对心肺功能影响较小,血/气分布系数低,麻醉诱导和苏醒均较快,目前广泛用于诱导和维持麻醉。杜小兵[7]探讨了七氟醚静吸复合麻醉对肝叶切除术患者肝肾功能的影响,将 85 例择期行开腹肝叶切除术患者随机分为七氟醚组和丙泊酚组,麻醉诱导分别采用:七氟醚组患者吸入 8% 七氟醚,等意识丧失后,用 0.2mg/kg 顺苯磺酸阿曲库铵和 0.4μg/kg 舒芬太尼静脉注射;丙泊酚组患者将 1~2mg/kg 丙泊酚、0.2mg/kg 顺苯磺酸阿曲库铵和 0.4mg/kg 舒芬太尼静脉注射。麻醉维持分别采用:七氟醚组患者持续吸入 2%~3% 七氟醚,丙泊酚组患者将 0.5~0.8mg·kg^{-1}·h^{-1}丙泊酚持续静脉输注,维持 BIS 值在 40~60 之间。记录两组患者手术一般情况,分别于麻醉诱导前、术毕、术后、3 天和 5 天时,检测两组患者肝肾功能指标。结果发现,相比于丙泊酚复合麻醉,七氟醚静吸复合麻醉更有利于减轻肝叶切除术中缺血-再灌注损伤对患者肝肾功能的影响。

4 全凭静脉麻醉

全凭静脉麻醉(Total Intravenous Anesthesia,TIVA)是指在静脉麻醉诱导后,采用多种短效静脉麻醉药复合应用,以间断或连续静脉注射法维持麻醉,是一种仅以静脉麻醉药物完成的麻醉方法。

静脉麻醉有悠久的历史,但静脉麻醉相对于吸入麻醉一直处于配角地位,多数用于吸入全麻诱导、辅助吸入全麻、基础麻醉或比较短小的手术。以往静脉麻醉的不足之处在于可控性较差,反复使用静脉麻醉药物会蓄积在体内,难以迅速消除。另外使用全凭静脉麻醉的顾虑之一是麻醉深度难以判断,担心会发生术中知晓。进入 20 世纪 60 年代,全凭静脉麻醉的实施和研究有了长足的进步,特别是具有中国特色的静脉普鲁卡因麻醉在麻醉史中具有非凡的意义。如今全凭静脉麻醉已经可以像吸入全麻一样能胜任任何手术麻醉,可控性也可以与之媲美,完全摆脱了以往的配角地位,成为麻醉中的主要方法之一。

TIVA 用药可分为三部分[8]:①镇静-催眠药,使患者意识消失;②麻醉性镇痛药,减低乃至消除对伤害刺激的反应;③肌松药,一般应用非去极化肌松药,达到肌肉松弛的目的。TIVA 输注给药应选择输注时间相关半衰期(Context-sensitive half time)较短的静脉麻醉剂,同时利用药效学的协同作用,将作用机制不同但治疗效果相似的两种药物联合应用,能降低毒性和加快苏醒。目前临床常用的药物有:异丙酚、依托咪酯、丙泊酚、舒芬太尼和瑞芬太尼等。

与此同时,随着靶控输注技术(Target Controlled Infusion,TCI)在临床麻醉中的应用和发展,使得临床麻醉逐渐趋于合理、稳定和可控。靶控输注技术[9]是以药代-药效动力学理论为依据,在输注静脉麻醉药时通过计算机控制药物注射泵,以血浆或效应室药物浓度为调控目标从而控制麻醉深度,并可根据临床需要随时调整的一种静脉给药技术。TCI 系统的准确性,主要和计算机使用的药动学参数与患者的药动学参数匹配程度有关,即便匹配良好,TCI 系统仍然受到药动学模型固有局限性的影响,主要是因为[8]:①假想药物在房室内迅速均匀分布事实上是不可能的,因而模型常低估药物浓度;②预计血浆浓度和测量血药浓度的差异受生物变异性的影响;③个体差异,生理状态的变化可能不适应机内模型参数。因此,在临床实际工作中,我们应根据药物药效学、药动学和药剂学的特点,通过脑电双频指数监护来反馈调整靶控输注麻醉药物的剂量。

5 全麻与局麻复合麻醉

局麻与全麻联合具有以下优点:①可达到更完善的麻醉效果,患者围手术期的安全性更高;②消除患者对手术和麻醉的恐惧心理和精神;③减少全麻中镇痛药的应用或局麻药的应用;④减少静脉麻醉药或吸入麻醉药的应用,患者术后苏醒迅速,恢复快;⑤可免用或少用肌松药;⑥术后保留硬膜外导管,以利于术后镇痛。临床上常常将硬膜外麻醉和全身麻醉联合应用,具有明显麻醉优势,但并不是所有手术都适合此麻醉方式[10],主要适应证为腹部及以下的手术,包括泌尿、妇产及下肢手术。

6 复合麻醉的应用原则

6.1 合理选择药物 ①深刻了解每一种药物的药代动力学特点;②注意药物之间的协同作用和拮抗作用;③根据患者的生理特点和手术要求合理使用药物的种类、剂量和用法。

6.2 优化复合用药 应尽量减少用药种类。应用的药物种类并不是越多越好,用药种类越多,潜在的药物副作用便越多,要做到优化用药,了解每种药物可能存在的并发症、意外以及处理方法。

6.3 准确判断麻醉深度 根据患者临床体征的变化,可辅助血药浓度检测来判断麻醉深度,避免麻醉过深或过浅。

6.4 坚持个体化原则 依据患者和手术的具体情况,应用麻醉医师所熟悉的麻醉方法,避免生搬硬套。

参 考 文 献

[1] 杨宝峰.药理学.第8版[M].北京:人民卫生出版社,2013,110.

[2] 中国医学百科全书编辑委员会,谢荣.中国医学百科全书·四十七 麻醉学[M].上海:上海科学技术出版社,1986,147-149.

[3] 孙杰锋,安培育.芬太尼与氯胺酮应用在小儿区域麻醉中的临床效果观察[J].世界最新医学信息文摘,2016,16(3):93-94.

[4] 吴硕雄,姚敏,宋志高,等.丙泊酚复合瑞芬太尼控制性降压用于小儿鼻内镜手术麻醉的临床观察[J].实用医学杂志,2016,32(1):160-161.

[5] 张静贤,苏工,谢伟斌.右美托咪定在全身麻醉鼻内镜手术控制性降压中的应用[J].中国现代药物应用,2015,9(2):158.

[6] 刘天品,刘志贵,骆喜宝,等.多种药物联合控制性降压在鼻内镜手术中的应用[J].实用医学杂志,2016,32(1):115-118.

[7] 杜小兵.七氟醚静吸复合麻醉对肝叶切除术患者肝肾功能的影响[J].安徽医药,2016,20(2):374-377.

[8] 王双燕.全凭静脉麻醉临床用药新进展[J].实用药物与临床,2005,8(5):3-6.

[9] 胡利国,方才.靶控输注技术在临床麻醉中的应用进展[J].中国临床保健杂志,2011,14(3):331-333.

[10] 周岩,王东信.硬膜外阻滞对老年高血压患者腹部手术后并发症的影响[J].临床麻醉学杂志,2014,30(10):968-972.

26 利多卡因非麻醉型药理作用

1. 河北科技大学,河北,石家庄,050018
2. 河北北方学院,河北,张家口,075000

庄忠宝[1],宋晓敏[2],张丹参[1]

作者简介

庄忠宝,河北科技大学在读硕士研究生。
通讯作者:张丹参,见前。

摘要:背景 利多卡因是临床上常用的局部麻醉药,经过多年的药理研究与临床实践,利多卡因还具有其他药理作用,现在对其非麻醉型药理作用作一概述。**目的** 介绍利多卡因非麻醉型药理作用。**内容** 利多卡因常用于治疗心律失常;利多卡因起麻醉作用的同时也起到镇痛作用;利多卡因可减轻急性肺损伤及治疗支气管哮喘;利多卡因对缺血再灌注后具有脑保护作用;利多卡因可抑制炎症反应发生;利多卡因具有抑菌活性;利多卡因对恢复术后认知功能具有促进作用;利多卡因对巨噬细胞具有调节作用;利多卡因能够促进结肠癌根治术后肠道功能的恢复;利多卡因能够抑制咳嗽反应。**趋向** 应对利多卡因非麻醉型药理作用继续进行深入研究,以期应用于临床,使其发挥更大、更科学的药效作用。

关键词:利多卡因;非麻醉型药理作用;局部麻醉药;药效作用

利多卡因(lidocaine,lignocaine)别名赛罗卡因、昔罗卡因,是一种酰胺类局部麻醉药,具有穿透性、扩散性强、起效时间短以及作用时间长等特点,因此被广泛应用于临床。近年来又随着药理研究和临床应用的不断深入,对其非麻醉型药理作用也有了新的认识[1]。

1 对心血管系统的影响

目前,临床上利多卡因除应用于局部麻醉外,大部分被用于治疗心律失常,被定义为 I_B

类抗心律失常药物。室性心律失常包括室性期前收缩,室性心动过速,心室扑动和心室颤动,后三者被称为恶性心律失常,是心源性猝死的独立危险因素之一,恶性的室性心律失常往往导致患者血流动力学恶化,加速病情进展,甚至危及生命。利多卡因能够选择性作用于普肯耶纤维细胞和心室肌细胞,减缓 4 相除极速率,降低普肯耶纤维自律性,对 Na^+ 内流抑制较弱,传导略减,缩短电位复极,促进 K^+ 外流而缩短动作电位时程,相对延长有效不应期[2]。

利多卡因常用于室性心律失常的防治,因其在临床上使用时间较长,积累的经验丰富,安全性和有效性都得到很大提升。

2 镇痛作用

疼痛是一种与组织损伤或潜在损伤相关的不愉快的主观感受和情感体验,是临床大多数疾病的共同症状。它是人类最原始的痛苦,既是疾病的症状,也是一种病症[3]。它包括伤害性刺激作用于机体所引起的痛感觉,以及机体对伤害性刺激的痛反应。痛觉可作为机体受到伤害的一种警告,从而引起机体一系列防御性保护反应。但是疼痛作为警示作用也有其局限性,例如癌症等出现疼痛时,已为时太晚。

利多卡因等类型局麻药主要作用于中枢神经细胞膜,通过直接与神经细胞膜上电位门控钠离子通道相互作用,阻断感觉神经冲动的发生和传导,从而抑制疼痛的传导,起麻醉作用的同时也起到镇痛作用[4]。另外,利多卡因也可通过作用于外周神经系统,阻滞神经纤维,从而抑制疼痛传导[5]。

3 对呼吸系统的影响

3.1 对急性肺损伤的影响 急性肺损伤是由多种肺内外致病因素引起肺内炎症反应导致的肺泡上皮和血管内皮细胞的损伤,造成弥漫性肺间质及肺泡水肿,导致急性低氧性呼吸功能不全。肺损伤与内源性表面活性物质受损有关。肺表面活性物质的作用是降低肺泡液-气界面的表面张力而使肺泡的回缩力减少,表面活性物质相关蛋白-A(SP-A)是肺泡 Ⅱ 型上皮细胞(AEC Ⅱ)分泌的肺表面活性物质中含量丰富的蛋白质,具有重要的生物学功能[6]。利多卡因可通过抑制 SP-A 表达下调从而减轻大鼠 AEC Ⅱ 损伤[7]。此外,利多卡因能抑制多形核白细胞炎性反应,减轻多种原因引起的急性肺损伤[8]。

3.2 对支气管平滑肌的影响

支气管痉挛是由气道平滑肌张力及腺体分泌的优势通路-副交感神经系统兴奋后释放递质刺激胆碱能神经引起的。支气管哮喘的重要病理特征是气道高反应性,该类患者出于气道存在炎症,炎症介质会刺激神经末梢可引起反射性胆碱性支气管收缩。利多卡因能够影响气道平滑肌的张力,研究发现[9],3×10^{-5}mol/L 利多卡因对乙酰胆碱(acetylcholine,Ach)诱发的兔离体气管平滑肌痉挛有松弛作用。提示,利多卡因可通过抑制 Ach 的诱导,以治疗支气管哮喘。

4 对缺血再灌注损伤后脑保护作用

脑缺血再灌注损伤是一种多因素参与的病理过程,脑缺血再灌注后脑组织局部过度的炎症反应促进了继发性脑损害,是造成再灌注损伤的主要原因之一。多数情况下,缺血后再灌注可使组织器官功能得到恢复,损伤的结构得到修复,患者病情好转康复;但有时缺血后再灌注不仅不能使组织、器官功能恢复,反而加重组织、器官的功能障碍和结构损伤。这种在缺血基础上恢复血流后组织损伤反而加重,甚至发生不可逆性损伤的现象。研究发现[10],利多卡因具有脑保护作用,其作用机制可能通过阻断 Na^+、K^+、Ca^{2+} 通道,降低胞内 Na^+、Ca^{2+} 浓度,减少 ATP 消耗,对缺氧的神经细胞起到保护作用,减少 K^+ 外流,抑制兴奋性氨基酸和氧自由基的释放减轻脑组织的损害,改善脑血流量,发挥脑保护作用。

5 抑制炎症反应

炎症是机体对于刺激的一种防御反应,可以是感染引起的感染性炎症,也可以是非感染性炎症。利多卡因是一种膜稳定剂,可抑制中性粒细胞黏附、聚集、减少氧自由基和蛋白水解酶释放,稳定细胞膜,调节细胞因子,抑制过度的炎症反应。炎症介质 LB4,白介素 1α(IL-1α)均是强烈的中性粒细胞趋化剂,诱导中性粒细胞着边,脱粒,渗出,生成超氧化物,并协同前列腺素 E2 增加血管通透性。体外用单核细胞与不同浓度(2 ~ 20mol/L)的利多卡因孵育可以明显抑制 LB4、IL-1α 的释放,利多卡因的微摩尔的浓度级可以抑制白细胞、肥大细胞、嗜碱性粒细胞释放组胺,说明利多卡因可以抑制一些关键的炎症介质的释放,起到抗炎作用。Herroeder 等[11]于结直肠手术患者术中输注利多卡因,结果表明,围手术期静脉输注利多卡因能加快增强胃肠功能的恢复,并且明显缩短住院时间,同时,静脉输注利多卡因能明显降低血浆中 IL-6、IL-8,补体 C3a,CD-11b 等的表达水平,其机制可能为利多卡因对手术创伤具有抗炎调节作用。

6 抑制细菌活性作用

1909 年首次报道局麻药有抗菌活性。研究表明[12],0.5%、1% 的利多卡因均有抑制细菌活性的作用,其中 1% 利多卡因有更强的抑菌效果(P<0.01)。利多卡因等局麻药抗菌活性作用机制尚不清楚,可能局麻药与细菌细胞表面大分子物质或细胞膜的相互作用,干扰了真核生物和原核生物细胞膜,改变了细胞膜的功能,导致了细菌的死亡或生长受抑制[13]。

7 对术后认知功能的影响

研究发现[14],静脉输注利多卡因可以增加短暂全脑缺血大鼠海马 CA1 神经元存活率,减少大鼠海马切片中死亡细胞数量,降低梗死面积,改善动物的认知功能。近些年来,关于输注利多卡因对患者术后认知功能影响的报道也逐年增多。它能显著降低心脏瓣膜手术患者术后认知障碍(Postoperative Cognitive Dysfunction,POCD)的发生,对心脏搭桥手术老年患者术后早期的综合认知也具有一定的保护作用。此外,术中持续给予体外循环的手术患者输注利多卡因,可明显降低 POCD 发生率,但使用总量过大时,又对术后认知功能产生不利的影响[15]。另外,又有研究发现[16],水迷宫实验中利多卡因治疗组的大鼠搜索潜伏期明显短于慢性应激组(P<0.05),且有效搜索策略百分比均随测试天数增加而升高;通过海马

CA3 区神经病理检查发现,利多卡因治疗组明显多于或高于慢性应激组(均为 P<0.01)。提示,利多卡因明显减轻了慢性应激引起的小鼠学习记忆障碍和海马 CA3 区神经元损害。

8 对巨噬细胞的影响

巨噬细胞是一种位于组织内的白细胞,源自单核细胞,而单核细胞又来源于骨髓中的前体细胞。它属免疫细胞的一种,有多种功能,是研究细胞吞噬、细胞免疫和分子免疫学的重要对象。研究表明[17-19],利多卡因可抑制脂多糖诱导大鼠腹腔巨噬细胞 NF-κB 活化,从而抑制高迁移率族蛋白 B1 的合成与释放及其 mRNA 的表达,终浓度在 20mg/L 时最显著。此外,刘洪亮等研究发现[20],利多卡因可浓度依赖性的抑制 2 倍 EC_{50} ATP 诱发的巨噬细胞 $P2X_7$ 受体电流,低浓度和高浓度的利多卡因对巨噬细胞 $P2X_7$ 受体产生先抑制后兴奋的双向调节作用。

9 对直肠癌根治术后肠道功能的影响

结直肠癌是致死性的高发病率非血液性恶性肿瘤。目前,临床上治疗结直肠癌的主要方法是外科手术切除,而手术创伤性刺激可导致机体免疫刺激[21],带来一系列术后常见的并发症,进而增加患者术后癌细胞转移和复发风险[22]。王信磊等[23]研究发现,利多卡因可降低腹腔镜结直肠癌根治术患者术后血清白介素 IL-10 浓度,有利于减轻术后免疫抑制,但可能对术后癌细胞血行微转移无明显影响。此外,李淑萍等[24]研究发现,围手术期静脉滴注小剂量利多卡因可明显促进结肠癌根治术后肠道功能的恢复。

10 抑制咳嗽

咳嗽是呼吸系统疾病中最常见的临床症状之一,适度的咳嗽可以作为机体保护性反射。但长期顽固性咳嗽不仅会影响工作和学习,还会带来多种严重的并发症。咳嗽的发生基础与神经反射的参与有一定的相关性,贺佳等[25]认为降低气道局部黏膜的神经反应性可改善患者的临床症状,因此应用利多卡因氧气雾化吸入治疗顽固性咳嗽,取得了满意的效果。此外,静注吗啡联合 7% 利多卡因气雾剂能明显降低喉癌术后呛咳的发生以及严重程度,减少伤口出血,减轻患者疼痛[26]。

芬太尼是麻醉诱导时常用的麻醉镇痛药之一,其可诱发呛咳等不良反应。研究发现,利多卡因静脉注射[27]或联合其他药物[28-30]可预防芬太尼类镇痛药物诱发的呛咳反应,其机制可能是利多卡因抑制脑干功能或抑制气管咳嗽感受器,舒张气管平滑肌,降低气道应激性而发挥作用。

参 考 文 献

[1] 安敏,邱颐.利多卡因非麻醉作用研究进展[J].临床麻醉学杂志,2015,31(9):928.

[2] 王军,蔡蕊,杨晓敏.我院住院患者抗心律失常类药物使用情况分析[J].中国现代药物应用,2014,8(17):148.

[3] 雷小平,徐萍. 药物化学[M]. 北京:高等教育出版社,2010:235.

[4] Alipour M,Tabari M AM,Alipour M. Paracetamol,ondansetron,granisetron,magnesium sulfate and lidocaine and reduced propofol injection pain[J]. Iran Red Crescent Med J,2014,16(3):e16086.

[5] 梁凌,黄品婕,罗晨芳等. 静脉注射利多卡因通过其局麻作用而非全身作用减轻异丙酚注射痛[J]. 实用医学杂志,2015,31(12):2017-2020.

[6] Lazic T,Matic M,Gallup JM,et al. Effects of nocotine on pulmonary surfactant proteins A and D in ovine lung epithelia[J]. Pediatr Pulmonol,2010,45(3):255-262.

[7] Flondor M,Listle H,Kemming GI,et al. Effect of inhaled and intravenous lidocaine on inflammatory reaction in endotoaemic rats[J]. Eur J Anaesthesiol,2010,27(1):53-60.

[8] Wilson ME,Berney C,Behan AL,et al. The effect of intravenous lidocaine infusion on bronchoalveolar lavage cytology in equine recurrent airway obstruction[J]. J Vet Intern med,2012,26(6):1427-1432.

[9] 胡秀才,刘兴敏,安裕文等. 利多卡因对兔离体气管平滑肌张力的影响[J]. 中国老年学杂志,2012,32(7):2784-2786.

[10] 彭宇明,周晓莉,吉勇等. 利多卡因对幕上肿瘤切除患者术中脑氧代谢和脑能量代谢的影响[J]. 临床麻醉学杂志,2014,30(1):5-9.

[11] Herroeder S,Pecher K,Schonherr ME,et al. Systemic lidocaine shortens length of hospital stay after colorectal surgery:a double-blinded,randomized,placebo-controlled trial[J]. Ann Surg,2007,246(2):192-200.

[12] 韦运杰,宫丽娅,苏秀宁等. 利多卡因与布比卡因抑菌作用的临床研究[J]. 临床麻醉学杂志,2006,22(9):683-685.

[13] 王金龙,韩立中. 复方利多卡因乳膏的抗菌效果评估[J]. 中华医院感染学杂志,2012,22(10):2116-2117.

[14] Lin D,Cao L,Wang Z,et al. Lidocaine attenuates cognitive impairment after isoflurane anesthesia in old rats[J]. Behav Brain Res,2012,228(2):319-327.

[15] Marhew JP,Mackensen GB,Philips-Blue,et al. Randomized,double-blinded,placebo controlled study of neuroprotection with lidocaine in cardiac surgery[J]. Stroke,2009,40(3):880-887.

[16] 胡晓云,王东信. 利多卡因对慢性应激小鼠学习记忆功能障碍及神经病理变化的影响[J]. 中华医学杂志,2006,86(47):3335-3339.

[17] 王焕亮,周长青,叶婷等. 利多卡因对 LPS 诱导大鼠腹腔巨噬细胞 NF-κB 活性的影响[J]. 中华麻醉学杂志,2010,30(7):855-857.

[18] 周长青,王焕亮,张丽等. 利多卡因对脂多糖诱导的巨噬细胞高迁移率族蛋白 B1 mRNA 表达的影响[J]. 临床麻醉学杂志,2009,25(9):792-794.

[19] 叶婷,类维富,王焕亮等. 利多卡因对 LPS 诱导巨噬细胞 HMGB1 释放及转位的影响[J]. 山东大学学报(医学版),2010,48(3):44-47.

[20] 刘洪亮,戴体俊. 利多卡因在异丙酚抑制巨噬细胞膜 P2X$_7$ 受体电流中的双向调节作用[J]. 中国药理学通报,2009,25(7):911-914.

[21] Vesely MD,Kershaw MH,Schreiber RD,et al. Natural innate and adaptive immunity to cancer[J]. Annu Rev Immunol,2011,29:235-271.

[22] Neeman E,Ben-Eliyahu S,Surgery and stress promote cancer metastasis:new outlooks on perioperative mediating mechanisms and immune involvement[J]. Brain Behav Immun,2013,30 Suppl:S32-S40.

[23] 王信磊,刘诗文,李强等. 利多卡因对腹腔镜结直肠癌根治术患者血清白介素 10 和细胞角蛋白 20 的影响[J]. 临床麻醉学杂志,2015,31(4):336-338.

[24] 李淑萍,赵海燕. 利多卡因静脉滴注对结肠癌根治术后肠道功能恢复的影响[J]. 中国实用医药,

2014,9(8):180-181.

[25] 贺佳、陈小虎、王兴友.利多卡因雾化吸入治疗顽固性咳嗽的临床研究[J].中国医师进修杂志,2012,35:127-128.

[26] 乔晖、范庆、李文献.静注吗啡联合7%利多卡因气雾剂预防喉癌术后呛咳的效果[J].临床麻醉学杂志,2013,29(12):1160-1162.

[27] 罗小燕、谢文喜、章华.静脉注射利多卡因预防舒芬太尼诱发的呛咳反应[J].医学临床研究,2011,28(2):301-302.

[28] 李艳、谢海、欧阳碧山.地佐辛与利多卡因抑制芬太尼诱发反射性咳嗽效果比较[J].中国医师杂志,2014,16(5):679-681.

[29] 王锦媛、侯清武、马玉英.地塞米松和利多卡因抑制舒芬太尼全麻诱导时诱发呛咳的临床疗效观察[J].中国全科医学,2014,17(30):3620-3622.

[30] 王金忠、裘宝玉、蒋国荣等.右美托咪定与利多卡因抑制芬太尼诱发呛咳的效果随机对照研究[J].中国全科医学,2014,17(3):328-330.

27 麻醉与老年术后认知功能障碍

1. 河北北方学院,张家口,河北,075000
2. 河北科技大学,石家庄,河北,050018

宋晓敏[1]　庄忠宝[2]　张力[1]　张丹参[2]

作者简介

宋晓敏,河北北方学院在读硕士研究生。
通讯作者:张丹参,见前。

摘要:背景　术后认知功能障碍(Postoperative Cognitive Dysfunction,POCD)是一种术后常见的中枢神经系统并发症,在老年患者中较常见。随着社会老龄化趋势加重以及医疗技术水平的发展,接受手术治疗的老年患者比重在逐渐上升。因此,对老年 POCD 发病机制的研究越来越引起人们的重视。**目的**探讨相关麻醉因素对老年患者 POCD 的发病率及转归的影响。**内容**　通过从麻醉药物、麻醉方式、麻醉深度及麻醉剂量四个与麻醉相关的因素来研究其与老年 POCD 之间的具体联系,从而指导临床麻醉药物的合理规范使用,降低老年 POCD 的发生率。**趋向**　目前,人们对于 POCD 的具体发病机制尚不清楚,而麻醉因素被普遍认为是影响老年 POCD 发病的重要因素之一,引起了人们对于研究与麻醉相关的老年 POCD 发病机制的兴趣。

关键词:老年患者;术后认知功能障碍;麻醉药物;麻醉方式;麻醉深度;麻醉剂量;诊断防治

1　基本概念

术后认知功能障碍(Postoperative Cognitive Dysfunction,POCD)是指患者麻醉手术前无精神异常而术后出现的一种中枢神经系统的并发症。POCD 常发生于大手术后或急诊手术后数周或数月内。患者中以老年患者为主,属于轻度神经认知障碍,部分患者可持续存在,表现为认知功能异常、记忆缺损或减退、人格及社会整合能力下降等,并有向老年痴呆症恶化的风险[1]。POCD严重影响了老年患者的自理水平,并且降低了老年患者的生活质量,因此对影响老年患者POCD的发病及转归的因素进行研究是十分必要的。众所周知,POCD是由多种影响因素如麻醉、手术等共同作用的结果,本文将主要对与麻醉相关的因素予以综述。

2 与麻醉相关的老年POCD的发病机制

随着人们年龄的增长,老年患者中枢神经系统功能逐渐减退,中枢神经递质如多巴胺和乙酰胆碱等的合成能力下降,并且功能不足。这些均为使老年患者在接受手术麻醉过程中神经系统容易受到损害的原因,进而出现神经退行性改变及神经炎症指标表达,从而影响老年患者的认知功能。另外,老年患者常伴随有许多血管性危险因素,如高血压、高血脂、糖尿病等,这些均在老年患者POCD的发病中起到了综合协同的作用。本文将对诱发老年POCD的麻醉相关的因素作简要概述。

2.1 麻醉药物 麻醉药物本身可因不同的作用位点及作用机制来抑制中枢神经系统,进而影响老年患者的认知功能。根据作用位点或作用机制的不同,将麻醉药物导致老年患者POCD发病的位点或机制归类如下。

2.1.1 中枢神经系统

2.1.1.1 中枢神经受体和递质系统 在老年患者中枢神经系统逐渐退化的基础上,目前使用的麻醉药物均可不同程度地导致中枢神经递质(多巴胺、乙酰胆碱和儿茶酚胺等)的变化,进而引发术后炎性反应以及人体的应激反应,从而降低甚至损害老年患者中枢神经系统,这是造成老年患者术后认知功能下降的主要机制之一,也是诱发老年患者POCD的发病原因之一[2]。

全身麻醉药物咪达唑仑属于苯二氮䓬类药物,它作用于中枢神经系统γ-氨基丁酸(GABA)受体,并与之特异性结合,从而激活GABA受体,突触后膜Cl⁻通道开放,神经细胞超极化,最终起到抑制中枢神经作用[3]。也有研究发现,高浓度的七氟醚呈剂量依赖性地抑制N-甲基-D-天冬氨酸(NMDA)受体,并产生大量氧自由基,进而对中枢神经系统的学习记忆功能产生影响。

除上述所述递质外,仍有单胺类神经递质(肾上腺素、去甲肾上腺素、5-羟色胺、多巴胺等)以及氨基酸类神经递质(谷氨酸和天冬氨酸)等作为麻醉药物作用的靶点,通过产生神经毒性物质或者破坏神经传导的信号通路来影响患者的学习认知功能,进而导致老年患者POCD发病率的升高。

2.1.1.2 神经突触可塑性 神经突触的可塑性是指突触的传递效能随着内外各种环境因素的变化而发生适应性改变,其被认为与学习记忆功能密切相关。其中长时程增强(long-term potentiation,LTP)和长时程抑制(long-term depression,LTD)最为重要,是目前大家比较公认的影响学习记忆的机制。近年来,学者一致认为海马的LTP传递是海马对信息进行编码记忆的的生物学基础。评估LTP、学习与记忆功能受损程度是研究POCD的重要途径。LTP变化在某种程度上可反映药物对海马学习和记忆功能的影响[4]。有研究[5]发现麻醉药物七氟醚可阻断突触后胆碱能神经元的突触传递及抑制海马突触的LTP,进而影响学习记忆功能。Wei等[6]研究发现麻醉药物异丙酚能够破坏突触传递的协调性,在易化海马LTD表达的同时,也损害LTP的维持,这可能是其产生遗忘作用的神经生理基础。

2.1.1.3 神经细胞蛋白质表达 ①Tau 蛋白:Tau 蛋白主要分布在大脑的额叶、颞叶、海马和内嗅区神经元以及外周神经的轴突内。当 Tau 蛋白过度磷酸化后,则可导致相关神经递质的运输、储存和释放障碍,进而引起学习记忆障碍。同时,Tau 蛋白也可引起大量神经元纤维缠结以及进一步破坏微管,进而引起神经元死亡及认知功能障碍[7]。有研究[8]发现,异氟烷在 1.0 肺泡气最低有效浓度下麻醉小鼠 4 小时,可以加速体内 Tau 蛋白磷酸化,最终导致 POCD 的发生。但是也有部分学者认为,磷酸化的 Tau 蛋白无神经毒性作用甚至可以保护神经细胞。所以 Tau 蛋白对 POCD 的影响仍需进一步研究。②β-淀粉样蛋白(Aβ):Aβ 是阿尔兹海默症(Alzheimer's disease,AD)患者脑中老年斑的主要成分,具有神经元毒性作用。Aβ 的聚集可以增强细胞毒性,促进细胞的凋亡。Lu[9] 等研究发现,麻醉药物七氟醚可以改变前体淀粉样蛋白(POCD 病理特点)的产生,并提高 Aβ 的水平,增强了神经毒性。表明了七氟醚与 POCD 发病有着潜在的关系。

2.1.2 中枢性炎症 最近有报道[10]表明,麻醉药物不仅可以促进炎症因子的释放,而炎症因子会通过直接或间接的方式引起中枢炎症反应。而且麻醉药物可以增强中枢性炎症的敏感性,促进各种促炎因子的释放,导致脑内胶质细胞释放细胞因子,增强炎症反应。而当炎症反应过度时,始发的炎性因子则可能会干扰神经元的活性,影响突出传递功能,以及引起神经元毒性或退化,进而损害患者的记忆功能。

2.1.3 钙平衡 有研究[11]表明,麻醉药物可以影响细胞内钙稳态,从而导致神经变性疾病的发生。其分子机制可能是麻醉药物过度激活内质网膜上的三磷酸肌醇受体(IP3R)及兰尼碱受体,进而影响了钙的释放,导致钙调蛋白依赖性蛋白激酶 Ⅱ(calmodulin-dependent protein kinase Ⅱ,Ca MK Ⅱ)活性降低,影响细胞功能及代谢,从而短期影响认知功能。研究发现,异氟烷通过激活内质网膜上 IP3R,增加了内质网钙离子释放增加,导致细胞钙离子失衡,引起神经细胞毒性。

2.2 麻醉方式 临床麻醉方式主要可以分为全身麻醉和区域麻醉,麻醉方式对 POCD 的影响一直存在争议,目前全麻比局麻更易引起 POCD 的说法尚无定论。进一步动物实验研究提示,全麻药物可通过对中枢胆碱能系统的影响、直接的神经损伤作用及对记忆相关蛋白表达的改变而增加 POCD 的发生,且全麻药物在体内的残留也是原因之一[12]。

有研究[13]发现,老年患者术后 7 天,虽然全麻组 POCD 发生率要高于局麻组,但两组数据并无统计差异,相反,局麻组比全麻组转归更好。术后 3 个月及 6 个月,两组数据均无显著统计学差异。所以,局麻可以降低术后早期 POCD 的发生率,全麻与长期 POCD 没有明确关系,但是局麻可以降低术后患者的病死率。

高书君[14]与赵光[15]等均比较了硬膜外麻醉与全身麻醉对老年患者术后认知功能的影响,均可以看出前者 POCD 的发生率明显低于全麻组,且术后恢复快,但不增加麻醉剂量。但是由于麻醉药物、手术方式和手术部位的不同,研究可能会有不足,因此麻醉方式与老年患者 POCD 的发生仍需进一步深入研究。

2.3 麻醉深度 有研究显示,在术中不同的麻醉深度对术后患者的认知功能影响较大,An[16] 等比较了术中深麻醉与浅麻醉的患者术后早期 POCD 的发病率,发现浅麻醉发生率为 27.5%,要远远大于深麻醉组 10%,因此可以看出,在术中深度静脉麻醉能够降低早期 POCD 的发病率。术中脑电双频指数(BIS)值是目前以脑电来判断镇静水平和监测麻醉深度的较为准确的一种方法。蔡云亮[17] 等发现 BIS 值在 35～45 要比 50～60 水平更有利于术后早期认知功能恢复。

2.4 麻醉剂量 近年来有研究发现,当麻醉药物的用药剂量变化时,对神经细胞会产生不同的影响。有研究者从量效关系的研究角度发现异氟烷对认知功能的影响具有剂量依赖性。XIE[18]等认为异氟烷可能在低剂量时抑制细胞凋亡,具有保护细胞的作用,但是在高剂量时却诱导细胞凋亡。也有研究显示,亚麻醉剂量的氯胺酮、咪达唑仑就可以剂量依赖性的引起幼鼠大脑细胞的大量凋亡[19]。上述研究均提示麻醉药物的剂量大小与 POCD 的发病率有着密切的联系。

3 老年患者 POCD 的诊断与防治

由于 POCD 的发病群体大多是老年患者,而老年患者生理病理条件具有特殊性,所以临床医护人员需要对老年患者进行特殊的治疗护理,降低老年患者 POCD 发病率。

3.1 诊断 由于目前尚无专门用于 POCD 的神经心理学测试,所以造成 POCD 发生率的报道不一。另外,在动物实验研究中,常用水迷宫来检测大鼠空间记忆学习能力,而患者 POCD 存在多种形式的学习记忆障碍,很难在动物身上模拟。故建立统一的、更加客观的 POCD 临床诊断标准,寻找更合适的动物认知功能检测工具,是目前研究急需解决的问题[20]。

3.2 防治 老年患者由于生理条件特殊,所以应密切注意围手术期各个阶段生理指标,尽量选择代谢速度快,POCD 发生率小的麻醉药物,积极预防与治疗。术前:应该将老年患者的心态调整至最佳的状态,消除患者术前焦虑;选择合适的麻醉药物及麻醉方式,尽量对中枢神经系统影响较小,消除应激反应。在术前尽量通过心理测试识别出高危患者,加强围手术期管理,减少 POCD 的发生。术中:术中麻醉要适度,保证充足的供氧,防止过度通气使 CO_2 分压过大,尽量减少手术创伤及出血。术后:对患者进行心理安慰,合理使用镇痛药物,确保各项生理指标平稳,减少 POCD 的发生率[21]。

4 展望

目前,仍然没有一种有效的方法,可以很好的防治 POCD。随着社会老龄化的到来及社会医疗水平的发展,老年患者 POCD 的发病率呈逐渐上升的趋势,并严重影响老年患者的生活质量,这无疑引起了人们的重视。研究人员也对引起 POCD 的发病相关因素开展了大量深入的研究,发现其发病机制错综复杂。当前人们认为 POCD 的发病是多种因素综合作用的结果,而麻醉因素则被认为是引起 POCD 的主要影响因素之一。今后,POCD 动物模型的建立,发病机制的阐明及预警指标的选择将成为未来的研究方向,从而为临床 POCD 的防治提供真实可靠的依据。

参 考 文 献

[1] 杨蕊,孙建良.全身麻醉药物与术后认知功能障碍的研究进展[J].中国现代医生,.2013,51(23):17-19.

[2] 左蕾.麻醉与术后认知功能障碍相关机制的研究进展[J].医学综述,2013,19(10):1847-1849.

[3] 王刚. 麻醉药物对老年患者术后认知功能障碍影响的研究进展[J]. 重庆医学,2013,42(33): 4091-4092.

[4] 曹译匀. 术后认知功能障碍发病机制的研究进展[J]. 临床麻醉学杂志,2015,31(8):826-829.

[5] 王志萍、谢蕾、江山等. 反复吸入七氟烷对幼年大鼠认知功能的影响[J]. 中华麻醉学杂志,2008,28: 1089-1092.

[6] Wei H,Xiong W,Yang S,*et al*. Propofol facilitates the development of long-term depres-sion(ltd) and impairs the maintenance of long-term potentiation (ltp) in the cal region of the hippocampusof anesthetized rats[J]. Neurosci Lett,2002,324(3):181-184.

[7] 陈琛. 麻醉与老年患者术后认知功能障碍的研究进展[J]. 安徽医科大学学报,2014,49(1):133-136.

[8] Planel E,Bretteville A,Liu L,*et al*. Acceleration and persistence of neurofibrillary pathol-ogy in a mouse model of tauopathy following anesthesia[J]. FASEB J,2009,23(8):2595-2604.

[9] Lu Y,Wu X,Dong Y,*et al*. Anesthetic sevoflurane causes neurotoxicity differently in neonatal native and Alzheimer disease transgenic mice[J]. Anesthesiology,2010,112(6):1404-1406.

[10] 向玲、孙广运. 术后认知功能障碍与麻醉相关性的研究进展[J]. 中国民族民间医药,2014,(23): 21-23.

[11] Wei H,Xie Z. Anesthesia,Calcium Homeostasis and Alzheimer's Disease[J]. Curr Alzheimer Res,2009,6 (1):30-35.

[12] Perouansky M. Liaisons dangereuses General anesthetics and long-termtoxicity in the CNS[J]. Eur J Anaes-thesiol,2007,4(2):107-115.

[13] Selim M. Perioperative stroke[J]. N Engl J Med,2007,356(7):706.

[14] 高书君. 不同麻醉方式对老年髋关节置换术后患者认知功能的影响[J]. 贵阳医学院学报,2015,(1): 100-103.

[15] 赵光. 硬膜外麻醉与全身麻醉对老年骨科患者术后短期认知功能的影响[J]. 中国卫生标准管理, 2015,6(5):23-24.

[16] An J X,Fang Q W,Huang C S,*et al*. Deeper total intravenous anesthesia reduced the incidence of early post-operative cognitive dysfunction after microvascular decompression for facial spasm[J]. J Neurosurg Anesthe-siol,2011,23(1):12.

[17] 蔡云亮、李安学、李文兵等. 七氟醚不同麻醉深度对术后应激反应以及血清兴奋性氨基酸、S-100β、NSE 含量的影响[J]. 海南医学院学报,2015,21(3):393-396.

[18] KVOLIK S,GLAVAS-OBROVAC L,BABES V,*et al*. Effects of inhalation anesthetics halothane,sevoflurane, and isoflurane on human cell lines[J]. Life Sci,2005,77:2369-2383.

[19] Young C,Jevtovic-Todorovic V,Qin YQ,*et al*. Potential of ketamine and midazolam,individually or in combi-nation,toinduce apoptotic neurodegeneration in the infant mouse brain. Br J Pharmacol,2005,146:189-197.

[20] 李文瑶. 麻醉与老年人手术后认知功能障碍研究进展[J]. 医学研究生学报,2012,25(6):650-653.

[21] 孙国海. 老年人麻醉术后认知功能障碍的研究进展[J]. 当代医学,2009,15(15):18-20.

28 麻醉期间抗高血压药物的应用

上海市第十人民医院药学部,上海,200072
陆文杰,李冬洁,沈甫明

作者简介

陆文杰,女,2008 年毕业于复旦大学药学院药学专业、获学士学位;药理学硕士在读;主管药师,从事临床药师工作 5 年。以第 1 作者在统计源期刊发表文章 2 篇。

通讯作者:沈甫明,男,医学博士。同济大学附属上海市第十人民医院药学部主任、教授、博士生导师,钱江特聘专家。获国家自然科学基金面上项目、上海市科委基础研究重点项目等资助 12 项。研究方向为心血管药物药理学。以通讯或第 1 作者在 *Hypertension*,*Crit Care Med* 等发表文章 20 余篇。目前兼任中国药理学会理事、上海市药理学会常务理事、上海市医学会临床药学分会委员、上海市药学会医院药学专业委员会委员和上海市医院协会药事管理专业委员会委员;中国药理学通报、药学实践杂志等编委。

摘要:背景　许多抗高血压药物都可与麻醉药发生相互作用,且围手术期高血压易对患者造成多种伤害,因此麻醉期间抗高血压药物的应用值得探讨。目的　介绍麻醉期间应用降压药可能存在的问题,及麻醉期间高血压的药物处理方式,为临床用药提供参考。内容　麻醉期间,长期应用利尿剂的患者须控制血钾;应用肾上腺素能阻断药患者需减少麻醉药用量;应用钙通道阻滞剂时需警惕心肌抑制及血压过低;应用血管紧张素转换酶抑制药患者需减少麻醉药用量,警惕血压过低。麻醉期间高血压用药原则以小剂量、分次、根据患者对药物的反应进行适当调节为宜,先选择起效快、作用时间短的新型降压药,如艾司洛尔、尼卡地平;用药后如血压仍然控制不佳可选择血管扩张药。趋向　临床工作中必须熟练掌握各种药物的特点及相互作用,针对患者制定最优治疗方案,同时还应对麻醉期间高血压治疗方案的短期及长期后果作进一步评估。
关键词:抗高血压药物;麻醉药物;围手术期

由于许多抗高血压药物都可与麻醉药发生相互作用,为避免术中出现严重的循环抑制,以往强调术前必须停用抗高血压药。但在实际工作中发现,术前突然停用抗高血压药,容易出现高血压反跳现象,不利于维持围手术期循环功能的稳定,从而易造成患者卒中及急性肾损伤等风险增大,对患者生命安全的威胁更大[1]。因此,目前多主张已应用抗高血压药物治疗者一般不需停止用药。而血压正常者只要术前血压稳定,也不必加用抗高血压药物。对于高血压患者在围手术期,要尽可能将血压波动范围控制在患者术前可耐受范围内,防止血压骤升或骤降,保持呼吸道通畅,保证各脏器充分供氧,维持循环血容量,维持电解质平衡。尤其是老年高血压患者,应防止血压过度降低,诱发心、脑、肾等重要脏器并发症[2-5]。本文介绍了麻醉期间应用降压药可能存在的问题,及麻醉期间高血压的药物处理方式,旨在为临床用药提供参考。

1 长期应用抗高血压药物麻醉期间可能存在的问题

常用抗高血压药包括利尿药、肾上腺素能阻断药、钙通道阻滞剂和血管紧张素转换酶抑制药等药物,许多都可与麻醉药物产生相互作用,应用时需谨慎。

1.1 利尿药 利尿药可干扰机体正常的水电解质代谢,造成不同程度的水电解质代谢失调,破坏机体正常的内稳态。如果患者术前长期服用利尿药,且未及时纠正机体缺水时,患者的体液容量可明显减少,从而对各种麻醉药的心肌抑制和血管扩张效应异常敏感,术中极易发生低血压。长期服用利尿药可引起机体的电解质紊乱,其中尤以血浆钾离子浓度异常最为重要,也最为常见。尽管不一定造成低钾血症,但排钾利尿药将引起全身总体钾含量的下降,从而增强非去极化肌肉松弛药的效能,引起肌肉麻痹的时间延长。机体缺钾还可诱发心律失常,增强强心苷类药物的毒性反应。因此,这类患者术前宜适量补钾,而且只要患者体内不存在血镁增高,最好还应同时补镁。长期服用螺内酯(spironolactone)、氨苯蝶啶(tri-amterene)等保钾利尿药可造成高钾血症,使患者出现进行性肌无力、心脏传导障碍和室性心律失常等症状,尤其在使用琥珀胆碱后,血钾水平还可进一步升高,甚至可诱发致死性心律失常。因此,术前需要将患者的血钾水平控制在 5.5mmol/L 之内[6,7]。

1.2 β受体阻断药 β受体阻断药是一类治疗心血管疾病的常见药物。大量的实验结果提示,β受体阻断药与全麻药在抑制心肌功能和心肌电生理活性方面具有协同或相加效应,尤其是在低血容量的情况下,更易于发生循环危象。同时还应注意到,全麻后机体血流动力学的改变可影响到β受体阻断药的药代学过程,使其清除率下降,血药浓度增高。为此,术中宜减少麻醉药的用量,以避免发生毒性反应,同时也能减轻其对β受体阻断药心肌抑制效应的增强作用[8-10]。

若患者术前已长期使用该药,则需持续用药至手术当日,以防止突然停药后出现"反跳"现象而造成更为严重的危害。对于围手术期需要使用该药的患者,术中一定要警惕药物相互作用的发生,避免造成严重的心肌抑制。配伍β受体阻断药时,局部麻醉药液中不宜加入肾上腺素。因为一旦肾上腺素的β效应被阻断,α受体作用便趋于优势,可引起外周血管收缩,血压升高,并反射性地增加迷走神经张力,引发心率下降和房室传导阻滞,有致命危险[11,12]。

1.3 钙通道阻滞药 钙通道阻滞药与挥发性麻醉药均能干扰细胞膜上钙离子的流动,配伍用后在抑制心肌功能和扩张血管方面可呈相加效应。其中，维拉帕米（verapamil）、地尔硫草（diltiazem）等与氟烷、恩氟烷作用相似，都产生较明显的心肌抑制效应，而硝苯地平（nifedipine）、尼卡地平（nicadipine）等则更近似于异氟烷，可产生明显的血管扩张效应。钙通道阻滞药与恩氟烷合用对心肌的抑制较氟烷或异氟烷强，氟烷与维拉帕米、地尔硫合用时对心肌的抑制作用比同硝苯地平或尼卡地平合用时强，而异氟烷与硝苯地平合用时则可因明显的血管扩张效应而产生严重的低血压[13]。

1.4　血管紧张素转换酶抑制剂　长期服用血管紧张素转换酶抑制剂（angiotensin converting enzyme inhibitor，ACEI），有可能引起机体肾素-血管紧张素-醛固酮系统功能的抑制，使患者对麻醉药循环抑制效应的敏感性明显增加，可造成患者术中血压的突然下降，尤其是在体液大量丢失或机体的神经-内分泌应激反应受各种疾病或药物影响而遭到抑制时，更易发生严重的低血压反应[14,15]。长期服用 ACEI 还可耗竭血管中的血管紧张素-Ⅱ，造成机体对肾上腺素能药物的反应性下降，所以一旦术中出现低血压，使用传统的升压药物进行治疗效果有时并不理想。Coriat 等人曾将长期服用恩那普利（Enalapril）的患者分为术前停药和未停药两组进行观察，发现在麻醉诱导时（芬太尼 5mg/kg 和咪达唑仑 0.15mg/kg），停药组中 100% 的患者都出现了低血压，而且必须使用去氧肾上腺素进行治疗，而未停药组只有 20% 的患者发生低血压[16]。为此 Roizen 建议手术当日清晨应停用 ACEI，以策安全[17]。但 Licker 则认为这种做法依据不足，通过研究发现，长期服用 ACEI 的患者体内肾素-血管紧张素-醛固酮系统仍保留有部分活性，只要围手术期不损害机体交感神经反应的完整性，就可维持循环状态的稳定[18]。因此，术中宜适量减少麻醉药的用量，减慢麻醉药的注（滴）药速度，以便为机体发挥代偿作用留有充裕的反应时间，同时还应注意及时补足液体。

1.5　其他　利血平（reserpine）可消耗体内储存的儿茶酚胺，使服用该药的患者对麻醉药的心血管抑制作用非常敏感，术中很容易发生血压下降和心率减慢，故需特别警惕。采用椎管内阻滞麻醉时，低血压反应则更为普遍，且程度也较为严重。一旦服用利血平的患者在手术中出现低血压，在选用药物治疗时应格外慎重。若使用直接作用的拟交感神经药（如肾上腺素、去甲肾上腺素等），可发生增敏效应和引起血压骤升，而使用间接作用的拟交感神经药（如麻黄碱）升压效应却往往并不明显[19,20]。

胍乙啶（guanethidine）的降压机制与利血平相似，只是不易透过血-脑屏障，故无中枢性作用。该药可增加患者对交感神经阻滞效应的敏感性，引起容量血管扩张，而且还能造成机体反射性血压调节机制的障碍，所以麻醉时低血压反应可能很明显。与利血平一样，胍乙啶也能改变拟交感神经药的作用效能，在配伍用氯胺酮、泮库溴铵等有拟交感神经活性的药物时，也会出现血压过度升高[21]。

2　麻醉期间高血压的药物处理

围手术期血压过高会导致心血管事件，甚至导致患者死亡。术前高血压（160/105mmHg，相当于Ⅱ级高血压）被列为一个独立的手术风险因素，因此术前诊断高血压及控制麻醉期间高血压对于手术安全有重要意义[22,23]。

2.1　药物选择使用的原则　麻醉期间降压药的选择需注意药物之间的相互作用；特别是长期应用的抗高血压药物对麻醉药的影响，选择麻醉药时应该考虑抗高血压药物的降压反应。

由于术前高血压病患者使用的药物种类、时间及患者的基础状态不同,在麻醉期间如果必须选用降压药,应全面评估,针对患者的情况,个体化选用。用药原则以小剂量、分次、根据患者对药物的反应进行适当调节为宜,避免降压过低造成的相关并发症[12]。

2.2 麻醉期间高血压的药物处理 导致麻醉期间高血压的原因很多,如:患者过度紧张,恐惧;原发性高血压,麻醉过浅,手术的牵拉刺激,高碳酸血症及低氧血症等。通常术中 MAP 升高 20mmHg 以上就应该处理,首先需排除以上因素并对症处理。对于严重高血压甚至出现高血压危象时,则需要应用静脉抗高血压药物。用药原则是先选择起效快、作用时间短的新型降压药;用药后如血压仍然控制不佳可选择血管扩张药[24,12]。常用的静脉抗高血压药物使用要点如下:

2.2.1 硝普钠 硝普钠直接扩张动脉、静脉引起血压迅速下降,其扩张血管效应个体差异较大[25,26]。成人有效量为 16 ~ 600μg/min。静脉滴注从 10μg/min 开始,应严密观察血压变化,根据血压调整给药速率。由于硝普钠作用持续时间短,因此,在停止注药后血压很快可回升至降压前水平。

2.2.2 硝酸甘油 常用于高龄、心功能不全的患者,静脉给药后对心脏无抑制作用,可扩张冠状动脉,降低心室前、后负荷,降低血压,无"反跳性"高血压。缺点是明显扩张静脉,降低前负荷,易引起心动过速[27,28]。从 5 ~ 10μg/(kg·min) 开始静脉输注,逐渐增加剂量,停药后数分钟内作用消失。

2.2.3 酚妥拉明 酚妥拉明是非选择性的短效 α 受体阻滞剂,一般不用于高血压的治疗,在麻醉期间,主要用于嗜铬细胞瘤手术时的血压升高,可静脉注射 2 ~ 5mg 或滴注 0.5 ~ 1mg/min,以防出现高血压危象。也用于体外循环中灌注压的升高。

2.2.4 乌拉地尔 乌拉地尔可用于高血压危象及手术前、中、后对血压升高的控制性降压。成人常用量:缓慢静注 12.5 ~ 25mg,监测血压变化,降压效果应在 5 分钟内出现。若效果不够满意,可重复用药。

2.2.5 艾司洛尔 艾司洛尔是选择性的 $β_1$ 受体阻滞剂,可减慢心率和降低血压,常用于全身麻醉气管插管刺激喉头导致的心率增快、血压升高。由于其增加引起支气管痉挛,有气道疾病患者慎用。因其减弱心收缩力,应用于心动过缓、传导阻滞、心衰患者时,须严格控制用量[29-31]。用于围手术期高血压,即刻控制剂量为 1mg/kg 30 秒内静注,继续予 0.15mg/(kg·min) 静脉点滴,最大维持量为 0.3mg/(kg·min)。

2.2.6 尼卡地平 尼卡地平是钙通道阻滞药,扩张周围血管使血压下降,同时也扩张脑血管及冠状动脉,可防止术后脑水肿。该药优点是起效快,血管舒张效果依赖剂量大小,不减少前负荷,停药后血压回升较慢,无明显的反跳作用[30,32]。手术时异常高血压的紧急处理可以 2 ~ 10μg/(kg·min)(体重)的剂量给药,根据血压调节滴注速度,必要时可以 10 ~ 30μg/kg(体重)的剂量静注。

3 总结

随着基础及临床研究的不断深入,我们对于麻醉期间高血压及其药物治疗已有一定了解,临床工作中必须熟练掌握各种药物的特点及相互作用,从而针对患者,制定最优治疗方案。同时还应对麻醉期间高血压治疗方案的短期及长期后果作进一步评估。

参 考 文 献

[1] Aronson S. Perioperative hypertensive emergencies. *Curr Hypertens Rep*. 2014; 16(7):448-456.

[2] James PA, Oparil S, Carter BL, *et al*. 2014 evidence-basedguideline for the management of high blood pressure in adults: report from the panel members appointed to the Eighth Joint National Committee (JNC 8). *JAMA*. 2014; 311(5):507-520.

[3] McCormack T, Krause T, O'Flynn N. Management of hypertension in adults in primary care: NICE guideline. *Br J Gen Pract*. 2012; 62(596):163-164.

[4] Aronson S, Varon J. Hemodynamic control and clinical outcomes in the perioperative setting. *J Cardiothorac Vasc Anesth*. 2011; 25(3):509-525.

[5] Kang JL, Chung TK, Lancaster RT, *et al*. Outcomes after carotid endarterectomy: is there a high-risk population? A National Surgical Quality Improvement Program report. *J Vasc Surg*. 2009; 49(2):331-338.

[6] Ricci Z, Haiberger R, Pezzella C, *et al*. Furosemide versus ethacrynic acid in pediatric patients undergoing cardiac surgery: a randomized controlled trial. *Crit Care*. 2015; 19(1):2-10.

[7] Ricci Z, Iacoella C, Cogo P. Fluid management in critically ill pediatric patients with congenital heart disease. *Minerva Pediatr*. 2011; 63(5):399-410.

[8] Howell SJ, Sear JW, Foex P. Hypertension, hypertensive heart disease and perioperative cardiac risk. *Br J Anaesth*. 2004; 92(4):570-83.

[9] Dunkelgrun M, Boersma E, Schouten O, *et al*. Bisoprolol and fluvastatin for the reduction of perioperative cardiac mortality and myocardial infarction in intermediate-risk patients undergoing noncardiovascular surgery: a randomized controlled trial (DECREASEIV). *Ann Surg*. 2009; 249(6):921-6.

[10] Foex P, Sear JW. II. beta-Blockers and cardiac protection: 5 yr on from POISE. *Br J Anaesth*. 2014; 112(2): 206-10.

[11] Soto-Ruiz K, Peacock W, Varon J. Perioperative hypertension: Diagnosis and treatment. *Neth J Crit Care*. 2011; 15(3):6-10.

[12] DodsonGM, Bentley WE, Awad A, *et al*. Isolated perioperative hypertension: clinical implications & contemporary treatment strategies. *Curr Hypertens Rev*. 2014; 10(1):31-6.

[13] Wolf A, McGoldrick KE. Cardiovascular pharmacotherapeutic considerations in patients undergoing anesthesia. *Cardiol Rev*. 2011; 19(1):12-6.

[14] Turan A, You J, Shiba A, *et al*. Angiotensin converting enzyme inhibitors are not associated with respiratory complications or mortality after noncardiac surgery. *Anesth Analg*. 2012; 114(4):552-60.

[15] Ouzounian M, Buth KJ, Valeeva L, *et al*. Impact of preoperative angiotensin-converting enzyme inhibitor use on clinical outcomes after cardiac surgery. *Ann Thorac Surg*. 2012; 93(2):559-64.

[16] Brabant SM, Bertrand M, Eyraud D, *et al*. The hemodynamic effects of anesthetic induction in vascular surgical patients chronically treated with angiotensin II receptor antagonists. *Anesth Analg*. 1999; 89(6): 1388-92.

[17] Aronson S, Goldberg LI, Glock D, *et al*. Effects of fenoldopam on renal blood flow and systemic hemodynamics during isofluraneanesthesia. *J Cardiothorac Vasc Anesth*. 1991; 5(1):29-32.

[18] Licker M, Schweizer A, Höhn L, *et al*. Cardiovascular responses to anesthetic induction in patients chronically treated with angiotensin-converting enzyme inhibitors. *Can J Anaesth*. 2000; 47(5):433-40.

[19] Zahon YI, Winnie AP, Collins VJ. Delayed postoperative effects of antihypertensive therapy. *Ill Med J*. 1962; 122(2):155-158.

[20] Meng L, Cannesson M, Alexander BS, *et al*. Effect of phenylephrine and ephedrine bolus treatment on

cerebral oxygenation in anaesthetized patients. *Br J Anaesth*. 2011; 107(2):209-17.

[21] Holloway KB, Holmes F, Hider CF. Guanethidine in hypotensive anaesthesia; clinical study in patients undergoing microsurgery of the middle ear. *Br J Anaesth*. 1961; 33(4):648-54.

[22] Aronson S, Varon J. Hemodynamic control and clinical outcomes in the perioperative setting. *J Cardiothorac Vasc Anesth*. 2011; 25(3):509-25.

[23] Sanders RD. How important is peri-operative hypertension? *Anaesth*. 2014; 69(9):948-53.

[24] Drummond JC, Blake JL, Patel PM, *et al*. An observational study of the influence of "white-coat hypertension" on day-of-surgery blood pressure determinations. *J Neurosurg Anesthesiol*. 2013; 25(2):154-61.

[25] Michenfelder JD, Milde JH. The Interaction of sodium nitroprusside, hypotension and isoflurane in determining vasculature effects. *Anesthesiol*. 1988; 69(6):870-5.

[26] Gould KL. Coronary Steal: Is it clinically important? *Chest*. 1989; 96(2):227-8.

[27] Kloner RA. Pharmacology and drug interaction effects of the phosphodiesterase 5 inhibitors: focus on alpha-blocker interactions. *Am J Cardiol*. 2005; 96(12B):42-46.

[28] Soto-Ruiz K, Peacock W, Varon J. Perioperative hypertension: Diagnosis and treatment. *Neth J Crit Care*. 2011; 15(3):6.

[29] Frishman WH, Saunders E. β-Adrenergic Blockers. *J Clin Hypertens*. 2011; 13(9):649-53.

[30] Varon J, Marik PE. Perioperative hypertension management. *Vasc Health Risk Manag*. 2008; 4(3):615-27.

[31] Wiest DB, Haney JS. Clinical Pharmacokinetics and Therapeutic Efficacy of Esmolol. *Clin Pharmacokinet*. 2012; 51(6):347-56.

[32] Cheung A. Exploring an Optimum Intra/Postoperative Management Strategy for Acute Hypertension in the Cardiac Surgery Patient. *J Card Surg*. 2006; 21(suppl 1):S8-S14.

29 乳化异氟烷的研究现状及其多器官保护效应

四川大学华西医院麻醉与危重疾
病研究室,四川,成都,610041
胡朝阳

作者简介

胡朝阳,女,博士,博士后,副研究员。中国药理学会麻醉药理学专业委员会委员。主持国家自然科学基金青年基金 1 项,研究方向:心脏疾病发病机制以及乳化挥发性麻醉药的心肌保护研究。Email:2001winter@163.com

摘要:背景 麻醉药的研究近年来突飞猛进,保证临床用药安全的前提下,在扩大药物的临床适应证、降低不良反应等方面不断推陈创新。不同种类的新型麻醉药或应用于临床,或处于不同阶段的动物实验或临床试验阶段。新型麻醉药品的问世,不仅能够扩展现有药物的临床适用范围,还能在更为广阔的领域发挥作用。**目的** 本章节就新型麻醉药——乳化异氟烷的开发和研究进展作整体系统回顾,介绍其除麻醉效果外的非麻醉的药理性作用,着重介绍其对多器官的保护作用的特性。**内容** 在传统吸入麻醉药的基础上发展而来的新型吸入麻醉药物,其作用机制和临床研究都取得了重大进展。乳化异氟烷,以 30% 脂肪乳为载体,使得液态异氟烷静脉注射成为可能。其具有独特的药代动力学特征,极大延伸和扩大了传统挥发性麻醉药的应用范围。不仅如此,乳化异氟烷具有强大的多器官保护作用。本文对乳化异氟烷的特征以及其多器官保护效应做综述回顾,探讨其应用和临床意义。**趋向** 静脉注射用乳化吸入麻醉药具有更广阔的临床应用价值,有望在包括术中麻醉,术后镇痛,以及围手术期管理中发挥重要作用。

关键词:乳化异氟烷;挥发性麻醉药;多器官保护

1 挥发性麻醉药的应用现状和创新

1.1 传统挥发性麻醉药 自从 Colton,Gardner W 将氧化亚氮作为第一个麻醉药品带给世人后,麻醉药的使用和发展不断壮大。挥发性麻醉药均以气体形式通过呼吸道进入人体内发挥麻醉作用,其发展历程经历了包括乙醚、氯仿、氟烷、甲氧氟烷、异氟烷、七氟烷和地氟烷等阶段。由于乙醚和氯乙烷带来的强烈呼吸道刺激性和易燃性,以及氯仿和三氯乙烯的强烈毒性(氟烷性肝炎,甲氧氟烷性肾毒性),这些早期使用的麻醉药品已经逐渐退出人们的视野。目前,以异氟烷为代表的挥发性麻醉药,具有麻醉效果确切,可控性强,毒副作用少的优点,虽静脉麻醉药物,比如:异丙酚在临床已得到认可,但挥发性麻醉药的巨大优势,仍使其在临床麻醉应用中占据主导地位。挥发性麻醉药在使用过程中,通过相连接的特殊的挥发罐装置,将麻醉药气体经过挥发罐-肺的洗入过程,输送到患者体内。再通过调节呼吸机潮气量等进行麻醉药物浓度的控制,并可由测量的最小肺泡浓度(MAC)值进行监测。挥发性麻醉药的气体特征决定了其使用过程中的非独立性,即,需在手术室中依赖特殊的挥发罐装置才能进行有效的麻醉。并且,有的挥发性麻醉药具有呼吸道刺激性,在实施麻醉过程中容易造成患者不适,因此,其适用范围受到一定的限制。然而,静脉直接注射液态挥发麻醉药会引起严重的脏器的损害,甚至威胁生命。

1.2 静脉注射用乳化吸入麻醉药 近年来,在传统吸入麻醉药的基础上发展而来的新型吸入麻醉药物,已在临床应用和实践中崭露头角,其作用机制和临床研究都取得了重大进展。其中,乳化吸入麻醉药的发展,突破了传统吸入麻醉药的适用限制,将液态吸入麻醉药溶解在脂肪乳中,通过腹腔注射或静脉输注的方式而发挥麻醉作用。挥发性麻醉药经静脉途径给药,较通过挥发罐经呼吸道给药具有明显的优势。它开创了术中挥发性麻醉药给药途径的新思路,并且,它具有的独特药代动力学特点,其优点在于:①和静脉麻醉药异丙酚相似,起效迅速、苏醒速度快;②易于监测,能够通过静脉输注量调节麻醉药浓度,并可通过检测MAC 值调节麻醉深度;③麻醉费用下降;④减少手术室内环境污染。因此,乳化吸入麻醉药的使用具有更广泛的临床应用范围和推广价值。无疑,挥发性麻醉药将不仅限于全麻手术时,行气管插管条件下对心肌产生保护,还能通过静脉给药,广泛应用在特殊检查,急诊和门诊短小手术,ICU 镇静和 CCU 镇静,以及术后镇痛。

吸入麻醉药的静脉注射关键是在于寻找到合适的载体和确定安全配制的浓度。临床广泛应用的静脉脂肪乳制剂,成为麻醉学家首选的挥发性麻醉药载体。早在 30 年前,科学家就尝试将氟烷溶解在脂肪乳中进行静脉注射,并在动物实验中获得良好效果[1,2]。十年后,异氟烷也成功通过脂肪乳注射进动物体内[3],再次证实吸入麻醉药的静脉注射的可行性。但直到乳化异氟烷的正式出现,才将静脉给与挥发性麻醉药应用到临床的可能变为现实。乳化异氟烷,作为静脉注射用乳化吸入麻醉药的代表,近年来成为研究的热点。

1.3 乳化异氟烷的特性

1.3.1 乳化异氟烷的全麻特性 乳化异氟烷,以30%脂肪乳为载体,将液态异氟烷配制成每 mL 含异氟烷120mg(8%,容积比)的制剂[4,5],动物实验证实,其麻醉效能稳定,对大鼠[5,6]和犬[7]的麻醉起效时间和恢复时间均明显短于异丙酚,乳化异氟烷静脉给药后苏醒速度明显加快[8],其药效学安全范围与异丙酚相似或优于异丙酚。周建新利用顶空两次平衡法测定异氟烷在不同浓度脂肪乳中的液/气分配系数。再根据气体物理学原理,计算乳化异氟烷的饱和溶解浓度,得到:室温下,每 100ml 乳化异氟烷注射液中,液态异氟烷的最大溶解量在 20% 脂肪乳为载体时为 5.64ml,30% 脂肪乳为载体时为 8.24ml[9],且乳化异氟烷静脉应用时,在脂肪/气分配系数为最大[10]。采用上下法和夹尾刺激测定乳化异氟烷最低肺泡有效浓度时发现,相比异氟烷,乳化异氟烷静脉麻醉时的 MAC 静脉明显小于吸入异氟烷麻醉时的 MAC 吸入[11],且静脉诱导速度快、苏醒快、气管插管反应轻[12]。但与吸入异氟烷麻醉相比,乳化异氟烷从血中的洗出时程并未改变[13],说明产生相同麻醉效应时,乳化异氟烷相对异氟烷用量更少,效能更佳。乳化异氟烷的另一优势是能够通过口服的方式获得麻醉效应,研究显示,通过灌胃方式,能对大鼠产生安全有效,可逆的镇静催眠作用[14]。研究人员随后对大脑皮质和海马脑部区域 nAChRs 表达差异进行研究,他们发现,乳化异氟烷能够抑制其在大脑的表达,促进和诱导其在小脑和脑干进行表达,说明乳化异氟烷产生全麻作用的机制可能和 nAChRs 表达相关[15]。

1.3.2 乳化异氟烷的非全麻特性 除了全麻作用外,乳化异氟烷还具有静脉麻醉药类似的效应。若硬膜外腔给药,它可以产生硬膜外区域阻滞作用[16],蛛网膜下腔给药同样安全有效[17]。利用选择性山羊外周神经给药模型,乳化异氟烷还被证实具有外周神经阻滞作用[18]。除了麻醉作用外,它还具有镇痛和肌松作用,静脉单次给药时,其起效快,恢复时间短,清醒后仍能产生镇痛作用[19]。腹腔注射乳化异氟烷具有剂量依赖性的肌松作用,且乳化异氟烷起效时间和持续时间较异氟烷慢[20]。

1.3.3 乳化异氟烷的非麻醉特性 此外,恒速输注 8% 乳化异氟烷 3.5ml/(kg·h) 30 分钟,分别于给药前和给药后不同时间段抽动脉血作血气分析,记录平均动脉压(MAP)、心率和呼吸频率。发现给药前后,兔的 pH、HCO_3^-、碱剩余、氧分压、CO_2 分压和氧饱和度无明显差异,MAP、呼吸频率、心率无明显差异,说明乳化异氟烷的持续输注对血气,呼吸和平均动脉血压无明显影响[21]。但是相反的报道显示,乳化异氟烷复合麻醉可以引起血压波动,表现在乳化异氟烷维持麻醉期间,收缩压、舒张压和平均动脉压在给药 20 分钟时均升高,然后下降,输注 80 分钟停药后恢复正常。随血压发生变化的是肾素-血管紧张素-醛固酮系统(RAAS),说明乳化异氟烷引发的血压变化受到 RAAS 的调控[22]。两个研究结果的差异可能是由于麻醉方式,输注乳化异氟烷的速度和量不同,动物种属不同,血压监测方式不同造成。乳化异氟烷对血管内皮细胞的影响也有深入的探讨,研究人员取临床冠状动脉旁路移植术剩余的成人新鲜大隐静脉,使用含有不同浓度乳化异氟烷的 KH 液浸泡血管环后,发现乳化异氟烷(1mmol/L)对血管内皮无明显损伤作用,不影响大隐静脉舒张功能;而高浓度乳化异氟烷(5mmol/L)能损伤血管内皮细胞,影响大隐静脉舒张功能[23]。

研究证实,挥发性麻醉药具有器官保护的作用[24]。人们发现,乳化异氟烷不仅作为麻醉药可以发挥麻醉效应,使得传统挥发性麻醉药的应用空间获得延伸,并且也具有强大的器官保护效应,其引起的预处理和后处理效应(尤其以心肌保护为主),受到大量学者的重视。

2 乳化异氟烷的多器官保护作用

2.1 乳化异氟烷心肌保护的研究

2.1.1 预处理和后处理策略在心肌保护中的应用

2.1.1.1 心肌缺血再灌注损伤的发生 缺血性心血管疾病是导致人类死亡的头号疾病。心肌缺血性损伤常发生于冠状动脉部分或完全闭塞及需要心脏停搏的心脏外科手术情况下。尽早恢复血供是减轻缺血组织损伤的根本措施。目前对于心肌缺血的治疗趋势是：溶栓治疗或球囊扩张，安放支架。搭桥手术越早，冠脉再通或再建率越高，则并发症越少，死亡率越低。但是，经过一定时间缺血的组织器官在缺血区恢复灌注后，其功能代谢及组织结构的损伤反而加重，缺血期的心肌细胞恢复血供后可经历更为严重的损伤，甚至出现不可逆性再灌注损伤(Ischemia and reperfusion injury,I/R)[25]。临床表现集中在闭塞的冠状动脉再通、梗死区血液灌流重建后一段时间内。

2.1.1.2 缺血再灌注损伤的发生机制 缺血再灌注损伤是由多种触发物、媒介物和效应器参与的复杂生物反应过程，受到多因子的调控。再灌注损伤可导致炎症反应、内皮细胞损伤、血流障碍、心功能异常、心肌细胞坏死和凋亡。其作用机制涉及：①氧自由基的大量产生，使脂质过氧化，造成心肌损伤；②钙超载，导致心肌收缩，耗氧量增加，失去正常的收缩、舒张功能；同时，细胞内 Ca^{2+} 增加，可使得膜通透性增加致细胞水肿、乳酸脱氢酶外漏，加重心肌细胞损害；③再灌注损伤引起组织水肿加重，炎性细胞因子释放和活化，大量炎性介质产生，黏附分子上调，聚集的炎性细胞，增多的氧自由基和炎性因子等能对内皮细胞产生直接损伤；④缺血再灌注损伤引起细胞线粒体的损伤，使得线粒体膜发生脂质过氧化，线粒体结构受损，细胞能量代谢障碍；⑤缺血再灌注损伤可以诱发组织器官的细胞凋亡，激活丝裂原活化蛋白激酶(MAPK)信号通路，以及线粒体调控的细胞凋亡途径和死亡受体途径，共同诱导和促进细胞凋亡。

因此，有效预防心肌缺血的发生、保护缺血心肌、促进心肌功能恢复，进而提高缺血性心脏病患者的生存率成为研究的重点问题，在临床上寻求减轻 I/R 的措施和药物具有很大的价值。随着心肌保护研究的不断深入，采取的多种心肌保护措施和药物的研究也逐渐受到人们的关注。

2.1.1.3 缺血预处理和药物预处理 早在 20 世纪 70 年代，人们就发现氟烷可减小由短暂心肌缺血引起的心电图 ST 段抬高，也可缩小由较长时间心肌缺血所致的心肌梗死范围[26]。1986 年，Murry 等[27]首先提出缺血预处理(ischemic preconditioning,IPC)的概念，他发现结扎狗左冠状动脉之前 4 次短暂冠脉阻断加之 5 分钟的再灌注能使心肌梗死面积降低 70%～80%，这种一次或多次短暂重复心肌缺血再灌注，能提高心肌对继后发生较长时间缺血的抵抗性。历经 30 年研究已证实，IPC 是一种强有力的内源性心脏保护现象。在阻断冠状动脉一定时间后，缺血的心肌在开放循环时期容易出现心脏功能、代谢及结构损伤，而再灌注之前的反复短暂缺血却可使心肌提高自我保护能力，加强对随之的缺血再灌注损伤的耐受性，从而保护心肌。但由于缺血预处理的实施需要中断器官血液供应，从而达到其保护的效应，这在伦理上不易实现。加之 IPC 的方案以及保护作用发挥的时限，其作用机制尚未完全阐明，这些原因使得临床上通过作用于器官实现缺血预处理的措施不易推广。然而，与其相比，药物预处理具有安全、方便、剂量易于控制等诸多优点，尤其在缺血性心血管疾病防治和心脏移植方面可能发挥积极作用，逐渐成为医学界的研究热点。挥发性麻醉药预处理(anesthetics preconditioning,APC)的概念在 1988 年首次由 Warltier 提出[28]，APC 这种独特的治疗措施立即吸引了大量的学者进行研究。研究发现,通过预先给予吸入麻醉药,能够减轻随后发生的缺血再灌注损伤,表现为降低心功能顿抑,改善心肌收缩与舒张功能,减轻缺血心肌细胞内 Ca^{2+} 超载,减少心律失常以及减小心肌梗死面积。与 IPC 类似,吸入麻醉药对可逆或不可逆性心肌缺血或心肌缺血再灌注损伤具有保护作用。

2.1.1.4 缺血后处理和药物后处理 尽管预处理的保护作用显而易见,但是,由于预处理的实施需先于心肌缺血,而临床中的心肌缺血往往是不具备可控性和难以预测,而由于再灌注的可预测性及临床可控性,决定了药物后处理的实用性与可操作性。因此,缺血后处理(IPost)的概念在 2003 年被首次提出。Zhao 等在犬心肌缺血发生后,再灌注早期,给予心脏 3 次短暂 I/R 处理,每次缺血 30 秒,再灌注 30 秒(I-30s/R-30s),能显著减小随后长时间缺血导致的心肌梗死面积[29]。这种后处理的保护措施针对已经缺血的心肌,仅干预再灌注损伤的早期,旨在建立更加有效的组织再灌注,减轻缺血再灌注损伤,可产生与预处理相似的心脏保护作用。然而,后处理提供了更具吸引力、更容易实施的心脏保护策略,显得更具有实用价值。在缺血预处理基础上提出的新型后处理策略,作为一种强有力的内源性保护现象,和有效,方便,强大的器官 I/R 损伤的保护方式,已成为一大研究热点,缺血后处理目前已经应用于临床[30]。近年来,药物干预后处理策略的提出,是缺血后处理的深入,可产生与之相似的心肌保护作用,但药物干预的可操作性明显强于缺血后处理,且对机体不具有侵害性,因此具有更为广泛和理想的应用空间。挥发性麻醉药后处理(APO)从 2005 年开始渐成为心血管麻醉领域新的研究热点。一些国外实验室陆续在动物模型基础上证实 APO 的心肌保护作用[31]。若能澄清 APO 的意义,将为心肌梗死早期缺血再灌注的标准化治疗提供理论支持和依据。现在,对于 APO 的研究尚属起步阶段,但以异氟烷为代表的传统挥发性麻醉药,包括。七氟烷、异氟烷、地氟烷等,已被文献证实,对心肌缺血再灌注损伤具有强烈的后处理心肌保护作用。

虽然目前广泛使用的挥发性麻醉药具有很强心肌保护特点,但由于其易挥发的理化特性,每种挥发性麻醉药在应用时需特殊的挥发罐装置,使得其在手术室外的临床应用受到一定限制。因此,利用简单易行,临床可行的麻醉药品对术中减轻心肌损伤,术后促进心功能恢复且能在非全麻情况下发挥治疗作用,具有非常重要的临床意义。

2.1.2 乳化异氟烷预处理心肌保护的研究 第一篇关于乳化异氟烷预处理心肌保护的研究源于 2004 年,一个美国的研究小组发现,乳化异氟烷能够发挥类似缺血预处理的效果,有效对抗缺血再灌注损伤。在这项研究中,新西兰大白兔在结扎冠状动脉造成心肌缺血之前,预先静脉施加 6.9% 的乳化异氟烷 30 分钟,随后 30 分钟洗脱,以溶剂载体脂肪乳为对照。所有动物再进行缺血 30 分钟,再灌注 3 小时的急性损伤。结果显示,乳化异氟烷能够有效保护心肌,相比对照组减少了 50% 的心肌梗死面积[32]。类似研究利用 8% 浓度的乳化异氟烷进行预处理[4mg/(kg·h)]干预,能够对抗大鼠心肌缺血再灌注损伤,减小心肌梗死面积达到 55%。缺血后,左室收缩压(LVSP)和左室最大收缩(+dp/dtmax)降低,左室舒张末压(LVEDP)和最大舒张速率(−dp/dtmax)升高,而乳化异氟烷能够改善心功能,提高 LVSP、+dp/dtmax,降低 LVEDP 和−dp/dtmax。同时,抑制血浆中由于再灌注损伤造成的大量乳酸脱氢酶和肌酸激酶的释放,抑制心肌细胞凋亡的产生和促凋亡蛋白 Bax 的表达,提高抑凋亡蛋白 Bcl-2 的表达,以及提高 Bcl-2/Bax 的比值[33]。相比异氟烷而言,乳化异氟烷能发挥程度相当的心肌保护效果[34]。

不仅如此,对单纯的大鼠心肌缺血损伤,乳化异氟烷也有明显的保护作用,表现在改善缺血心肌的血流动力学,抑制心肌细胞凋亡,有效缓解心肌细胞损伤程度[35]。

研究资料表明,吸入麻醉药预处理具有明显的早期时相和延迟时相心肌保护作用。同样,采用不同时间输注乳化异氟烷,也能产生明显的心肌保护效果。8% 的乳化异氟烷 [3.5ml/(kg·h)] 持续输注 30 分钟,24 小时后对兔进行左冠状动脉前降支结扎,发现乳化异氟烷具有延迟心肌保护作用,用药 24 小时后也能减小心肌梗死面积。这为静脉用麻醉药预处理的临床应用创造了更广阔的临床适用条件。其中,研究中未见脂肪乳有明显的心肌保护的效果[36]。这与另一项对 30% 脂肪乳的心肌保护研究发现不同,采用体外悬挂心脏的 Langendorff 模型,有学者证实,脂肪乳预处理和后处理均能减轻大鼠离体心脏缺血再灌注损伤,表现为增强心脏机械功能,减轻酶的释放和减小心肌梗死面积[37]。脂肪乳是否对心肌具有保护作用长期存在争议,这可能与实验方案,动物模型和给药方式有关。

在心脏移植手术中,乳化异氟烷也可以方便地加入用于供体心脏保存液,在临床应用中具有潜在利用价值。研究发现,心脏保存液中刚加入 1mmol/L(保存前浓度为 1.18%,保存后为 0.82%)或者 5mmol/L(保存前浓度为 2.3%,保存后 2.1%)的乳化异氟烷,心脏复灌后,其收缩和舒张功能增强,心肌酶释放减少,心肌梗死面积缩小[38]。另外,在心脏停跳液 St Thomas 液中加入乳化异氟烷的报道同时也验证了该项发现,相比对照组,乳化异氟烷将心肌梗死面积缩小了 23%,并能减少肌酸激酶的释放[39]。甚至在低浓度乳化异氟烷情况下 (1mmol/L),心肌保护的效果仍能够呈现[40]。不同浓度乳化异氟烷加入进停跳液后,均可加强心脏功能,改善血流动力学,对心肌缺血-再灌注损伤有保护作用。且其保护作用还体现在改善缺血心肌线粒体能量代谢和维持线粒体功能方面[41]。

体外实验也有类似的结果,用原代培养乳鼠离体心肌细胞,建立缺氧/复氧(H/R)损伤模型,研究人员按照 0.28mmol/L 乳化异氟烷的逐级递增方式,筛选出保护作用最强的药物剂量和作用方式,得到其最佳心肌保护效应浓度为 1.68mmol/L[42]。之后,用 1.68mmol/L 的 8% 乳化异氟烷进行预处理,可以降低由于缺氧引起的 LDH、MDA、cTnI、钙离子浓度升高,说明乳化异氟烷可缓解心肌细胞缺氧/复氧造成的心肌细胞损伤,其涉及的可能机制与降低细胞内钙超载和抑制 L 形钙通道有关[43],他们还发现,用终浓度为 0.28mmol/L 的乳化异氟烷预处理后,能够降低乳鼠心肌细胞凋亡水平,提高 Bcl-2 的表达,降低 Bax 的表达[44],并能抑制在细胞凋亡的执行期发挥关键作用的 Caspase-3 的表达[45],发挥抗凋亡的心肌保护作用。若干信号通路参与乳化异氟烷对抗体外培养心肌细胞缺氧/复氧损伤的机制中,于细胞缺氧前即刻在培养液中加入终浓度为 100nmol 的 PI3K 特异性抑制剂 wortmannin 后,相比乳化异氟烷而言,其 LDH 活性、cTnI 浓度和心肌细胞 MDA 含量升高,心肌细胞 SOD 活性降低,心肌细胞 p-Akt 表达水平升高,说明乳化异氟烷的心肌保护机制依赖 PI3K/Akt 信号通路的激活。而且,同一研究小组继而使用 ATP 敏感性钾通道(KATP)抑制剂格列本脲,发现乳化异氟烷的保护作用机制可能与其激活 ATP 敏感性钾通道有关[46]。

2.1.3 乳化异氟烷后处理心肌保护的研究 在缺血事件发生之后施加药物干预的后

处理效应,在乳化异氟烷的心肌保护过程中也显现出来。在再灌注早期给予乳化异氟烷能够产生同样强大的心肌保护效应。研究显示,乳化异氟烷以 2ml/(kg·h) 的输注速度,在心肌缺血发生后 45 分钟,再灌注 3 小时开始早期,进行持续输注 30 分钟,能有效改善血流动力学,缓解损伤后 LVSP 和 dp/dtmax 的降低,和 LVEDP,−dp/dtmax 的升高,并且可以缓解心肌脂质过氧化的损害,降低血浆心肌酶的过度升高,且能够对抗再灌注损伤造成的心肌细胞凋亡的发生,使凋亡相关蛋白 Bcl-2 增加,Bax 和 Caspase-3 表达降低,Bcl-2/Bax 比值增加[47]。同一研究小组随后进一步证实,再灌注损伤后,心肌细胞线粒体损伤严重,乳化异氟烷能够保持线粒体结构,减轻线粒体聚集和肿胀现象。改善线粒体能量代谢,提高线粒体 ATP 含量,升高心肌线粒体膜电位和降低细胞色素 c 的含量,并使线粒体通透性转换孔 mPTP 开放减少,并且,其心肌保护的作用呈剂量依赖性[48]。再灌注损伤后,炎症反应加强,乳化异氟烷可以通过抑制心肌细胞 NF-κB 活化,降低 TNF-α 的产生,并能降低心肌 ICAM-1 表达,抑制再灌注造成的炎性反应,来减轻大鼠心肌缺血再灌注损伤[49]。乳化异氟烷后处理对抗心肌缺血再灌注损伤的机制涉及信号通路的激活。在再灌注开始前 3 分钟至开始后 5 分钟内,输注乳化异氟烷,相比对照组能降低 33% 的心肌梗死面积,且其作用机制与 jak-stat 信号通路的激活相关[50]。也有报道显示,使用非选择性 KATP 通道阻滞剂 Glibenclamide,和选择性 KATP 通道阻滞剂 5-羟色胺,能阻断乳化异氟烷的后处理效应,使心肌梗死面积增大,血浆酶活性增强,证明这种心肌保护作用可能与线粒体 KATP 通道的激活有关[46]。

2.2 乳化异氟烷脑保护的研究 过去 10 年中,乳化异氟烷的器官保护热点还集中在对脑的保护研究上,人们也取得了令人可喜的结果。

和心肌的缺血再灌注损伤相似,乳化异氟烷预处理和后处理能够有效对抗脑缺血再灌注损伤。学者们用 3.5ml/kg,7ml/kg,10.5ml/kg 浓度的 8% 乳化异氟烷进行脑保护的剂量研究,发现大鼠脑缺血再灌注后出现生命体征变化,体温升高,心率加快,呼吸频率减慢,且出现明显脑损伤现象,这种乳化异氟烷的保护特征呈现浓度依赖性[51]。在对全脑进行缺血前,由颈总动脉用微量泵向脑方向给予 17ml/(kg·h)8% 乳化异氟烷 30 分钟,建立局灶性鼠大脑中动脉阻闭的脑缺血/再灌注损伤模型,人们发现乳化异氟烷能够产生类似于异氟烷的效应,对大鼠神经功能的损害有明显的改善作用,且能明显减轻脑缺血造成的梗死[52]。同时,另一研究小组使用腹腔注射 8% 乳化异氟烷 10.5ml/kg 后,结扎大脑中动脉后再灌注,将 ERK 抑制剂 PD98059 于再灌注前 30 分钟由侧脑室注入,再灌注 24h 后发现,乳化异氟烷能降低神经功能缺陷评分,减少脑细胞凋亡,同时上调磷酸化 ERK1/2 的表达。ERK1/2 的上调意味着细胞生存的 RISK 信号途径的激活,从而对随后的再灌注损伤起到应激和保护效应[53]。王志萍等也发现乳化异氟烷能够减少对大鼠局灶性脑缺血再灌注时海马 CA1 区神经元凋亡,激活 RISK 信号通路中的磷酸化丝氨酸-苏氨酸蛋白激酶(p-Akt),使得其表达上调[54]。同样利用线栓阻塞大脑中动脉 2 小时再行再灌注损伤的方法,制备大鼠局灶性脑缺血再灌注损伤模型,采用与上述研究不同时间点的给药的方式,于脑缺血 24 小时前,给予 8% 乳化异氟烷 10.5ml/kg,再灌注 12 小时时进行神经功能缺陷评分,乳化异氟烷能够缓解再灌注损伤引发的神经损伤功能缺陷、脑梗死体积增加。而且,其发挥保护作用的机制与血浆和海马皮层血小板活化因子受体含量和表达升高相关[55]。

此外,参与了脑缺血再灌注损伤信号通路的转导的突触后致密物质(PSD),是突触后膜一种主要的蛋白成分,其活化程度反映损伤的严重程度。乳化异氟烷 10.5ml/mg 预处理后 24 小时,行大脑中动脉阻塞致脑缺血再灌注损伤,发现预处理通过抑制 PSD95 的活化,从而减轻大鼠脑再灌注损伤引起的神经功能紊乱和脑梗死[56]。

不仅如此,乳化异氟烷还能对抗局麻药引起的神经毒性反应。利多卡因作为临床广泛使用的局麻药,其毒性反应是让麻醉医生最为关注的话题。利多卡因可以引起刺激神经元,引起阵挛发作,其发病机制常涉及局麻药引发的海马神经元功能的异常。在给予利多卡因后施加乳化异氟烷(其中异氟烷含量为 0.032mL/kg),则可增加大鼠利多卡因惊厥阈值和提高大鼠的神经功能,具有缓解局麻药毒性的作用[57]。

2.3 乳化异氟烷肺保护的研究 肺移植术或心肺联合移植术,以及体外循环中,肺血液循环会遭受阻断,再通的过程,形成肺缺血再灌注损伤,造成肺部严重并发症,影响患者预后。术中和术后选择具有肺部保护的麻醉和镇痛药品,是医务工作者研究的方向。乳化异氟烷强大的器官保护作用也被应用到肺缺血再灌注损伤的保护研究中。研究学者通过采用阻断左肺门 1 小时再灌注 2 小时的方法制备肺缺血再灌注损伤模型,于再灌注 2 小时后发现,肺缺血再灌注损伤后,肺泡组织结构破坏,肺出血,肺泡间隔水肿增厚伴随大量炎性细胞浸润。预处理乳化异氟烷 10.5ml/kg,能使肺湿/干(W/D)重比值、髓过氧化物酶活性、氧分压升高,脂质过氧化程度降低,组织损伤减弱,具有减轻大鼠肺缺血再灌注损伤的作用[58]。同样,6.9% 乳化异氟烷[5ml/(kg·h)]静脉注射 30 分钟后,左肺门缺血 45 分钟后再灌注,乳化异氟烷能缓解大鼠肺组织病理表现及损伤程度,降低 TNF-α 水平和抑制炎性反应[59]。

内质网在机体正常情况下处于代谢平衡,再灌注损伤后,内质网发生代谢障碍,生理功能紊乱,引起其折叠蛋白错位和折叠混乱,产生内质网应激反应。乳化异氟烷 10.5ml/kg 进行预处理后,可减轻内质网应激反应,降低内质网分子伴侣 GRP78 和 CHOP 的过度表达,促进其功能恢复,从而降低肺组织损伤[60]。

对于急性肺缺血性肺损伤,乳化异氟烷也能发挥其保护功能,研究学者用静脉注入内毒素(LPS)8mg/kg 造成急性肺损伤模型,给与乳化异氟烷 4mL/(kg·h)后,能够升高氧合指数,降低肺湿/干(W/D)重比值,降低血浆 TNF-α、IL-6 浓度,缓解炎性损伤,并降低髓过氧化物酶的活性和 MDA 含量,提高 SOD 活性,防止脂质过氧化自由基损伤,从而保护 LPS 所致的急性肺损伤[61]。

远端器官的损伤也可能作用于另一器官,引起另一器官功能障碍。Lv 等运用肝缺血再灌注损伤模型,结扎肝动脉和门静脉区域 90 分钟后洗脱 30 分钟,再灌注 4 小时,观察肝缺血再灌注损伤后其对肺的影响,发现乳化异氟烷能够降低组织损伤,抑制髓过氧化物酶的释放以及炎性因子,包括 TNF-α 和 ICAM-1 的过度激活,抑制 NF-κB 核转位,该项结果说明,乳化异氟烷可以作为肝手术,或肝移植引起的肺损伤的保护性治疗措施[62]。

出血性休克常见于外科手术和外伤,大量出血不仅危及患者生命,还对多器官造成致命性打击。研究显示,在大鼠出血性休克模型中,乳化异氟烷的应用可以对抗休克引起的肝,肺损伤,提高生存率,降低谷丙转氨酶含量,改善肝功能,并能降低肺冲提液中白细胞数量,降低肺炎性反应程度。此外,抑制肝肺细胞凋亡,保护线粒体的稳定性[63]。

2.4 乳化异氟烷肾保护的研究 肾缺血再灌注损伤多发生在肾脏手术和肾移植手术中,是术后急性缺血性肾衰竭的主要发病原因。乳化异氟烷在肾脏缺血再灌注损伤中的研究也显示其具有保护作用。颈内静脉输注 8% 乳化异氟烷 $4ml/(kg \cdot h)$ 30 分钟后洗脱 15 分钟,制备肾缺血再灌注损伤模型,切除右肾后,左侧肾蒂行缺血 45 分钟,再灌注 3 小时后发现,再灌注引起肾小管病理改变,管腔扩张,肾间质淤血水肿,肾小管上皮细胞水样和气球样变性,伴随肾细胞坏死。而乳化异氟烷通则过减轻其炎性反应,降低炎性因子(TNF-α、IL-6、IL-10)含量,同时降低升高的血清肌酐、胱抑素浓度,减轻肾脏近曲小管坏死程度,从而发挥其肾脏保护的效应[64]。深入研究进一步发现,缺血前 30 分钟分别持续静脉输注乳化异氟烷 1、2、4ml/kg,洗脱 15 分钟后,中高剂量乳化异氟烷可以使得肾小管 Paller 评分降低,血清肌酐、尿素氮浓度下降,肾组织病变程度均减轻,证明其起效浓度为 2、4ml/kg,而低剂量 1ml/kg 不能发挥保护作用[65]。

2.5 乳化异氟烷肝保护的研究 肝胆疾病手术时,肝门血流会被持续性或间歇性阻断,以达到减少术中出血量的目的。这种血管的阻断和开放造成肝脏的缺血再灌注损伤,这是患者术后并发症的重要原因,也是肝胆外科医生需要面临和解决的重要问题。研究发现,使用金属硫蛋白基因敲除小鼠,模拟临床血流的阻断情况,即阻断左肝叶和中肝叶的门静脉及肝动脉血供,持续 30 分钟后再灌注 1 小时,发现乳化异氟烷预处理能够对抗肝脏缺血再灌注损伤,提高肝功能,降低肝细胞损害程度和凋亡细胞数,其保护作用与金属硫蛋白的含量呈正相关[66]。

来自库普弗细胞的研究显示,这个位于肝血窦腔内的巨噬细胞,在肝脏的缺血再灌注损伤中发挥着重要的作用。其激活增强多种生物物质的活性,可对进入肝脏的外源性毒性物质进行代谢解毒,对肝脏起了一定的保护作用。乳化异氟烷预处理能降低肝脏缺血再灌注后血清 ALT、AST 的升高,降低脂质过氧化,并且减轻肝组织病理损害。用特异的库普弗细胞阻断剂氯化钆后再用乳化异氟烷进行预处理,能抑制乳化异氟烷产生的肝脏保护作用,提高脂质过氧化水平,加重组织损伤程度。说明乳化异氟烷预处理介导的对肝脏缺血再灌注损伤的保护作用与库普弗细胞相关[67]。

2.6 乳化异氟烷的抗炎作用研究 炎性反应是细胞损伤和不良反应的重要病理因素。有研究学者通过腹腔注射乳化异氟烷,于注药后 1h 处死大鼠,取其气管黏膜组织,观察乳化异氟烷注射后对机体免疫应答的影响。检测发现乳化异氟烷能通过增加 β 防御素 BD-2,以及增强 TNF-α、IL-1β 表达,而不影响大鼠气管上皮组织中 BD-1 和 IL-8 mRNA 的表达,从而作用于对细胞因子及炎症级联反应过程,剂量依赖的方式显著增加大鼠气道上皮细胞的 β 防御素 BD-2,以及在转录水平上调节促炎症因子 mRNA 的表达,来实现其抗炎作用[68]。在临床实践中,心脏手术进行的体外循环过程中,炎性反应和炎症因子的激活是导致心脏术后不良反应的主要原因。将体外循环后的血清直接加载在体外培养的血管内皮细胞中,形成培养血管内皮细胞损伤的模型,研究学者发现,乳化异氟烷可以在一定时间窗内缓解其引发的炎性反应,减轻内皮细胞损伤和炎性因子的激活表达,由此推断,乳化异氟烷能在一定程度上对抗体外循环后全身的炎症反应[69]。

3 乳化异氟烷的毒性研究

临床广泛使用的麻醉药品都有报道显示能够引起神经毒性反应,可导致未成熟脑的广泛性退行性变。手术后发生的术后认知障碍是术后中枢神经系统并发症之一,表现为认知功能下降,记忆受损或人格改变,尤其是老年人由于神经系统退行性改变,发生术后认知功能障碍的可能性大大增加。因此,有效降低其发生,提高患者的术后生存质量,是临床工作的重要任务。

为了探讨乳化异氟烷对大鼠认知功能的影响,大鼠给予乳化异氟烷后 2h 时进行水迷宫实验,水迷宫是研究脑学习记忆机制的一种实验手段,反映动物的学习记忆能力。观察逃避潜伏期、平台象限停留时间、穿过平台次数和游泳速度。发现乳化异氟烷可以使得大鼠认知发生偏差,其平台象限停留时间缩短,逃避潜伏期延长,选取海马 DG 区和 CA3 区进行分析发现,脑源性神经营养因子表达下调,而神经生长因子无影响,说明乳化异氟烷导致的大鼠一过性认知功能障碍和海马区脑源性神经营养因子表达改变相关[70]。另一研究小组通过水迷宫的测试,发现静脉注射 8% 乳化异氟烷 1.5ml/kg 能够引起老年大鼠一过性可逆性认知障碍。这种认知障碍的发生是由于脑环腺苷酸应答元件结合蛋白(CREB,p-CREB)在记忆提取过程中发生障碍,以及突触素 P38 在记忆形成和递质传递中的异常引起。但随着麻醉结束时间延长,大鼠认知功能逐渐恢复正常[71]。并且,以 0.15ml/100g 剂量经尾静脉缓慢注射乳化异氟烷,对大鼠海马 Aβ 表达水平和 Tau 蛋白磷酸化水平无明显影响,说明乳化异氟烷引起的认知功能障碍和海马 Aβ 和 Tau 蛋白表达无关[72]。

不仅如此,高浓度乳化异氟烷暴露可以引发大鼠神经干细胞的毒性,应用 JNK 通路化学性阻滞剂 SP600125,发现乳化异氟烷对大鼠胚胎神经干细胞的增殖有明显的抑制作用,并且这种抑制作用具有浓度依赖性,这种神经反应与 JNK 通路相关[73]。

4 展望

乳化异氟烷作为新型的麻醉药品,通过剂型改变,将传统挥发性麻醉药安全用于静脉注射,并获得和异氟烷,以及静脉用麻醉药异丙酚类似的麻醉效果。它具有独特的药代动力学特征,在保留挥发性麻醉药的优点基础上,将传统挥发性麻醉药品的适用范围扩大到手术室外,可在更大更宽广的领域进行包括术中麻醉,术后镇痛,以及围手术期管理。并且,具备强大的多器官保护效应,可在围手术期多阶段产生麻醉作用的同时,发挥多器官保护的作用,降低术后并发症的发生率,提高患者生存质量。

参 考 文 献

[1] Biber B,Martner J,Werner O. Halothane by the i. V. Route in experimental animals. *Acta anaesthesiologica Scandinavica*. 1982;26;658-659.

[2] Biber B,Johannesson G,Lennander O,et al. Intravenous infusion of halothane dissolved in fat. Haemodynamic effects in dogs. *Acta anaesthesiologica Scandinavica*. 1984;28;385-389.

[3] Eger RP, MacLeod BA. Anaesthesia by intravenous emulsified isoflurane in mice. *Canadian journal of anaesthesia* 1995;42;173-176.

[4] Yang XL, Ma HX, Yang ZB, et al. Comparison of minimum alveolar concentration between intravenous isoflurane lipid emulsion and inhaled isoflurane in dogs. *Anesthesiology*. 2006;104;482-487.

[5] Zhou JX, Luo NF, Liang XM, et al. The efficacy and safety of intravenous emulsified isoflurane in rats. *Anesthesia and analgesia*. 2006;102;129-134.

[6] 马汉祥,张文胜,杨小霖,等.大鼠静脉注射乳化异氟烷与异丙酚的药效学.中华麻醉学杂志.2006;08;767-768.

[7] 马汉祥,李杰,杨宗斌,等.犬静脉注射乳化异氟烷与异丙酚麻醉的效果.中华麻醉学杂志.2006;09;862-863.

[8] 周建新,罗南富,刘进.乳化异氟烷静脉麻醉的量效关系.中国临床药理学杂志.2003;06;437-439.

[9] 周建新,罗南富,刘进.乳化异氟烷的饱和溶解浓度及在大鼠静脉注射时的半数有效量.北京医学.2004;06;376-378.

[10] 杨小霖,王钰,张文胜,等.Beagle 犬异氟烷组织/气分配系数测定.四川医学.2005;12;1356-1357.

[11] 杨小霖,张文胜,马汉祥,等.犬静脉注射乳化异氟烷最低肺泡有效浓度的研究.临床麻醉学杂志.2006;03;204-206.

[12] 马汉祥,杨宗斌,杨小霖,等.Beagle 犬异氟烷注射液 mac 测定及其对循环的影响.临床麻醉学杂志.2007;10;836-838.

[13] 杨小霖,张文胜,刘进,等.犬乳化异氟烷静脉麻醉后血中异氟烷洗出时程的研究.临床麻醉学杂志.2009;01;55-57.

[14] 林海霞,罗南富,刘进,等.乳化异氟烷灌胃对大鼠的镇静催眠作用与安全性.四川大学学报(医学版).2010;05;862-887.

[15] 侯金龙,胡魁,宋旭东,等.乳化异氟烷对大鼠不同脑区 nachrs 表达的影响.中国兽医杂志.2014;07;6-13.

[16] 柴云飞,宋海波,杨静,等.8% 乳化异氟烷兔硬膜外麻醉作用观察.四川医学.2007;05;473-475.

[17] 刘英海,胡宇,殷亮,等.乳化异氟烷腰麻作用的安全性研究.四川医学.2014;07;790-792.

[18] 杨静,龚春雨,柴云飞,等.选择性外周神经给乳化异氟烷山羊模型的建立.四川大学学报(医学版).2010;02;332-336.

[19] 杨经文,易明量,刘进.乳化异氟烷在大鼠单次静脉注射清醒后的镇痛作用.广东医学.2011;02;167-169.

[20] 段志祥,杨保仲.腹腔注射异氟烷、乳化异氟烷对小鼠肌肉松弛作用的观察.中国医疗前沿.2012;03;41-56.

[21] 汪兵,李进,袁世荧.小剂量乳化异氟烷静脉输注对兔血流动力学和血气的影响.华中医学杂志.2006;02;82-83.

[22] 张昊,胡魁,杨同涛等.乳化异氟烷复合麻醉对巴马猪无创血压与血浆中肾素-血管紧张素-醛固酮系统的影响.畜牧与兽医.2013;05;75-77.

[23] 胡强,高国栋,刘凯等.不同浓度乳化异氟烷对离体大隐静脉舒张功能影响的研究.中国体外循环杂志.2011;03;178-181.

[24] De Hert SG. Cardioprotection with volatile anesthetics:Clinical relevance. *Current opinion in anaesthesiology*. 2004;17;57-62.

[25] Fox KA, Bergmann SR, Sobel BE. Pathophysiology of myocardial reperfusion. *Annual review of medicine*.

1985;36:125-144.

[26] Bland JH, Lowenstein E. Halothane-induced decrease in experimental myocardial ischemia in the non-failing canine heart. *Anesthesiology*. 1976;45:287-293.

[27] Murry CE, Jennings RB, Reimer KA. Preconditioning with ischemia: A delay of lethal cell injury in ischemic myocardium. *Circulation*. 1986;74:1124-1136.

[28] Warltier DC, al-Wathiqui MH, Kampine JP, et al. Recovery of contractile function of stunned myocardium in chronically instrumented dogs is enhanced by halothane or isoflurane. *Anesthesiology*. 1988;69:552-565.

[29] Zhao ZQ, Corvera JS, Halkos ME, et al. Inhibition of myocardial injury by ischemic postconditioning during reperfusion: Comparison with ischemic preconditioning. *American journal of physiology. Heart and circulatory physiology*. 2003;285:H579-588.

[30] Staat P, Rioufol G, Piot C, et al. Postconditioning the human heart. *Circulation*. 2005;112:2143-2148.

[31] Pratt PF, Jr. , Wang C, Weihrauch D, et al. Cardioprotection by volatile anesthetics: New applications for old drugs? *Current opinion in anaesthesiology*. 2006;19:397-403.

[32] Chiari PC, Pagel PS, Tanaka K, et al. Intravenous emulsified halogenated anesthetics produce acute and delayed preconditioning against myocardial infarction in rabbits. *Anesthesiology*. 2004;101:1160-1166.

[33] Hu ZY, Luo NF, Liu J. The protective effects of emulsified isoflurane on myocardial ischemia and reperfusion injury in rats. *Canadian journal of anaesthesia = Journal canadien d'anesthesie*. 2009;56:115-125.

[34] Rao Y, Wang YL, Zhang WS, et al. Emulsified isoflurane produces cardiac protection after ischemia-reperfusion injury in rabbits. *Anesthesia and analgesia*. 2008;106:1353-1359, table of contents.

[35] Hu ZY, Liu J. Effects of emulsified isoflurane on haemodynamics and cardiomyocyte apoptosis in rats with myocardial ischaemia. *Clinical and experimental pharmacology & physiology*. 2009;36:776-783.

[36] 李进,汪兵,袁世荧.乳化异氟烷延迟相预处理对缺血再灌注损伤兔心肌的作用. 华中医学杂志. 2006;02:97-98+104.

[37] 刘陕岭,刘进.脂肪乳后处理对心脏缺血再灌注损伤的保护作用. 四川大学学报(医学版). 2007;04:663-666.

[38] 刘陕岭,刘进.乳化异氟烷和脂肪乳对大鼠心脏缺血再灌注损伤的影响. 华西药学杂志. 2007;05:525-527.

[39] Huang H, Zhang W, Liu S, et al. Cardioprotection afforded by st thomas solution is enhanced by emulsified isoflurane in an isolated heart ischemia reperfusion injury model in rats. *Journal of cardiothoracic and vascular anesthesia*. 2010;24:99-103.

[40] 胡强,王娟,常昕,等.乳化异氟烷强化停跳液对成年大鼠心肌作用的研究. 实用临床医药杂志. 2009;01:5-8+16.

[41] 邱燕,黄瀚,刘进,等.乳化异氟烷心脏停跳液对犬心肌损伤的保护作用. 四川大学学报(医学版). 2010;04:703-705+727.

[42] 杨孟昌,陈玉培,曹德钧等.乳化异氟烷对乳鼠原代培养缺氧/复氧损伤心肌细胞保护效应的最适浓度研究. 四川大学学报(医学版). 2009;06:1075-1077+1090.

[43] 陈玉培,闵苏,杨孟昌,等.L形钙通道参与乳化异氟烷对离体心肌细胞缺氧/复氧损伤的保护作用. 中国药理学通报. 2009;05:585-589.

[44] 谭兴琴,陈玉培,张文胜,等.乳化异氟烷对缺氧复氧乳鼠心肌细胞的保护作用及 bcl-2、bax 表达的影响. 第三军医大学学报. 2008;17:1611-1614.

[45] 杨孟昌,陈玉培,徐茜,等.乳化异氟烷对缺氧/复氧乳鼠心肌细胞的作用及对 caspase-3 表达的影响.

中国全科医学.2009;08:625-628.

[46] 张雷,顾尔伟,刘训芹,等.乳化异氟烷后处理对兔在体心脏缺血/再灌注损伤的保护作用.中国药理学通报.2009;10:1322-1326.

[47] Hu ZY,Abbott GW,Fang YD,et al. Emulsified isoflurane postconditioning produces cardioprotection against myocardial ischemia-reperfusion injury in rats. *The journal of physiological sciences*:*JPS*.2013;63:251-261.

[48] Hu ZY,Peng XY,Liu F,et al. Emulsified isoflurane protects rat heart in situ after regional ischemia and reperfusion. *Fundamental & clinical pharmacology*.2014;28:190-198.

[49] 孔祥云,胡朝阳,刘进,等.乳化异氟烷后处理对在体大鼠心脏缺血-再灌注损伤的保护作用及机制研究.华西医学.2015;08:1461-1464.

[50] Yan L,Jiang X,Tai W,et al. Emulsified isoflurane induces postconditioning against myocardial infarction via jak-stat pathway. *The Journal of surgical research*.2012;178:578-585.

[51] 王元琳,王志萍,朱雯.不同剂量乳化异氟烷预处理对大鼠局灶性脑缺血再灌注损伤的影响.中华麻醉学杂志.2010;30:1243-1246.

[52] 王玥,张文胜,邓力等.8%乳化异氟烷预处理对大鼠局灶性脑缺血/再灌注损伤的保护作用.华西药学杂志.2008;02:140-142.

[53] 王志萍,朱雯,王元琳.Erk1/2激活参与乳化异氟烷后处理的脑保护作用.临床麻醉学杂志.2012;01:68-70.

[54] 王志萍,王元琳,朱雯.乳化异氟烷预处理对大鼠局灶性脑缺血再灌注时海马ca1区神经元凋亡的影响.中华麻醉学杂志.2011;31:602-605.

[55] 丁兆霞,史炯,王志萍.乳化异氟烷预处理对大鼠局灶性脑缺血再灌注时血小板活化因子及其受体表达的影响.中华麻醉学杂志.2012;32:221-224.

[56] 史炯,丁兆霞,王志萍.乳化异氟烷预处理对大鼠局灶性脑缺血再灌注时脑组织突触后致密物质95活化的影响.中华麻醉学杂志.2011;31:1242-1244.

[57] Zhou C,Huang H,Liu J,et al. Emulsified isoflurane increases convulsive thresholds of lidocaine and produces neural protection after convulsion in rats. *Anesthesia and analgesia*.2014;118:310-317.

[58] 董文艳,张妍,王志萍.乳化异氟烷预处理对大鼠肺缺血再灌注损伤的影响.中华麻醉学杂志.2015;35:700-703.

[59] 霍东升,孙建芳,赵志英,等.大鼠肺缺血再灌注损伤前乳化异氟烷预处理.中国民康医学.2015:134-134.

[60] 董文艳,张妍,顾正峰,等.乳化异氟烷对大鼠肺缺血-再灌注内质网应激的影响.临床麻醉学杂志.2015;31:1113-1117.

[61] 徐文敏,张璟瑜,刘进.乳化异氟烷预处理对大鼠内毒素所致急性肺损伤的作用.四川大学学报(医学版).2013;04:554-557.

[62] Lv X,Wang ZM,Huang SD,et al. Emulsified isoflurane preconditioning reduces lung injury induced by hepatic ischemia/reperfusion in rats. *International journal of medical sciences*.2011;8:353-361.

[63] Zhang L,Luo N,Liu J,et al. Emulsified isoflurane preconditioning protects against liver and lung injury in rat model of hemorrhagic shock. *The Journal of surgical research*.2011;171:783-790.

[64] 覃兆军,王焱林,吕恩,等.乳化异氟烷预处理对大鼠肾缺血再灌注损伤的影响.中华麻醉学杂志.2013;33:496-498.

[65] 覃兆军,占乐云,刘雪松,等.不同剂量乳化异氟烷预处理对大鼠肾脏缺血再灌注损伤的影响.中国医药.2014;9:1179-1183.

［66］叶林杰,林华铿,陈国忠.金属硫蛋白在乳化异氟烷减轻小鼠肝脏缺血再灌注损伤中的作用.中国医药指南.2012;19:110-112.

［67］吕浩,杨立群,俞卫锋,等.库普弗细胞介导乳化异氟烷预处理对大鼠肝缺血再灌注损伤的保护作用.中华医学杂志.2007;87:2468-2471.

［68］罗林,邓璐霞,黄宁,等.腹腔注射乳化异氟烷对大鼠气道上皮组织β防御素 mrna 表达的影响.航天医学与医学工程.2010;01:25-30.

［69］胡强,刘凯,高国栋,等.乳化异氟烷对人体外循环血清培养人血管内皮细胞 icam-1 表达变化的影响.中国分子心脏病学杂志.2010;02:89-91.

［70］彭晶,来昭琼,张超,等.乳化异氟烷对大鼠认知功能的影响.中华麻醉学杂志.2011;31:1224-1227.

［71］杨建生,潘娟.乳化异氟烷对老龄大鼠术后认知功能的影响.中国老年学杂志.2013;33:3703-3705.

［72］樊睿,朱昭琼,彭晶,等.乳化异氟烷麻醉对大鼠海马淀粉样β蛋白表达及 tau 蛋白磷酸化水平的影响.中华麻醉学杂志.2013;33:302-305.

［73］周磊,杨泽勇,李元海.Jnk 通路促进乳化异氟烷引起的大鼠胚胎神经干细胞的增殖抑制.安徽医科大学学报.2015;10:1434-1442.

30 全身麻醉药对脑神经元影响的研究进展

河北北方学院,河北,张家口,075000

刘靓靓,沈丽霞

作者简介

刘靓靓,1989 年出生,硕士,助教,主要从事药理学的教学与研究工作,参与河北省自然基金、省教育厅课题多项。

通讯作者简介:沈丽霞,教授。现为中国药理学会补益药药理专业委员会委员,中国药理学会中药与天然药物药理专业委员会委员,河北省药理学会常务理事,张家口市药学会委员,《中国神经再生研究(英文版)》(SCI 收录)杂志审稿专家。从事药理学、麻醉药理学教学与科研工作23 年,主持完成河北省自然基金、省教育厅课题多项,在国内外专业核心刊物共发表第一作者论文30 余篇。

摘要:背景 目前越来越多的实验证明,广泛应用于外科手术的全身麻醉药具有一定的神经毒性作用,表现为学习记忆功能的降低,尤其是对处于发育期的脑组织损伤更为明显。**目的** 为减少麻醉药导致的神经损伤,科研人员针对麻醉药神经毒性作用机制及防治药品进行的广泛研究。**内容** 研究发现麻醉药造成的神经元损伤损可能与 γ-氨基丁酸(γ-aminobutyric acid,$GABA_A$)受体使突触后膜超极化,细胞外谷氨酸浓度或激活细胞内、外凋亡等途径导致的神经突触损伤和神经细胞凋亡有关。**趋向** 些研究发现全麻药如右美托咪定等药物可以一定程度上的保护大鼠神经元细胞,但临床证据并不充分。

关键词:全身麻醉药,神经毒性,神经元,$GABA_A$受体,右美托咪定,可乐定

全身麻醉药(general anesthetic)简称全麻药,是一类可逆性抑制中枢神经系统(central nervous system,CNS)功能,使意识、感觉消失,肌肉松弛及内脏反射活动减弱的药物。一般分为吸入性麻醉药和静脉麻醉药,主要用于外科手术的麻醉。但是越来越多的关于啮齿类

和灵长类动物实验表明,全麻药对初生发育期的大脑有神经毒性作用,尤其是在出生两周内的突触形成高峰期损伤最为明显,毒性作用多表现为神经细胞凋亡、神经再生障碍或神经性炎症[1]。挥发性麻药和丙泊酚对初生啮齿类动物神经系统损伤导致细胞凋亡,主要表现在中枢神经系统的皮质、丘脑、海马部位[2,3]。丙泊酚可影响幼鼠神经元结构和认知功能,并可引发神经元的退行性改变,导致成年后学习记忆的行为方面缺陷,且对神经元的损伤程度表现时间和浓度依赖性。胎鼠在子宫内接触异氟烷导致海马及皮层的神经细胞凋亡[4]。氯胺酮可致发育中大脑神经元退行性病变,且呈剂量时间依赖性。在灵长类动物的大脑中同样也出现麻醉造成的损伤,5日龄猴子在氯胺酮作用5、9或24小时后脑额叶细胞会出现明显凋亡[5]。目前并没有明确的研究评估麻醉剂对新生儿的认知功能的影响。Wilder RT等对4岁前接受过麻醉的儿童的阅读,语言表达和算数能力的发展进行调查,发现麻醉可能导致了他们出现学习功能障碍,但也补充说明这种学习障碍也可能由于其他一些不明确的个人因素环境因素导致的[6]。

尽管全身麻醉药在化学成分上有很大差别,但在影响神经元活性机制方面却大致相似,即不同程度地阻滞 N-甲基-D-天门冬氨酸(N-methl-D-aspartate,NMDA)和激活 γ-氨基丁酸(γ-aminobutyric acid,GABA$_A$)受体的突触传递,降低神经元的兴奋性[7]。GABA$_A$ 和 NMDA 介导的神经元活性对哺乳动物的神经元活动必不可少,所以全麻药对脑神经元的影响是极大的。全麻药的主要作用靶位是配体门控性 Cl⁻ 通道 GABA$_A$ 受体,使其激活后,偶联的 Cl⁻ 开放,Cl⁻ 内流增加,使突触后模超极化,动作电位阈值增高以及抑制 NMDA 和 n-乙酰胆碱受体偶联的 Na⁺ 和 Ca²⁺ 通道的功能,神经兴奋性降低,产生中枢抑制效应[8,9]。在未成熟的脑中 GABA$_A$ 受体起兴奋作用,而在发育成熟的脑中起抑制作用[10],由于发育期的神经元缺乏抑制性神经递质更容易受到麻醉药的损害。在未成熟的大脑中,因跨膜 K⁺-Cl⁻ 协同转运体低表达造成神经细胞内 Cl⁻ 增高,GABA$_A$ 受体激活后 Cl⁻ 外流,细胞膜去极化,产生兴奋性冲动传导[11],Cl⁻ 导致的去极化还可以激活细胞膜上的电压依赖性钙通道引起 Ca²⁺ 内流[10];处于发育期的神经元 α-氨基羟甲基噁唑丙酸受体不具备完整功能,NMDA 受体的激活依赖于 GABA$_A$ 受体,GABA$_A$ 介导的 NMDA 通道激活可以引起 Ca²⁺ 内流并导致长时程增强。而受麻醉药影响使 GABA$_A$ 受体过度激活引起的使得 Ca²⁺ 大量内流导致细胞钙超载,引起神经元损伤。吸入麻醉药可使发育期的大脑选择性表达 NMDA 受体的不同亚型,使其介导的 Ca²⁺ 内流增加,减少了树突状细胞的除极过程,此外麻醉药可以拮抗 NMDA 受体降低细胞外谷氨酸浓度,减少与 G 蛋白偶联代谢性谷氨酸受体相关的细胞内 Ca²⁺ 释放,改变神经元内 Ca²⁺ 依赖第二信使系统,减少突触的形成和细胞间的连接从而抑制神经元,对后期持续的学习记忆功能产生损害[12,13]。

对麻醉药神经毒性作用机制的另一个假设是,神经突触信号转导抑制,通过内源性和外源性机制导致突触后神经元的凋亡[14],麻醉药引起的突触活动抑制可导致脑源性神经营养因子的处理改变,激活营养因子的细胞促凋亡形式。抑制突触信号会减弱神经养因子存活信号,导致内源性凋亡级联反应。激活凋亡蛋白 Bax 从而诱导细胞色素 C 从线粒体释放,激活 caspase-9,随后 caspase-3 裂解,引起细胞凋亡。外源性途径是麻醉药刺激细胞因子如 TNF-α 等配体与位于细胞膜上的死亡受体结合导致 caspase-8 活化,并进一步裂解激活 caspase-3[15]从而开启细胞凋亡反应。

如何预防麻醉药的神经毒性作用目前正引起广泛关注。α_2肾上腺素能受体能够营养正在发育中的神经元,且对各种神经元损伤有保护作用。已有研究表明,α_2肾上腺素能受体激动剂类药物对麻醉诱导的神经元细胞凋亡具有保护作用,啮齿类动物实验中发现可以发挥认知保护功能[2]。右美托咪定与可乐定,已被证明可以减少麻醉诱导的神经元细胞凋亡,预防术后可能出现的认知功能下降。右美托咪定可以抵抗异氟烷造成的神经元损伤,降低认知功能障碍的发生,即使将麻醉药的剂量提高到75倍这种保护作用依然存在[16],但在α_2肾上腺素受体拮抗的海马中保护作用变弱。可乐定可以抵抗氯胺酮导致的神经元凋亡及行为异常[17,18]。氙气是另一种具有神经保护作用的药物,虽然氙气本身具有极小的毒性,但是在异氟烷麻醉中或异氟烷麻醉前使用氙气可以减轻异氟烷诱导的细胞凋亡[19]。褪黑素和β-雌二醇可以预防大鼠麻醉导致的神经细胞凋亡,它们主要是针对细胞内在凋亡途径发挥清除自由基、抗炎及抗凋亡作用[1]。因此如何上调它们在麻醉损伤中的表达为神经元保护药物的选择提供了新的思路。

大量的动物实验已证实,麻醉药具有一定的神经毒性,可引起广泛的神经退行性变,并可导致长时间的行为和学习记忆方面的损害,这种损害发生的机制可能是通过激活GABA受体使突触后膜超极化影响突触的兴奋与抑制,拮抗NMDA受体降低细胞外谷氨酸浓度或通过激活细胞内及细胞外的细胞凋亡途径。目前,虽然发现一些药物对麻醉诱导的神经元损伤具有一定的保护作用但并没有明确的临床研究支持这一理论,所以针对麻醉损伤的机制并找到适合的方法,及药物减少神经损伤保护认知功能的研究仍然很有必要。

参 考 文 献

[1] R. D. Sanders, J. Hassell, A. J. Davidson, et al. Impact of anaesthetics and surgery on neurodevelopment: an update[J]. British Journal of Anaesthesia, 2013, 110(S1):i53-i72.

[2] Sanders RD, Xu J, Shu Y, et al. Dexmedetomidine attenuates isoflurane-induced neurocognitive impairment in neonatal rats[J]. Anesthesiology, 2009, 110:1077-1085.

[3] Cattano D, Young C, Straiko MM, et al. Subanesthetic doses of propofol induce neuroapoptosis in the infant mouse brain[J]. Anesth Analg, 2008, 106:1712-1714.

[4] Wang S, Peretich K, Zhao Y, et al. Anesthesia-induced neurodegeneration in fetal rat brains[J]. Pediatr Res, 2009, 66:435-440.

[5] Slikker W Jr, Zou X, Hotchkiss CE, et al. Ketamine-induced neuron-al cell death in the perinatal rhesus monkey[J]. Toxicol Sci, 2007, 98:145-158.

[6] Prozesky J. Anaesthesia and the developing brain[J]. South Afr J Anaesth Analg, 2014;20(4):167-169.

[7] 柳垂亮,李玉娟,曾维安. 吸入麻醉药促发育神经元凋亡及其机制研究进展[J]. 医学综述, 2010, 16 (14):2093-2095.

[8] 刘洋,刘进. 吸入麻醉药作用机制的研究进展[J]. 临床麻醉学杂志, 2008, 24(2):183-184.

[9] 孙焱芜,陈军. 全麻药的分子和细胞机制[J]. 神经解剖学杂志, 2004, 20(5):521-524.

[10] 赵以林,罗爱林. 吸入性全身麻醉药对发育期神经元的电生理功能影响的研究进展[J]. 医学综述, 2011, 17(7):1069-1078.

[11] 孙文冲,裴凌. 全身麻醉药对发育大脑神经细胞的影响[J]. 临床麻醉学杂志, 2014, 30(4):409-411.

[12] Ma T, Klann E. Amyloid: linking synaptic plasticity failure to memory disruption in Alzheimer's disease[J]. J Neurochem, 2012, 120:140-148.

[13] 郑淑文,朱昭琼. 吸入麻醉与学习记忆的关系[J]. 遵义医学院学报, 2013, 36(4):397-400.

［14］ Olney JW, Young C, Wozniak DF, et al. Anesthesia-induced developmental neuroapoptosis. Does it happen in humans? ［J］. Anesthesiology, 2004, 101:273-275.

［15］ Head BP, Patel HH, Niesman IR, et al. Inhibition of p75 neurotrophin receptor attenuates isofluranemediated neuronal apoptosis in the neonatal central nervous system［J］. Anesthesiology, 2009, 110:813-825.

［16］ Sanders RD, Davidson A. Anesthetic-induced neurotoxicity of the neonate: time for clinical guidelines? ［J］. Ped Anesth, 2009, 19:1141-1146.

［17］ Sanders RD, Sun P, Patel S, et al. Dexmedetomidine provides cortical neuroprotection: impact on anaesthetic-induced neuroapoptosis in the rat developing brain［J］. Acta Anaesthesiol Scand, 2010, 54:710-716.

［18］ Ponten E, Viberg H, Gordh T, et al. Clonidine abolishes the adverse effects on apoptosis and behaviour after neonatal ketamine exposure in mice［J］. Acta Anaesthesiol Scand, 2012, 56:1058-1065.

［19］ Shu Y, Patel SM, Pac-Soo C, et al. Xenon pretreatment attenuates anesthetic-induced apoptosis in the developing brain in comparison with nitrous oxide and hypoxia［J］. Anesthesiology, 2010, 113:360-368.

31 吸入麻醉药对中枢神经系统的影响及其机制

河北北方学院,河北,张家口,075000

郝军荣

作者简介

郝军荣,1981 年出生,硕士,讲师。主要从事药理学及相关学科的教学和研究工作。主持校青年基金项目 1 项,参与河北省自然科学基金及省教育厅课题多项。

摘要:背景 吸入麻醉药为全麻药物的一种,应用在许多科室的麻醉过程中,尤其是一些急重症患者的手术麻醉中使用吸入麻醉药是不可避免的,而其对中枢神经系统的作用显示毒性和保护的双重作用。**目的** 介绍吸入麻醉药对中枢神经系统的影响及其可能的机制。**内容** 吸入麻醉药对不同年龄神经系统都有一定的毒性作用,但是在缺血损伤等一些情况下又有一定的保护作用。分别阐述其可能的机制。**趋向** 应对麻醉药对神经系统的作用作进一步研究,使其在临床使用中尽量减少毒性反应而进一步更好的利用其保护作用。

关键词:吸入麻醉药;神经毒性;神经保护;缺血缺氧损伤

吸入麻醉药指经过气道吸入而产生全身麻醉作用的药物。作为一种全麻药物,应用在许多科室的麻醉过程中,尤其是一些急重症患者的手术麻醉中使用吸入麻醉药是不可避免的。现今临床常用的吸入麻醉药在吸入麻醉过程中,都会对患者的中枢神经系统,尤其是脑功能在一定程度上产生影响。研究吸入麻醉药对大脑神经元的作用以及对认知功能的影响及相关机制,对指导临床上对吸入麻醉药的选择和管理上具有非常重要的意义。

1 吸入麻醉药的神经毒性作用 目前基础研究提示,大多吸入麻醉药对不同年龄段动物的脑神经功能产生广泛而多样的作用。吸入麻醉药对幼年脑有神经毒性作用。有研究证实,处于发育期的儿童暴露于吸入麻醉药后,在其成长过程中会出现行为改变及精神症状。已证实对幼年动物正在发育的中枢神经系统有毒性作用的麻醉药有氯胺酮、丙泊酚、咪达唑仑、挥发性麻醉药等。多项研究证明挥发性吸入麻醉药能引起突触生成的高峰期的大鼠多个脑结构区域大量细胞凋亡,从而产生认知功能障碍,长期学习记忆损伤,也表现出社交功能缺乏和异常社会行为[1~3]。挥发性吸入麻醉药对老年脑也有毒性作用。动物实验表明全麻药包括挥发性吸入麻醉药能引起老年大鼠学习、记忆、认知功能损伤[4,5]。联合用药可能比单独使用损害更严重[6]。Stratmann 等给 16 个月大鼠吸入 1MAC 异氟烷 4 小时并不引起脑细胞死亡,也不影响海马神经生成,麻醉后 4 个月后并不产生认知功能障碍。由此推测全麻后老年大鼠的认知功能受损也许是可逆的[7],这一现象与临床研究老年人全麻术后认知功能障碍恢复的时间相一致。挥发性吸入麻醉药对成年脑的毒性作用较轻。临床试验证实,中年人全麻术后出现早期认知功能障碍持续 1 周,但是在术后 3 个月认知功能可以恢复[8]。但是在低剂量的长时间接触吸入麻醉药会导致一定程度的损害。对于成年小鼠,在长时间给予低浓度的吸入麻醉药可以引起学习记忆功能的损害。临床研究也证实手术室人员长期吸入低浓度的麻醉气体能损害神经行为学能力[10]。但是,也有研究给 3~4 个月的小鼠分别单次或反复多次吸入异氟烷,结果单次异氟烷全麻,并不造成小鼠长期认知缺损;反复多次全麻也不损伤小鼠空间学习和运动功能。不过也有动物实验证实,用相同浓度、时间的异氟烷和氧化亚氮麻醉 6 个月的大鼠,发现大鼠在麻醉后 2 天的空间学习记忆能力受损[11]。在围手术期间,为了避免单一药物高浓度可能带来的副作用,患者通常同时或先后采用几种不同的麻醉药复合使用。但是由于大多数麻醉药物具有拟 GABA 和(或)拮抗 NMDA 的特性,同时使用即使是低浓度的全麻药的神经毒性就可达到比药物毒性相加更高的程度[12]。

吸入麻醉药神经毒性的机制不是很清楚。凋亡或程序性死亡是一种基因调控的细胞主动死亡过程。GABA 受体兴奋剂和 N-甲基-D-天冬氨酸(N-methyl-D-aspartate,NMDA)受体拮抗剂可以激活内源性与外源细胞凋亡程序,出现神经退行性变[13]。而目前得到肯定的是现有临床上使用的麻醉药通常是通过增加对 γ-氨基丁酸(γ-aminobutyric acid,GABA)(A)受体抑制(如苯二氮䓬类、丙泊酚、依托咪酯、恩氟烷等)或者通过降低对 NMDA 受体兴奋(如,氯胺酮、氧化亚氮等)来发挥麻醉药效应的。NMDA 受体和 GABA$_A$ 受体同时改变能产生更严重的神经退行性病变[14]。初生大鼠接受吸入麻醉后,大脑产生广泛的神经退行性变,并导致海马神经元突触传递功能损害,进而产生持久的学习、记忆功能障碍[15,16]。吸入麻醉药也可能通过影响脑代谢而致神经毒性。有研究证明,吸入麻醉药使 β 淀粉样蛋白聚集,并增加其细胞毒性[17]。有研究证明,吸入麻醉药可改变海马代谢产物的表达,影响微环境造成认知功能障碍[18]。也有可能是吸入麻醉药通过激活 GABA$_A$ 受体,从而影响突触的可塑性[19,20]。

尽管吸入麻醉药有一定的毒性作用,必要的时候临床医生仍需要给患者以麻醉药。所以要想办法减少这种毒性反应的发生。现在有研究认为,可以用促红细胞生成(erythropoietin,EPO)预防认知功能改变。近年来研究发现 EPO 可通过抗兴奋性氨基酸毒性、抗细胞凋亡、增加细胞钙内流、抑制一氧化氮合成等作用实现对脑损伤的保护作用[21]。有研究证明,对患有中度缺血缺氧性脑病的新生儿连续 2 周隔日注射 EPO,其患儿在 18 周时中度缺血缺氧性脑病的精神症状明显改善[22]。低温可以降低脑细胞的代谢率,减少毒性物质的释放,而且全身低温疗法能够降低缺血缺氧脑病的新生儿的病死率及严重后遗症的发生率[23],但目前尚无明确证据说明低温能减少麻醉所造成的脑损伤。

2 吸入麻醉药的神经保护作用 吸入麻醉药广泛应用于接受神经外科手术的患者及有脑缺血缺氧隐患的患者。近年来研究者基本认同大多数吸入麻醉药对哺乳动物大脑缺血缺氧损伤具有保护作用。七氟烷预处理能够改善局灶性脑缺血模型的神经功能和脑梗死容积[24]，也可以减轻海马 CA1 区胆碱能神经元的损伤，促进大脑中动脉阻断脑缺血模型的空间学习及记忆能力的恢复[25]。不同浓度的七氟烷后处理对局灶性脑缺血损伤有保护作用：神经行为学评分明显增加，脑水肿情况，并能够减少血流，减少丙二醛水平，调控脑缺血后抗氧化酶的活性，并通过上调抗凋亡蛋白 Bcl-2，下调凋亡蛋白 Bax 以及 P53 和 caspase-3 蛋白的表达，进而减轻细胞的凋亡[26,25]。也有研究证实，采用 2% 的异氟烷预处理与后处理共同使用，可以起到显著的神经保护作用[28]。七氟醚除对成年动物脑损伤具有神经保护作用外，其对新生或幼年动物脑损伤也具有一定的神经保护作用。Ren 等[29]研究发现，七氟烷后处理可以对新生幼鼠的缺氧缺血脑损伤发挥神经保护作用。

3 吸入麻醉药神经保护作用的机制可能涉及很多个方面 较低浓度的异氟烷、七氟烷等发挥直接或间接的神经保护作用的作用机制可能与减轻脑缺血诱导的炎症反应、脂质过氧化程度以及组织损伤，并且能下调促凋亡分子的表达，上调抗凋亡分子的表达[30,31]；2% 的异氟烷预处理 30 分钟可以减轻氧糖剥夺后海马神经元乳酸脱氢酶的释放，这种预处理机制可能与对 CaMKII 的抑制有关。Zhao 等[32]还发现，异氟烷后处理可以改善脑缺氧缺血损伤后长时程的神经功能缺陷，该机制主要与其对线粒体通透性转换孔（mitochondrial permeability transitionpore，mPTP）的开放有关。兴奋性神经递质谷氨酸的神经毒性可能在脑缺血-再灌注损伤中发挥重要作用。吸入麻醉药可能通过降低脑内兴奋性神经递质谷氨酸浓度和降低 NMDA 或者 AMDA 受体完成神经保护作用[28,33]。吸入麻醉药也可以通过直接或间接作用于 $GABA_A$ 受体复合物，激活 GABA 受体，使 Cl^- 内流增加，突触后神经处于抑制状态，从而提高抗缺血缺氧能力，减少神经细胞的损伤[34]。磷脂酸肌醇 32 激酶（phosphatidylinositol 32 kinase，PI32K）/蛋白激酶 B（porteinkinase B，PKB）及其下游激酶 P70 核小体 S6 激酶（p70 ribosomal S6 kinase，P70S6K）信号转导通路是脑缺血性损伤后神经细胞存活的重要信号转导通路。Akt（丝氨酸/苏氨酸蛋白激酶）是 PI32K 信号通路的下游激酶。激活 PI32K 是抑制细胞凋亡的初级信号，最终抑制细胞的凋亡。七氟烷激活 PI32K/Akt/P70S6K 信号通路从而抑制了神经元凋亡；此外有研究也证实，七氟烷可通过抑制 PKCγ 降解和激活 PKcγ 而抑制神经细胞的凋亡。Yin 等[35]新近研究发现，Notch 信号可以诱导小胶质细胞活化，引起神经元凋亡，加重 MCAO 后脑组织损伤。而异氟烷后处理可以抑制 Notch 信号的活化，从而发挥神经保护作用。不断增加的研究证明不论在缺血和药物预处理中 ERKl/2 和 p38 丝裂原活化蛋白激酶（p38 mitogen-activated protein kinases，p38 MAPK）的活化在细胞保护的起源上都起着很重要的作用[36,37]。zheng 等研究发现异氟烷可以诱导大脑新皮层 p38 MAPK 的激活而提高局部脑缺血后长时程神经功能恢复[38]。吸入麻醉药的神经保护作用机制也可能与抑制 NF-kB 的活性有关[39]。在脑缺氧时，可发生脑缺氧去极化，离子流的变化导致细胞肿胀以及随后诱发损伤的生物学变化。七氟烷能阻断电压门控 Ca^{2+} 通道，减少钙超载而发挥脑保护作用。另外脑组织缺血时可产生活性氧族，从而激发缺血脑组织的后续损伤及直接损伤，吸入麻醉药可通过阻止氧自由基生成，抑制脂质过氧化而发挥对缺血脑组织的保护作用。在急性脑组织缺血后，儿茶酚胺的快速释放可能加速脑组织的损伤，而吸入麻醉药可减少血液中儿茶酚胺的释放，有利于神经元的保护。另外，诱生型一氧化氮系统可能在吸入麻醉药脑的保护中发挥重要作用，特别是在脑组织缺血早期[41]。

4 对于已经伴随缺血性损伤或者突发性创伤需要进行外科治疗的患者，或者在围手术期脑缺血的高危患者(如脑外伤、大血管手术、脊髓挫裂伤、颅内动脉瘤或者接受心脏手术)中,需要应用包括吸入麻醉药在内的药物干预,由于吸入麻醉药对缺血的保护作用,在使用过程中,除了能够达到麻醉效果,而且可以达到减轻脑损伤、改善患者预后的神经保护效果,最终减轻家庭和社会负担。所以,吸入性麻醉药对中枢神经系统损伤的保护作用就显得格外的重要。

参 考 文 献

[1] StratmannG,MayLDV,SallJW,et al. Effect of hyper carbia and Isofuraneonbrain cell death and neurocognitive dysfunction in 7-day-old rats[J]. Anesthsiology,2009,110(4):849-861.

[2] SatomotoM,SatohY,TeruiK,et al. Neonatal exposure to sevoflurane induces abnormal social behaviors and deficits in fear conditioning in mice[J]. Anesthesiology,2009,110(3):628-637.

[3] Jevtovic-TodorovicV,HartmanRE,IzumiY,et al. Early exposure to common anesthetic agents cause swide spread neurodegeneration in the developing rat brain and persistent learning deficits[J]. JNeurosci,2003,23(3):876-882.

[4] Culley DJ,Yukhananov RY,Baxter MG,et al. Thememory effects of general anesthesia persist for weeks in young and aged rats[J]. AnesthAnalg,2003,96(4):1004-1009.

[5] CulleyDJ,BaxterMG,YukhananovRY,et al. Long-term impairment of acquisition of aspatial memory task following isoflurane-nitrous oxide anesthesia in rats[J]. Anesthesiology,2004,100(2):309-314.

[6] CulleyDJ,BaxterMG,CrosbyCA,et al. Impairedacquisitionof spatialmemory 2 weeks after isoflurane and isoflurane-nitrousoxide anesthesia in aged rats[J]. AnesthAnalg,2004,99(5):1393-1397.

[7] StratmannG,SallJW,BellJS,et al. Isoflurane does not affect braincelldeath,hippocampal neurogenesis,orlong-term neurocognitive outcome in aged rats[J]. Anesthesiology,2010,112(2):305-315.

[8] JohnsonT,MonkT,RasmussenLS,et al. Postoperativecognitivedysfunction in middle-aged patients[J]. Anesthesiology,2002,96(6):1351-1357.

[9] OzerM,BarisS,KarakayaD,et al. Behavioural effects of chronic exposure to subanesthetic concentrations of halothane,sevoflurane and desflurane in rats[J]. CanJAnaesth,2006,53(7):653-658.

[10] LucchiniR,PlacidiD,ToffolettoF,et al. Neurotoxicity in operating room personnel working with gaseous and nongaseous anesthesia[J]. IntArch Occup Environ Health,1996,68(3):188-192.

[11] CulleyDJ,BaxterMG,YukhananovRY,et al. Long-term impairment of acquisition of a spatialmemory task following isoflurane-nitrous oxide anesthesia in rats[J]. Anesthesiology,2004,100(2):309-314.

[12] Young C,Jevt ovic-Todorovi c V,Qin YQ,et al. Potential of ketamine and midazolam individually or incombination to induce apoptotic neurodegeneration in the infant mouse brain[J]. Br J Pharmacol,2005,146(2):189-197.

[13] Yon JH,Daniel-Johnson J,Carter LB,et al. Anesthesia induces neuronal cell death in the developing rat brain via intrinsic and extrinsic apoptotic pathways[J]. Neuroscience,2005,135(3):815-827.

[14] evtovic-TodorovicV,HartmanRE,IzumiY,et al. Early exposure to common anesthetic agents causes widespread neurodegeneration in the developing rat brain and persistent learning deficits[J]. JNeurosci,2003,23(3):876-882.

[15] 何莹,张良成,郭永正,等.大鼠孕晚期七氟烷吸入麻醉对子代神经行为和学习记忆功能的影响[J].福建医科大学学报,2009,43(2):105-109.

[16] Jevtovic-Todorovic V,Hartman RE,Izumi Y,et al. Early exposure to common anesthetic agents causes widespread neurodegeneration in the developing rat brain and persistent learning deficits[J]. JNeurosc,2003,23

(3):876-882.

[17] Tung A, Herrera S, Fornal CA, et al. The effect of prolonged anesthesia with isoflurane, propofol, dexmedetomidine, orketamine on neural cell proliferation in the adult rat[J]. Anesth Analg, 2008, 106(6):1772-1777.

[18] Pan JZ, Xi J, Eckenhoff MF, et al. Inhaled anesthetics elicit regionspecific changes in protein expression in mammalian brain[J]. Proteomics, 2008, 8(14):2983-2992.

[19] Ishizeki J, Nishikawa K, Kubo K, et al. Amnestic concentrations of sevoflurane inhibit synaptic plasticity of hippocampal CA1 neurons through gamma-aminobutyric acid-mediated mechanisms[J]. Anesthesiology, 2008, 108(3):447-456.

[20] Simon W, Hapfelmeier G, Kochs E, et al. Isoflurane blocks synaptic plasticity in the mouse hippocampus[J]. Anesthesiology, 2001, 94(6):1058-1065.

[21] 李中春, 陈怀红. 促红细胞生成素对缺血性脑损伤保护作用的研究进展[J]. 全科医学教育与临床, 2005, 3(1):51-54.

[22] Zhu C, Kang W, Xu F, et al. Erythropoietin improved neurologic outcomes in newborns with hypoxic-ischemic encephalopathy[J]. Pediatrics, 2009, 124(2):e218-e226.

[23] Shankaran S, Laptook AR, Ehrenkranz RA, et al. Whole-body hypothermia for neonates with hypoxic-ischemic encephalopathy[J]. N Engl J Med, 2005, 353(15):1574-1584.

[24] Chen Y, Nie H, Tian L, et al. Sevoflurane preconditioning-induced neuroprotection is associated with Akt activation via carboxy-terminal modulator protein inhibition[J]. Br J Anaesth, 2015, 114:327-335.

[25] Hu X, Zhang Y, Li W, et al. Preconditioning with sevoflurane ameliorates spatial learning and memory deficit after focal cerebral ischemia-reperfusion in rats[J]. Int J Dev Neurosci, 2013, 31:328-333.

[26] hang Y, Zhang FG, Meng C, et al. Inhibition of sevoflurane postconditioning against cerebral ischemia reperfusion-induced oxidative injury in rats[J]. Molecules, 2012, 17:341-354.

[27] eon YT, Hwang JW, Lim YJ, et al. A combination of sevoflurane postconditioning and albumin increases bcl-2 expression after transient global cerebral ischemia compared with either sevoflurane post conditioning or albumin alone[J]. J Neurosurg Anesthesiol, 2013, 25:43-50.

[28] Mcmurtrey RJ, Zuo Z. Isoflurane preconditioning and postconditioning in rat hippocampal neurons[J]. Brain Res, 2010, 1358:184-190.

[29] Ren X, Wang Z, Ma H, et al. Sevoflurane postconditioning provides neuroprotection against brain hypoxia-ischemia in neonatal rats[J]. Neurol Sci, 2014, 35:1401-1404.

[30] Deile M, Damm M, Heller AR. Inhaled anesthetics[J]. Anaesthesist, 2013, 62:493-504.

[31] Bedirli N, Bagriacik EU, Emmez H, et al. Sevoflurane and isoflurane preconditioning provides neuroprotection by inhibition of apoptosis-related mRNA expression in a rat model of focal cerebral ischemia[J]. J Neurosurg Anesthesiol, 2012, 24:336-344.

[32] Zhao P, Ji G, Xue H, et al. Isoflurane postconditioning improved long-term neurological outcome possibly via inhibiting the mitochondrial permeability transition pore in neonatal rats after brain hypoxia ischemia[J]. Neuroscience, 2014, 280:193-203.

[33] Li J, Zheng S, Zuo Z. Isoflurane decreases AMPA induced dark cell degeneration and edematous damage of Pukrinje neurons in the rat cerebellar slices[J]. Brain Res, 2002, 958:399-404.

[34] XuPeng-cheng, et al. Protective effect of sevoflurane on hypoxic injury to hippocampal cerebral slices of rats[J]. Chinese Journal of Clinical Rehabilitation, 2006, 10(2):91-93.

[35] Yin J, Li H, Feng C, et al. Inhibition of brain ischemia-caused notch activation in microglia may contribute to isoflurane postconditioning-induced neuroprotection in male rats[J]. CNS Neurol Disord Drug Targets, 2014, 13:718-732.

［36］ Ding Qi n-xue,Liu Jin,Hu Xiao-hua,et al. Map quality of two-dimensional gel electrophoresis affected by different sample-loading methods［J］. Chinese Journal of Biochemistry and Molecular Biology,2006,22(3): 239-242.

［37］ Richard C,Barry,Britt L,et al. Quantitative evaluation of sample application methods for semipreparative separations of basic proteins by two-dimensional gel electrophoresis［J］. Electrophoresis,2003,24: 3390-3404.

［38］ Zheng S,Zuo Z. Isofluarne Preconditioning Induces Neuorprotection agaist Ischemia via Activation of P38 Mitogen-Activated Protein Kinases［J］. Mol Pharmacol,2004,65(5):1172-1180.

［39］ Li H,Yin J,Li L,et al. Isoflurane postconditioning reduces ischemia-induced nuclear factor-kappaB activation and interleukin 1beta production to provide neuroprotection in rats and mice［J］. Neurobiol Dis, 2013,54:216-224.

［40］ AYB,Wallace D,Mantilla CB,et al. Differenttial inhibition of Neuronal Na^+-Ca^{2+} Exchange versus store-operated Ca^{2+} channels by volatile Anesthetics in pheochromocytoma (pcl 2) cell［J］. Anesthesiology,2005, 103 (1):93-101.

［41］ Huang PL. Nitric oxide and cerebral ischemic preconditioning［J］. Cell Calcium,2004,36:232-329.

AMP依赖的蛋白激酶(AMPK)在神经病理性疼痛中作用的新进展

南京医科大学

杨颜菁,屈杰,潘彩龙,刘文涛

作者简介

第一作者:**杨颜菁**,南京医科大学附属口腔医院副主任医师,博士,硕士生导师。1977年出生于吉林省长春市。1998年本科毕业于上海交通大学医学院口腔医学专业。2009年5月至2011年5月赴美国内布拉斯加州立大学医学中心及南加州大学牙学院访问学习。从事口腔内科专业十余年,主要从事三叉神经痛机制研究。主持国家自然科学基金1项,校基金1项,参与多项国家及省级科研课题,发表SCI收录论文近十篇。研究方向:三叉神经痛的发病机制与药物治疗

通讯作者:刘文涛,男,博士,教授,博士生导师。1975年出生于山东省荣成市。1998年毕业于山东医科大学,2001年在中国药科大学获得药理学硕士学位,2005年在中国药科大学获得微生物与生化制药博士学位。2005年至2007年就职于南京医科大学药理学系,2007年至2010年在美国德克萨斯Parker医学院研究所进行博士后研究。2010年作为引进人才受聘于南京医科大学,就职于南京医科大学基础医学院药理学系。现为药理学系副主任,负责研究生及学系科研方面工作。

2010年起至今为南京医科大学江苏省神经退行性疾病重点实验室独立PI,主要研究方向为慢性疼痛的发病机制与药物治疗。过去五年在 *The Journal of Neuroscience*、*Cancer Research*、*FASEB Journal*、*Pain*、*Molecule Pain*,*European journal of pain*,*Anesthesiology* 等SCI核心杂志上以第一作者和通讯作者身份,发表多篇文章。研究方向:慢性疼痛的发病机制与药物治疗

摘要:背景 神经病理性疼痛(Neuropathic pain,NPP)是困扰人类健康的严重问题,患者痛苦不堪。非甾体抗炎药、阿片类镇痛药等大量药物已被尝试用于治疗神经病理性痛,但在治疗中的效果远不能令人满意。因此,提出新的解决策略,找到关键性分子靶点进行调控是刻不容缓的任务。**目的** 本文将围绕 AMPK 这个能量代谢中的核心分子在慢性疼痛中的作用的研究进展展开综述。**内容** 基础研究与临床数据都提示,同时干预神经元的高兴奋性和神经胶质细胞炎症可能才是治疗神经病理性疼痛的有效策略。因此,如能找到一个多效分子靶点,必将成为缓解神经病理性痛的关键。想达到对神经元,星形胶质细胞和小胶质细胞的综合调控,必须找到一个在神经系统中的各种细胞中均有分布,同时可以对于物质代谢调控子和痛觉调制者的关键分子。最新的研究表明,磷酸腺苷激活的蛋白激酶(adenosine mono-phosphate-activated protein kinase AMPK)AMPK 可能在痛觉调制中发挥了至关重要的能量平衡感受器和痛觉调制者的作用。AMPK 是一个耦联细胞应激与蛋白质转录调控的调节子,还可以调节神经元兴奋性,使 AMPK 成为一个理想的靶标来发挥内在调控机制从而抑制伤害感受性兴奋和敏感性。AMPK 同时也对胶质细胞炎症具有显著的调节作用。并且大量的研究还表明 AMPK 激活剂能够抑制癌症疼痛和吗啡耐受等现象,因此我们本篇综述的主要目的是通过探究 AMPK 的结构以及其在神经病理性疼痛、慢性疼痛、炎症、癌痛等疼痛中的作用,寻找可能的机制,为解决疼痛寻找新的思路。**趋向** AMPK 作为一个镇痛的新靶点刚进入学术界的视野。围绕 AMPK 在慢性疼痛中的作用的研究还较少,但是以二甲双胍与白藜芦醇为代表的 AMPK 激动剂在临床前研究中,已经显示了较好的治疗慢性疼痛的作用。以能量应激为调节手段来调制外周和中枢敏化,以及调制神经炎症很可能会成为一个新的镇痛策略。
关键词:神经病理性疼痛;炎症;AMPK;机制

1 神经病理性疼痛的背景介绍

1.1 神经病理性疼痛的简介 神经病理性痛(Neuropathic pain,NPP)是困扰人类健康的严重问题。其病因众多,包括物理性的机械损伤、代谢或营养性神经改变、病毒感染、药物或放疗的神经毒性、缺血性神经损害、神经递质功能障碍和一些非病毒性疾病都有可能导致神经病理性痛。其病程长达数周甚至数年,患者痛苦不堪。

虽然非甾体抗炎药物,抗抑郁药,钙通道 α2-δ 配体,去甲肾上腺素受体阻滞剂,5-羟色胺再摄取抑制剂,局麻类和阿片类镇痛药等,已被尝试用于治疗神经病理性痛,但在治疗中的效果还远不能令人满意。一线的治疗药物,对中、重度的神经病理性痛治疗效果往往不佳,而二线的阿片类药物因其耐受,成瘾等副作用限制了其长期应用[1,2]。因此,提出新的解决策略,找到关键性分子靶点进行调控是刻不容缓的任务。

1.2 神经病理性疼痛的中枢敏化机制 虽然神经病理性痛发病机制不清,但是学术界认为外周敏化和中枢敏化机制在疾病进程中发挥重要作用。外周敏化是指组织受损后,细胞外

H+、5-HT、缓激肽、核苷酸、神经生长因子等物质导致初级伤害感受性神经元的兴奋性增强[2-8]。但单纯外周敏化并不足以导致神经病理性痛。麻醉受损区域后，予以电刺激，仍可以出现痛觉过敏和痛觉超敏[9]，提示中枢敏化可能起着更重要的作用。中枢敏化是指外周神经损伤引起的中枢痛觉神经元兴奋性增高[10]，包括上扬现象(Wind-up)和长时程增强效应(LTP)。目前中枢敏化在脊髓水平的研究相对系统，且临床上实现椎管内给药相比脑室内注射更有可行性(临床上约三分之一的麻醉方式是腰麻)，这里重点阐述脊髓水平中枢敏化的关键机制。

目前认为中枢敏化的机制主要涉及神经元与胶质细胞两个方面的机制。其中神经元机制包括：①兴奋性突触的传递效率增强。脊髓背角 NMDA 受体和 AMPA 受体功能的异常增强被认为在中枢敏化过程中至关重要[10,11]。但限于 NMDA 与 AMPA 受体在神经系统中的广泛分布，直接抑制其将可能带来严重的副作用，治疗学上一直没有突破[12-15]；②抑制性中间神经元作用的减弱。外周组织损伤可能引起脊髓背角 WDR 神经元胞内 GABA 和甘氨酸受体发生磷酸化灭活[16,17]，支配抑制性中间神经元的 C 纤维末梢消失增强了神经元的兴奋和反应性[18,19]，脊髓背角 GABA 产量下降对疼痛传递的抑制作用降低[18]；③蛋白激酶系统对疼痛的易化。其中 CaMKII 和 PKC 的对中枢敏化的调控作用尤为关键。CaMKII 可以感受伤害性刺激引起的细胞内钙离子浓度升高，向下游传递信号，反过来也可以调节膜上受体如 NMDA 受体和 AMPA 受体的活性和分布[20-22]；PKC 的作用与 CaMKII 相类似。另外 ERK、PKA 和 PKG 也被认为在神经病理性痛中发挥重要作用[10,13,23]。目前对神经病理性痛的常规治疗主要针对神经元机制。

然而，中枢敏化的胶质细胞机制可能也同样重要。大量研究已经证明小胶质细胞和星形胶质细胞的异常激活是诱发和维持神经病理性痛的重要因素[24,25]。小胶质细胞活化以后，释放大量神经活性因子和炎症因子，如 BDNF、IL-1β、IL-6、TNF-α、IL-6、ATP，ROS 和 NO 等。这些活性物质一方面作用与神经元的相应受体导致疼痛，另外一个方面激活更多的小胶质细胞和星形胶质细胞形成正反馈。最终参与了神经病理性疼痛的诱导及维持[26,27]。而星形胶质细胞不仅能释放炎症因子[28]，形成胶质网络维持神经系统内环境的稳态；还可增强胶质细胞和巨噬细胞吞噬髓鞘的作用，导致痛敏，并以钙振荡或钙波的形式通过细胞间缝隙连接偶联形成的网络结构引起痛觉播散[24]。

2　神经病理性疼痛治疗的新靶点——AMPK

多效靶点的缺失可能是神经病理性痛迟迟未得到有效治疗的原因。基础研究与临床数据都提示，同时干预神经元的高兴奋性和神经胶质细胞炎症可能才是治疗神经病理性疼痛的有效策略。因此，如能找到一个多效分子靶点，必将成为缓解神经病理性痛的关键。

想达到对神经元，星形胶质细胞和小胶质细胞的综合调控，必须找到一个在神经系统中的各种细胞中均有分布，同时可以对于物质代谢调控子和痛觉调制者的关键分子。而最新的大量研究提示：磷酸腺苷激活的蛋白激酶(adenosine mono-phosphate-activated protein kinase AMPK)AMPK 可能在痛觉调制中发挥了至关重要的能量平衡感受器和痛觉调制者的作用。

2.1　AMPK 的背景介绍　腺苷酸活化蛋白激酶(AMP-activated protein kinase, AMPK)是一

种在真核生物中,广泛表达且高度保守的丝氨酸/苏氨酸蛋白激酶。AMPK 是细胞的能量调节器,能感知细胞能量代谢状态的改变。细胞内能量缺失时,激活 AMPK,关闭消耗 ATP 的合成代谢途径,开启产生 ATP 的分解代谢途径,维持机体能量代谢平衡。

2.1.1 AMPK 的分子结构 AMPK 在真核生物中广泛存在,是由一个催化亚基 α 和两个调节亚基 β、γ 构成的异源三聚体。三种亚基存在不同亚型:α 亚基分子质量为 63kD,有 α1、α2 两种亚型;β 亚基分子质量为 30kD,有 β1、β2 两种亚型;γ 亚基分子质量为 37 ~ 63kD,有 γ1、γ2、γ3 三种亚型。α 亚基含有一个 N 端激酶结构域和一个 C 端调节结构域,两者大小基本相等。N 端是催化核心部位,N 端 Thr172 位点的磷酸化被作为 AMPK 激活的标志,该位点突变可使 AMPK 激酶活性完全丧失[28]。C 端负责与 β 和 γ 亚基结合,C 端含有一段自抑制序列,AMPK 水平下降时,自抑制序列可以抑制 AMPK 的激活。β 亚基 N 端可使 AMPK 固定在细胞膜上,N 端区域之后紧跟着两个保守的结构域 KIS 和 ASC,β 亚基相当于一个支架,可以结合 α 和 γ 亚基,使 AMPK 形成稳定的异源三聚体[29]。

2.1.2 AMPK 的活性调节 AMPK 是一种高度保守的丝氨酸/苏氨酸蛋白激酶。目前,据研究发现至少有 3 种 AMPK 的上游激酶,分别为 LKB1、AMPKK、TAK1 和 CaMKK。其 AMPK 活性调节非常复杂,它可被 5'-AMP 别构激活以及被磷酸肌酸别构抑制,也可被其上游的 AMPK 激酶(AMPKK)激活,它们的作用位点都是磷酸化 AMPKα 亚基 172 位苏氨酸。

目前研究显示,AMPK 主要通过以下 3 种方式被激活。①与 AMP/ATP 相关的变构调节:AMP 通过连接到 γ 亚基变构激活 AMPK,使 AMPK 活性提高 2 ~ 5 倍。AMPK 通过这种方式被激活的程度主要与组成 AMPK 的 α 亚基和 γ 亚基亚型有关,由 α2 和 γ2 组成的 AMPK 复合物最容易被激活,而包含 γ3 亚基的 AMPK 复合物只能被微弱激活。AMP 与 AMPK 的结合也使得 AMPKThr172 位点不易被磷酸酶脱磷酸化而失活[30]。研究显示,高浓度 ATP 可与 AMP 竞争 AMPK 变构位点而抑制 AMP 对 AMPK 的激活。②AMPK 活性自调节:AMPK 复合物 α 亚基 C 端含有一段自抑制序列,能够抑制 AMPK 激活。研究显示,α1 亚基 313 ~ 335 残基形成的 α 螺旋以无活性形式结合在 α 亚基激酶结构域,从而抑制 AMPK 活性。AMP 结合到 AMPK 后,AMPK 构象的变化减弱了自抑制序列和 AMPK 激酶结构域之间的相互作用,从而消除了自抑制序列对 AMPK 活性的抑制作用和 Thr172 位点去磷酸化[31]。③AMPK 激酶:AMPK 激酶主要包括丝氨酸-苏氨酸激酶 11(serine/threonine kinase11,LKB1)、转化生长因子 β 激活蛋白激酶 1(TGF-β-activatedkinase1,TAK1)和钙离子/钙调素依赖性蛋白激酶激酶 β(calmodulin-dependent protein kinase kinase β,CaMKKβ),三者都是通过磷酸化 Thr172 激活 AMPK。磷酸化 AMPK 也可以被磷酸酶如蛋白质磷酸酶-2A(protein-phosphatase-2A,PP2A)、蛋白质磷酸酶-2Cα(proteinphosphatase-2Cα,PP2Cα)脱磷酸化而降低活性[32][33]。虽然 Thr172 是 AMPK 被磷酸化激活的主要位点,但 α 和 β 亚基数个位点均可被磷酸化,AMPKα1/α2 亚基 Ser485/491 位点的磷酸化通过抑制 AMPK 激活使机体产生胰岛素抵抗现象[34]。

2.2 AMPK 与 mTOR 直接的关系 哺乳动物西罗莫司靶蛋白(mammalian target of rapamy-cin,mTOR)是一种非典型丝氨酸/苏氨酸蛋白激酶,为磷脂酰肌醇激酶相关激酶(phosphatidy-linositolkinase-relatedkinase,PIKK)蛋白质家族成员。mTOR 进化上相对保守,可整合营养、能量及生长因子等多种细胞外信号,参与基因转录、蛋白质翻译、核糖体合成等生物过程,在细胞生长和凋亡中发挥极为重要的作用。近年来,mTOR 的生物学功能研究日益深入,特别是其与神经病理性疼痛的联系越来越受到重视。

AMPK 作为 mTORC1 介导蛋白合成的负性调控物,以及其与慢性疼痛有关的其他信号途径的相关性,使 AMPK 成为一个理想的靶标来发挥内生调控机制从而抑制伤害感受性兴奋和敏感性[35]。实验表明,在广泛的临床试验中,基因表达的翻译调控是诱发和维持疼痛超敏反应的一个关键因子。这表明,通过 mTORC1 介导的翻译调控有助于一系列伤害感受器的基础敏感性[36],而且,更重要的是,会有利于在面对伤害时基因表达的局部变化,从而促进痛觉超敏反应。后者观点表明,在外周疼痛可塑性的局部的、活性依赖的翻译中发挥了重要作用。这是一个关键区别,因为活性依赖的翻译是通过激酶的特殊位点控制的,主要是 mTORC1 和 MAPKs,从而为药理学干预提供了治疗可能性。事实上,引人注意的证据表明,在疼痛系统中,mTORC1 是调控可塑性的关链激酶。因为这些实验大部分是依赖西罗莫司进行的,西罗莫司是 mTORC1 特殊抑制剂,这些作用似乎和 mTORC1 的主要功能-翻译调控有关。不幸的是,尽管局部的短暂的 mTORC1 抑制会导致疼痛超敏反应的阻塞,但最近发现,长期 mTORC1 抑制(药理性或基因型)会导致 ERK 的反馈激活从而引起疼痛超敏反应[37]。mTORC1 信号的反馈机制很早就被意识到了,而且几乎确定可以在几种癌症临床试验中,导致 mTORC1 抑制剂的失败。由于它机制的重要性,因此 mTORC1 是一个疼痛治疗的明显靶标。重要的是,由于 AMPK 激活剂能够抑制 mTORC1 的延长的直接的抑制作用产生的反馈信号,从而可以减轻西罗莫司诱导的疼痛超敏反应。

人体是通过 mTORC1 或者 ERK/MMNK/eIF4E 介导的活性依赖的翻译调控运行的,在损伤后的疼痛系统的超敏反应中发挥了重要作用。但是,由于靶标各自的激酶激活的广泛的反馈激酶信号网络,所以这些途径的药理靶点必须要被小心控制。在这点上,利用能够负性调控活性依赖翻译和阻碍反馈信号机制的激酶激动剂是很有利的。总的来说,AMPK 激动剂能够减少外周神经损伤诱导的触摸痛和减少体外感觉神经元的兴奋性。同样,实验表明,白藜芦醇作为一个自然产物的 AMPK 激动剂,通过 AMPK 介导的机制,能够减少小鼠体内切口诱导的触摸痛。这些发现为 AMPK 激动剂治疗多种慢性疼痛提供了更加深远的探索。

2.3 AMPK 在炎症中的作用

2.3.1 AMPK 对炎性细胞的影响 AMPK 对炎性细胞的影响主要体现在降低黏附分子表达,减少炎性细胞迁移与黏附。炎性细胞迁移在机体免疫和炎症反应等过程中发挥重要作用。大多数炎性疾病都伴有炎性细胞渗出迁移到炎症部位,并与内皮细胞黏附,引起白细胞激活,参与炎症反应。AMPK 激活后可降低黏附分子表达,减少炎性细胞迁移与黏附,发挥抗炎作用。例如,在人主动脉内皮细胞 HAECs,激活 AMPK 可降低细胞间黏附分子-1(intercellularadhesionmolecule1,ICAM-1)、血管细胞黏附分子-1(vascularcelladhesionmoleculel,VCAM-1)表达[38];传统中药小檗碱通过抑制线粒体呼吸链复合物 1 活性激活 AMPK,下调黏附分子 ICAM-1,抑制单核细胞 THP-1 与 HUVEC 之间黏附,发挥抗炎作用[39]。在缺血再灌注动物模型中,AMPK 激活剂 AICAR(5-氨基-4-甲酰胺咪唑核糖核苷酸)通过 AMPK-eNOS 信号通路抑制淋巴细胞黏附[40]。利用活体显微镜发现,AMPK 激活可减少缺血/再灌注小鼠血管黏附因子表达,减少白细胞迁移及黏附,发挥抗炎作用。AMPK 抑制黏附分子表达的作用可能与 AMPK 促进 p300 磷酸化有关。p300 是具有组蛋白乙酰化酶活性的转录辅因子。p300 催化 NF-κB 乙酰化可增强 NF-κB 转录活性,上调黏附分子表达水平。AMPK 通过对 p300Ser89 位点的磷酸化,抑制 p300 催化活性,下调黏附分子基因表达[41]。

2.3.2　AMPK 对炎性因子的影响　AMPK 激活剂 AICAR 可降低 LPS 诱导的大鼠腹腔巨噬细胞和小胶质细胞 TNF-α、IL-1β、IL-6 以及诱导型一氧化氮合酶(iNOS)表达,转染 AMPK 的反义寡核苷酸或 AMPKα2 的显性负性突变体 AMPKα2(D157A)则可明显增强炎症因子表达,消除 AICAR 的抗炎效应。AICAR 的抗炎效应主要是通过激活 AMPK,抑制 NF-κB 激活,抑制 CCAAT/增强子结合蛋白(CCAAT/enhancer-binding protein,C/EBP)-δ 表达,阻止 C/EBP 核转位实现的。体内动物实验也证明,AICAR 可减轻 LPS 诱导的小鼠急性肺损伤严重程度,降低支气管肺泡灌洗液(bronchoalveolar lavage fluid,BALF)TNF-α 和 IL-6 水平。Yi 等[42]研究表明,白藜芦醇可通过激活 AMPK 降低 NF-κB 活性及 COX2、TNF-α 水平。临床广泛应用的二甲双胍也通过激活 AMPK 抑制 LPS 诱导的小鼠腹腔巨噬细胞及卵白蛋白 (OVA)诱导的哮喘小鼠 BALF 炎性因子表达[43][44]。此外,AMPK 活性也受炎性因子调节。研究显示,抗炎因子 IL-10、TGF-β 等提高 AMPK 活性,而 TNF-α 则导致 AMPK 活性下降[45]。现有研究认为,TNF-α 通过与其受体 TNFR 结合,上调磷酸酶 PP2C 活性,使 AMPK 磷酸化水平下降。

2.3.3　AMPK 调节炎症的信号通路　AMPK 主要通过下游 SIRT1、FoxO3a、p53、PGC-1α 等蛋白间接调节 NF-κB 活性,抑制炎性因子表达。SIRT1 是 NAD+ 依赖性蛋白质脱乙酰酶,AMPK 通过升高细胞内 NAD+ 水平激活 SIRT1。Yeung 等[46]首先发现 SIRT1 可以与 NF-κBRelA/p65 亚基相互作用,p65 乙酰化增强 NF-κB 复合体反式激活能力,SIRT1 诱导的 p65 蛋白 Lys310 去乙酰化抑制了 NF-κB 的转录活性。多酚类化合物如白藜芦醇,即通过 AMPK/SIRT1 诱导的 p65 去乙酰化显示出抗炎活性;p53 是细胞内主要的肿瘤抑制因子,参与细胞增殖与老化,调节细胞周期。p53 与 NF-κB 在功能上相互拮抗,p53 能抑制 NF-κB 介导的炎症反应[47]。与野生型小鼠比较,p53 基因缺失小鼠 NF-κB 活性明显增加,伴有炎性因子水平升高[48]。p53 是糖酵解强效抑制剂,糖酵解可以提高 IKKβ 活性,从而激活 NF-κB。AMPK 磷酸化 p53Ser15、Ser20 位点并增强 p53 活性[49],虽然其确切的作用机制还不十分清楚,但这些磷酸化位点与炎症反应相关;FoxO 在细胞增殖、分化及氧化应激中起重要调节作用。人类有 4 个 FoxO 同源基因:FoxO1、FoxO3a、FoxO4、FoxO6。AMPK 在 6 个调节位点 (Thr179、Ser399、Ser413、Ser355、Ser588、Ser626)直接磷酸化 FoxO3a 增强 FoxO3a 转录活性,FoxO3a 缺陷小鼠 NF-κB 活性明显增强,与野生型小鼠相比 Th1、Th2 炎性因子分泌增加[50]。研究发现,FoxO4 是一种内源性 NF-κB 抑制剂,FoxO4 缺陷小鼠 NF-κB 活性显著增强,诱发结肠炎症、损伤。哺乳动物 SIRT1 与 FoxO4 结合,通过依赖 NAD+ 的去乙酰化增强 FoxO4 的反式激活能力。这些结果显示,AMPK 可以直接磷酸化 FoxO 也可通过 SIRT1 间接激活,抑制 NF-κB 活性。

　　以上研究均提示 AMPK 系统是一个新型的抗炎信号途径,AMPK 的活化在治疗炎症性疾病中具有重要价值。

2.4　AMPK 与神经发育　有大量的证据表明 AMPK 激活在重要的神经进程中发挥了巨大作用。在活性依赖的蛋白合成和神经可塑性的调控中,mTORC1 途径现在是被广泛研究的靶标[38]。最近有证据表明,AMPK 激活能够通过 mTORC1 途径发挥对神经可塑性的作用。

举个例子,AMPK 的激活能够抑制长时程增强诱导的 mTORC1 活性而且因此负性调节 LTP[51]。

特定大脑区域的 AMPK 活性尤其是下丘脑部位,在摄食行为中发挥了重要作用[52]。在这点上,下丘脑 AMPK 的反应,包括对多种激素的阴性和阳性反应,这些激素在大脑调控的代谢功能中有重要作用。比如,甲状腺激素是下丘脑 AMPK 的负性调控物,而且这种负性调控作用在甲状腺功能亢进诱导的代谢变化中发挥了重要作用。相似地,开胃的荷尔蒙利普丁能够强烈抑制下丘脑活性。另一方面,胃饥饿素刺激下丘脑 AMPK 活性[53]。因此,下丘脑 AMPK 在外周荷尔蒙调控的下丘脑功能中发挥了中间作用。

也有大量的证据表明,AMPK 在保护大脑神经元免受兴奋性中毒的作用中有重要作用,而且也有可能是神经退行性疾病的镇痛作用的一个重要靶标。最近的几个研究表明,AMPK 激活剂抑制兴奋性毒性,与阿兹海默症患者的脑中增加的因子有关。白藜芦醇刺激 AMPK 激活能够增加临床前模型中淀粉样 β 蛋白的间隙,这与通过 AMPK 激活诱导的自噬影响有关。也有证据表明,AMPK 激活也许和亨丁顿舞蹈症的神经保护作用有关,以及抗糖尿病的轴索变性[54]。因此,除了疼痛,AMPK 也许在多种神经障碍中发挥作用。

3 AMPK 在慢性痛进程中的作用进展

3.1 AMPK 与炎症痛 研究中发现,在脊髓部位,AICAR 和二甲双胍诱导的 AMPK 激活都能够减少 2 种不同炎症性伤害感受模型的疼痛行为,AMPK 激活的镇痛作用伴随着抗炎作用,与研究表明的巨噬细胞的促炎反应减少相一致。而且,对小鼠进行脂多糖刺激后,小鼠的培养神经元细胞和中枢神经系统的促炎基因诱发被 AICAR 逆转。因为,AMPK 的 α 亚基的磷酸化对酶的激活是必要的,我们推测 AMPK 的抗炎作用是通过这个亚基调节的。

AMPK2α 是大脑和脊髓的神经元细胞中主要的催化亚基[55],而且包含 α2 亚基的复合物比包含 α1 亚基的复合物更依赖 AMP[56]。使用 α2 敲除的小鼠来研究镇痛机制,可以发现,AMPKα2 的缺陷会导致伤害感受反应的增加而且不能被二甲双胍和 AICAR 改变,意味着它们的镇痛作用是主要通过 α2 进行调节的。免疫细胞和感觉神经元细胞也明显参与了 AMPK 调节的镇痛作用中,因为小鼠的这些细胞的 AMPKα 被敲除后表现出了增加的镇痛反应。有趣的是,AMPKα2 缺陷对急性疼痛行为没有影响,这也和最近的一个报道形成对比,这个报告说白藜芦醇激活的 AMPK 能够抑制急性疼痛[57]。这个结果可能表明白藜芦醇激活 AMPK 是通过一个不同的,不依赖 α2 的途径,这个结论可以通过更多的研究证明,这些研究表明白藜芦醇的镇痛作用是由于 c-fos 和 COX-2 的抑制和组蛋白脱乙酰酶 Sirt1 的激活进行的[58]。

至于 AMPK 的下游作用因子,据报道,AMPK 的激活会抑制西罗莫司和 ERK 活性在培养神经细胞的哺乳类靶标。而且,实验表明,AMPK 激活能够抑制不同的丝裂原激活蛋白激酶类的激活,举一个例子,在含有持续活跃的 MAP 激酶的黑色素瘤细胞[59],通过化合物 C 抑制的 AMPK 会导致小鼠骨髓巨噬细胞的 MAP 激酶的激活[60]。MAP 激酶家族成员,尤其是 ERK(p42/44),p38 和 JNK,已经被证明通过作用于不同的信号机制,与炎症和神经病过程中的疼痛过敏的发展有关。而且转录因子 c-fos 是 MAP 激酶的下游靶标,而且可以作为外周刺激后的脊髓神经元升高活性的标志[61]。因此,c-fos 活性的神经元细胞的数量与疼痛信号强度相关。

在研究中,我们还发现,AICAR 治疗能够明显减少甲醛溶液诱导的 c-fos 的 mRAN 水平和脊髓背角的身体同侧的 c-fos 染色,然而,c-fos 的 mRAN 水平在 AMPKα2 敲除的小鼠中增加,表明 MAP 激酶-c-fos 信号途径被 AMPK 的激活所抑制是调节镇痛作用中的关键。甲醛溶液诱导的 ERK,p38 和 JNK2 在 AICAR 治疗后会被明显抑制,有可能导致炎症模型中的镇痛作用。因此,AMPK 的直接靶蛋白也许能够发挥镇痛作用,而且不同的 AMPK 下游作用因子的相互作用也许能够导致镇痛行为的巨大改善。

3.2 AMPK 与神经病理性疼痛 AMPK 是细胞内重要的"能量感受器",二甲双胍能够抑制 I 型呼吸链,减少氧化磷酸化,减少 ATP 的产生,从而激活 AMPK。研究发现,二甲双胍抑制乳腺癌细胞增殖通过激活 AMPK,抑制 mTOR,该过程依赖 AMPK,siRNA 敲除 AMPK 后,二甲双胍对乳腺癌细胞的抑制作用减弱。目前认为,激活 AMPK 后主要通过两种途径抑制 mTOR:一是能够磷酸化结节硬化复合物 2(TSC2)上的 1345 位苏氨酸,激活 TSC1/TSC2 复合物,该复合物抑制 Rheb 的活性,从而间接抑制 mTOR;二是 AMPK 能够直接磷酸化与 mTOR 结合的 Raptor 上的 722 位和 792 位丝氨酸残基,从而灭活 Raptor 而抑制 mTOR。NF-KB 是重要的上游,而且是许多细胞因子,例如 IL-1β、TNF-α 和 INF-γ 的多效性转录因子。最近,NF-κB 和它的下游促炎因子被证明在神经病理性疼痛中扮演重要的作用[62]。

综上可知,mTORC1 活性和翻译调控总的来说在神经损伤所诱导的兴奋性和触摸痛中发挥了重要作用。同样,研究证明,周围神经损伤诱导了外周神经系统的翻译机制的基本重组,例如一些信号途径调控物(例如:mTORC1 和 ERK),而且它们的下游搭档(4EBP 和 eIF4E)也增加了。而且 RNA 结合蛋白和翻译机制信号途径的上游调控物都能通过 PNI 而升高,而且这些细胞反应都和坐骨神经的初生蛋白合成的增加有关。然后我们要探索,是否用 AMPK 激动剂治疗会导致小鼠和大鼠的 PNI 诱导的触摸痛减少。在 2 ~ 3 天的系统性治疗后,二甲双胍和 A769662 能够明显地减少神经损伤诱导的触摸痛。尤其是,用这些化合物的任何一个进行 7 天的治疗能够导致神经触摸痛的减弱,而且不会因为治疗的中断而减弱,即使是在长期 PNI 的动物身上[63]。因此,这些发现表明,长期使用 AMPK 激动剂治疗对神经性触摸痛具有疾病修饰的特点。因为二甲双胍治疗也能够减少 PNI 诱导在周围神经内的初生蛋白合成的增加,因此我们假设在长期治疗后,这些作用与蛋白合成体内平衡的恢复有着基础性的联系。

这并不意味着二甲双胍或者其他 AMPK 激动剂诱导的 AMPK 刺激会导致外周神经或其他组织的蛋白质合成的完全障碍。在整体蛋白合成率方面,二甲双胍仅仅只是使其达到与未损伤的神经一样的速率[63]。而且,PNI 导致的损失的坐骨神经的蛋白组学质谱图表明,二甲双胍改变了损失神经的蛋白质组学,例如某些与增加的兴奋性有关的基因组被减少,然后与再生有关的基因簇却增加了。在这一点上,我们发现,载脂蛋白 E(ApoE),是与阿兹海默症有关的基因,能通过神经损伤而增加而且会因为二甲双胍的治疗进一步增加。因为 ApoE 与损伤后神经系统功能性恢复有关,所以这个发现表明,除了二甲双胍的抗触摸痛作用以外,这个药也许也能够促进 PNI 后的功能性恢复。

重要的是,AMPK 激动剂对感觉神经的信号通路和兴奋性都具有深远的影响。对培养的细胞进行背根神经节或者三叉神经节的治疗会导致时间和浓度依赖的 mTORC1 信号的抑制,而且在某些例子中,会减少 ERK 活性[63]。这些反应的时间和浓度依赖性与生化信号反应有关,表明了 AMPK 的调控作用。因此,面对 PNI 时,AMPK 的激活能够逆转神经性触摸痛和蛋白合成速率的病态,而且能够调控相关的神经系统的信号途径和兴奋性。2 型糖尿病是众所周知的由于长期高糖对周围神经的毒性作用而引发的慢性神经痛的原因。那么二甲双胍对糖尿病诱导的疼痛型神经病变有影响吗? 在许多方面,这都是让人们困惑的一个实验,因为二甲双胍能够降低血糖,而且因此,被认为能够通过它的抗高血糖作用来减少糖尿病的神经病变。有趣的是,有一个研究表明,与用胰岛素治疗的患者相比,糖尿病神经型疼痛的发生在用二甲双胍治疗的患者身上减少。然而,仍然需要更多的工作来研究这个作用是如何调控的或者这个作用是否能够在不同的或大量对象中仍然实现,这些发现表明二甲双胍的抗神经型疼痛也许已经在大量的临床对象上得到实现。另一个研究表明,用二甲双胍治疗刚诊断的 2 型糖尿病能够逆转先前建立的慢性疼痛状态。虽然,只有在非糖尿病的人群中,二甲双胍的前瞻性实验能够有能力决定这个药物的潜在临床效能,但是几个最近的关于二甲双胍与癌症的实验表明这个普遍和安全的药物能够通过非传统使用在临床上取得成功。

此外,AMPK 激活剂能减轻啮齿类动物的由于脊神经结扎或保留神经损伤所引起的机械触摸痛。手术切口或者皮下注射 IL-6 诱导的机械性触摸痛能够通过在周围损伤部位,局部注射另一种 AMPK 激活剂(白藜芦醇)来减轻。在外围感觉神经元细胞,西罗莫司的机械性靶标的抑制和细胞外信号调控激酶活性可能是 AMPK 激活剂发挥作用的潜在机制。腹膜内注射 AMPK 激活剂(AICAR 和(或)二甲双胍)能够抑制炎症疼痛和皮下注射甲醛溶液或酵母聚糖所引起的组织水肿。甲醛溶液模型的镇痛作用部分是通过脊髓内被减弱的不同的 MAP 激酶所介导的[64]。系统性或脊髓注射白藜芦醇能够明显地减弱小鼠的吗啡耐受性和抑制吗啡诱导的脊髓内部小胶质细胞的激活。研究发现,AMPK 激活剂(AICAR)激活的 AMPK 能够减弱神经病变的小鼠的热痛觉过敏。而且,化合物 C 的药理学抑制和基因敲除 AMPK 会引起行为学过敏。这些发现表明,脊髓 AMPK 活性的减弱会引起脊髓水平的不正常疼痛信号。

研究发现,AMPK 抑制能够导致的 SDH 内的疼痛信号加强,其可能的机制是:抑制了增加的神经炎症和神经胶质 CT 功能。研究发现,神经性疼痛的小鼠的 AMPK 活性的抑制,与星形胶质细胞和增强的 IL-1β 有关。更重要的是,AMPK 基因敲除会导致热痛觉过敏和星形胶质细胞的激活以及过量的 IL-1β 的产生。充足的研究证明,星形胶质细胞的激活和促炎调控因子的产生,包括 IL-1β,在不同的病理学疼痛状态的脊髓部位增强的神经活性中发挥了重要作用,包括神经损伤诱导的慢性疼痛和骨癌等[65]。

而且,在神经病性的动物内,通过 MyD88 信号途径,突触前 α-氨基-3 羟基-5-甲基-4-噁唑丙酸受体的激活也能够被内生的 IL-1β 增强。因此,可以猜想,通过增加神经胶质细胞的活性和 IL-1β 的生成,AMPK 活性的抑制会导致 SDH 的神经元细胞的活性增强而且使动物的疼痛行为产生超敏反应。在主要培养的星形胶质细胞中,AMPK 的敲除能够明显增加 IL-6,TNF-α,诱生型一氧化氮合酶,趋化因子配基 2 和 C-X-C 趋化因子 10 基因的表达[66]。同样地,显性失活的 AMPKα1 巨噬细胞能够增强面对脂多糖刺激的 TNF0-α 和 IL-6 蛋白合成反应,而且持续活跃的 AMPKα1 会抑制脂多糖诱导的 TNF-α 和 IL-6 的生成[67]。因此,根据以上可以得出,星形胶质细胞的活化,为 AMPK 调节损伤动物的脊髓神经炎症中发挥了重要作用。

3.3 AMPK 与癌症痛 癌症是威胁人类生存的首位疾病之一,2008 年全球的癌症患者达到 1 亿 2 千万,其中 760 万人死于癌症。预计到 2030 年癌症患者的人数会增加到 2 亿 2 千多万人,其中 1 亿 3 千万会死于癌症及其相关疾病[68]。临床数据显示,癌症患者中约30% ~ 50%会有中到重度疼痛,特别是癌症晚期的患者,约 75% ~ 95%会发生难以忍受的慢性疼痛[69]。很多常见的肿瘤,如前列腺癌、乳腺癌、肾癌、甲状腺癌、肺癌容易转移至机体的多处骨骼,因此肿瘤引起的慢性疼痛中尤以骨癌痛最为常见。癌症痛的机制尚不明了,吗啡和非甾体类止痛药(non-steroidal anti-inflammatory drugs, NSAIDs)均不能有效缓解骨癌痛患者的疼痛,而且长期用药会对患者造成严重的不良反应[70]。因此,研究癌症痛发生发展机制,寻找能够可靠缓解骨癌痛的方法,提高肿瘤患者的生活质量,成为当前亟待解决的问题。

骨癌痛的机制与炎性痛和神经病理性疼痛相似,研究发现骨癌痛动物模型患肢同侧的脊髓星形胶质细胞的显著肥大,脊髓背角深层强啡肽能阳性神经元和小胶质细胞表达增多。但是相比炎性痛和神经病理性痛,骨癌痛有其特殊的神经化学改变。例如初级传入神经元的 SP 表达水平在炎性痛中升高,在神经病理性痛中降低,而在骨癌痛中则无明显改变。在炎性痛中,脊髓阶段并不能观察到星形胶质细胞的肥大,神经病理性痛只有在外周神经受损的情况下才会观察到星形胶质细胞的肥大,而在骨癌痛中,即使外周神经元未受损伤也可以观察到明显的星形胶质细胞的肥大[71],这些神经化学改变有待进一步阐述。

我们的研究显示,AMPK 的激活剂白藜芦醇能够抑制骨癌痛[72]。结果显示 AMPK 激动剂白藜芦醇和 AMPK,均能够显著减弱胫骨转移性骨癌痛模型(TCI)大鼠的机械缩足反射阈值,而且这些作用可以被 AMPK 抑制剂化合物 C 逆转。白藜芦醇能够显著抑制 TCI-诱导的星形胶质细胞和小胶质细胞的异常激活。白藜芦醇的镇痛作用部分是以 AMPK 依赖的方式,通过减弱分裂素激活蛋白激酶的磷酸化作用以及减少促炎因子的产生来调节的。此外,白藜芦醇能够有效地抑制神经元细胞中,炎性因子介导的蛋白激酶 B/mTOR 信号通路。

4 AMPK 与吗啡耐受

吗啡(morphine)为阿片受体激动剂,因其强大的镇痛作用成为临床广泛应用的强效镇痛药。然而,吗啡耐受及其副作用严重限制了临床应用。长期应用吗啡后其镇痛作用逐渐减弱,必须增加剂量才能得到原来的反应,即产生吗啡耐受效应(Morphine tolerance)。吗啡耐受和成瘾迫使患者增加药量,进而更增加了吗啡的副作用。因此探讨吗啡耐受的机制,有效地防治吗啡耐受是基础和临床研究共同面临的挑战。

我们实验室的研究发现 AMPK 的激动剂白藜芦醇能够抑制吗啡诱导的小胶质细胞相关炎症及吗啡耐受。白藜芦醇可以显著抑制吗啡急性耐受和慢性耐受模型吗啡镇痛效能;并能抑制吗啡慢性耐受模型中 NR2B 和 ERK、p38、JNK 磷酸化水平上调和脊髓小胶质细胞活化及炎症因子 IL-1β、IL-6、TNF-α mRNA 水平的升高。在细胞水平,白藜芦醇可直接激活 AMPK,抑制吗啡诱导小胶质细胞炎症因子 IL-1β、IL-6、TNF-α mRNA 水平升高、p38 磷酸化水平升高和 NF-κB 核转位。同时白藜芦醇对吗啡导致的小胶质细胞异常活化可以被 AMPK 的抑制剂 Compound C 取消。以上结果显示,白藜芦醇可通过激活小胶质细胞 AMPK 进而抑制 p38-NF-κB 级联通路,通过减轻神经炎症而改善吗啡耐受。

5 结语

综上所述,AMPK 除在维持机体的能量代谢平衡中扮演重要角色外,AMPK 还可通过磷酸化 SIRT1、PGC-1α、p53FoxO3a 调节炎症反应,并且 AMPK 还可以通过控制细胞内作用在神经损伤诱导的疼痛途径的敏化作用中发挥重要作用。神经损伤后,脊髓中的 AMPKα1 和 α2 催化亚型及活性显著上升并呈细胞选择性分布。抑制或者激活 AMPK 均可以镇痛,但是镇痛机制存在显著区别。因此,我们需要进一步研究,脊髓水平的神经元、胶质细胞中,α1/α2 两种 AMPK 催化亚型各自的激活机制及下游的关键分子信号;重点考察 AMPK 的三个上游调控子:LKB1、CaMKKβ 和 TAK1 对 AMPK 的调控是否具有细胞选择性和时空特异性;最终阐明能量应激导致的 AMPK 活化与神经病理性痛之间的相关性,并探讨选择性调控不同细胞类型中的 AMPK 亚型,通过主动促成能量的再平衡,治疗神经病理性疼痛的可行性。以上研究表明,AMPK 在治疗和(或)预防慢性疼痛的新兴治疗方案的发展中,占据了重要的地位。我们仍然期待着在未来几年里,这个领域会有令人兴奋的发现出现。

参 考 文 献

[1] L Wen-Tao, H Yuan, L Yue-Peng, et al. Spinal Matrix Metalloproteinase-9 Contributes to Physical Dependence on Morphine in Mice. Journal of Neuroscience, 2010. 30(22): p. 7613-7623.

[2] Liu WT, Li HC, Song XS, et al. EphB receptor signaling in mouse spinal cord contributes to physical dependence on morphine. Faseb Journal, 2009. 23(1): p. 90-98.

[3] Zhang, J. M., H. Li, et al. Decreasing sympathetic sprouting in pathologic sensory ganglia: a new mechanism for treating neuropathic pain using lidocaine. Pain, 2004. 109(1-2): p. 143-9.

[4] M Campero, H Bostock, TK Baumann, et al. A search for activation of C nociceptors by sympathetic fibers in complex regional pain syndrome. Clinical Neurophysiology, 2010. 121(7): p. 1072-1079.

[5] Costigan M1, Belfer I, Griffin RS, et al. Multiple chronic pain states are associated with a common amino acid changing allele in KCNS1 (vol 133, pg 2519, 2010). Brain, 2011. 134: p. 2186-2186.

[6] Hökfelt T1, Broberger C, Xu ZQ, et al., Neuropeptides—an overview. Neuropharmacology, 2000. 39(8): p. 1337-56.

[7] Chung, J. M. and K. Chung, Sodium channels and neuropathic pain. Novartis Found Symp, 2004. 261: p. 19-27; discussion 27-31, 47-54.

[8] Doro, C, R. J. Hayden, D. S. Louis, et al. Complex regional pain syndrome type I in the upper extremity. Clin Occup Environ Med, 2006. 5(2): p. 445-54, x.

[9] Seybold, V. S., The role of peptides in central sensitization. Handb Exp Pharmacol, 2009(194): p. 451-91.

[10] Latremoliere, A. and C. J. Woolf, Central Sensitization: A Generator of Pain Hypersensitivity by Central Neural Plasticity. Journal of Pain, 2009. 10(9): p. 895-926.

[11] P Jang-Su, V Nana, RS Petralia, et al. Persistent Inflammation Induces GluR2 Internalization via NMDA Receptor-Triggered PKC Activation in Dorsal Horn Neurons. Journal of Neuroscience, 2009. 29(10): p. 3206-3219.

[12] X Liu, J Gingrich, MY Vargas-Caballero, et al. Treatment of inflammatory and neuropathic pain by uncoupling Src from the NMDA receptor complex. Nature Medicine, 2008. 14(12): p. 1325-1332.

[13] LJ Rondon, AM Privat, L Daulhac, et al., Magnesium attenuates chronic hypersensitivity and spinal cord NMDA receptor phosphorylation in a rat model of diabetic neuropathic pain. Journal of Physiology-London, 2010. 588(21):p. 4205-4215.

[14] Zhen-Zhong Xu, Ling Zhang, Tong Liu, et al., Resolvins RvE1 and RvD1 attenuate inflammatory pain via central and peripheral actions. Nature Medicine, 2010. 16(5):p. 592-U129.

[15] SJ Geng, FF Liao, WH Dang, et al., Contribution of the spinal cord BDNF to the development of neuropathic pain by activation of the NR2B-containing NMDA receptors in rats with spinal nerve ligation. Experimental Neurology, 2010. 222(2):p. 256-266.

[16] Mackie, M., Anomalous frequency shift in the photoassociation spectrum of a Bose-Einstein condensate. Phys Rev Lett, 2003. 91(17):p. 173004.

[17] Vergnano, A. M., R. Schlichter, and P. Poisbeau, PKC activation sets an upper limit to the functional plasticity of GABAergic transmission induced by endogenous neurosteroids. European Journal of Neuroscience, 2007. 26(5):p. 1173-1182.

[18] J. M. Castro-Lopes, A. Coimbra, G. Grant, et al., Ultrastructural changes of the central scalloped (C1) primary afferent endings of synaptic glomeruli in the substantia gelatinosa Rolandi of the rat after peripheral neurotomy. J Neurocytol, 1990. 19(3):p. 329-37.

[19] Rashid, M. H. and H. Ueda, Neuropathy-specific analgesic action of intrathecal nicotinic agonists and its spinal GABA-mediated mechanism. Brain Res, 2002. 953(1-2):p. 53-62.

[20] K Tayo, N Takanobu, N Terumasa, et al., Involvement of spinal phosphorylation cascade of Tyr1472-NR2B, Thr286-CaMKII, and Ser831-GluR1 in neuropathic pain. Neuropharmacology, 2011. 60(4):p. 609-16.

[21] Y Kawasaki, T Kohno, ZY Zhuang, et al., Ionotropic and metabotropic receptors, protein kinase A, protein kinase C, and Src contribute to C-fiber-induced ERK activation and cAMP response element-binding protein phosphorylation in dorsal horn neurons, leading to central sensitization. J Neurosci, 2004. 24(38):p. 8310-21.

[22] Soderling, T. R., CaM-kinases:modulators of synaptic plasticity. Curr Opin Neurobiol, 2000. 10(3):p. 375-80.

[23] Jones, T. L. and L. S. Sorkin, Activated PKA and PKC, but not CaMKIIalpha, are required for AMPA/Kainate-mediated pain behavior in the thermal stimulus model. Pain, 2005. 117(3):p. 259-70.

[24] Guasti L, Richardson D, Jhaveri M et al., Minocycline treatment inhibits microglial activation and alters spinal levels of endocannabinoids in a rat model of neuropathic pain. Molecular Pain, 2009. 5.

[25] AA Stanil, AK Clark, W Rachel, et al., Reduced inflammatory and neuropathic pain and decreased spinal microglial response in fractalkine receptor (CX3CR1) knockout mice. Journal of Neurochemistry, 2010. 114(4):p. 1143-1157.

[26] Chen X1, Pang RP, Shen KF, et al., TNF-αlpha enhances the currents of voltage gated sodium channels in uninjured dorsal root ganglion neurons following motor nerve injury. Exp Neurol, 2011. 227(2):p. 279-86.

[27] He XH, Zang Y, Chen X, et al., TNF-αlpha contributes to up-regulation of Nav1. 3 and Nav1. 8 in DRG neurons following motor fiber injury. Pain, 2010. 151(2):p. 266-79.

[28] Stein SC, Woods A, Jones NA, et al. The regulation of AMPactivated protein kinase by phosphorylation [J]. Biochem J, 2000, 345:437-443.

[29] Ewart MA, Kennedy S. AMPK and vasculoprotection [J]. Pharmacol Ther, 2011, 131:242-253.

[30] Riek U, Scholz R, Konarev P, et al. Structural properties of AMP-activated protein kinase:dimerization, mo-

lecular shape, and changes upon ligand binding [J]. J Biol Chem,2008,283:18331-18343.

[31] Chen L,Jiao ZH,Zheng LS,et al. Structural insight into the autoinhibition mechanism of AMP-activated protein kinase [J]. Nature,2009,459:1146-1149.

[32] Ewart MA,Kennedy S. AMPK and vasculoprotection [J]. Pharmacol Ther,2011,131:242-253.

[33] Sid B,Verrax J,Calderon PB. Role of AMPK activation in oxidative cell damage:implications for alcohol-induced liver disease [J]. Biochem Pharmacol,2013,86:200-209.

[34] Horman S, Vertommen D, Hoath R, et al. Insulin antagonizes ischemia-induced Thr172 phosphorylation of AMP-activated protein kinase alpha-subunits in heart via hierarchical phosphorylation of Ser485/491 [J]. J Biol Chem,2006,281:5335-5340.

[35] I. Obara,S. M. Geranton,S. P. Hunt,Axonal protein synthesis:a potential targetfor pain relief? Curr. Opin. Pharmacol. 12 (2012) 42-48.

[36] L. Jimenez-Diaz,S. M. Geranton,G. M. Passmore,et al. ,Local translation in primary afferent fibers regulates nociception,PLoS One 3 (2008) e1961.

[37] O. K. Melemedjian,A. Khoutorsky,R. E. Sorge,et al. ,mTORC1 inhibition induces pain via IRS-1-dependent feedbackactivationofERK, Pain154 (7) (2013) 1080-1091, http://dx. doi. org/10. 1016/j. pain. 2013. 03. 021.

[38] Ewart MA,Kohlhaas CF,Salt IP. Inhibition of tumor necrosis factor alpha-stimulated monocyte adhesion to human aortic endothelial cells by AMP-activated protein kinase [J]. Arterioscler Thromb Vasc Biol,2008, 28:2255-2257.

[39] Wang Y,Huang Y,Lam KS,et al. Berberine prevents hyperglycemia-induced endothelial injury and enhances vasodilatation via adenosine monophosphate-activated protein kinase and endothelial nitric oxide synthase [J]. Cardiovasc Res,2009,82:484-492.

[40] Gaskin FS,Kamada K,Zuidema MY,et al. Isoform-selective 5'-AMP-activated protein kinase-dependent preconditioning mechanisms to prevent postischemic leukocyte-endothelial cell adhesive interactions [J]. Am J Physiol Heart Circ Physiol,2011,300:H1352-1360.

[41] Zhang Y, Qiu J, Wang X, et al. AMP-activated protein kinase suppresses endothelial cell inflammation through phosphorylation of transcriptional coactivator p300 [J]. Arterioscler Thromb Vasc Biol,2011,31: 2897-2908.

[42] Yi CO,Jeon BT,Shin HJ,et al. Resveratrol activates AMPK and suppresses LPS-induced NF-kappaB-dependent COX-2 activation in RAW 264. 7 macrophage cells [J]. Anat Cell Biol,2011,44:194-203.

[43] Tsoyi K,Jang HJ,Nizamutdinova IT,et al. Metformin inhibits HMGB1 release in LPS-treated RAW 264. 7 cells and increases survival rate of endotoxaemic mice [J]. Br J Pharmacol,2011,162:1498-1508.

[44] Park CS,Bang BR,Kwon HS,et al. Metformin reduces airway inflammation and remodeling via activation of AMPactivated protein kinase [J]. Biochem Pharmacol,2012,84:1660-1670.

[45] Viollet B,Horman S,Leclerc J,et al. AMPK inhibition in health and disease [J]. Crit Rev Biochem Mol Biol,2010,45:276-295.

[46] Yeung F,Hoberg JE,Ramsey CS,et al. Modulation of NFkappaB-dependent transcription and cell survival by the SIRT1 deacetylase [J]. EMBO J,2004,23:2369-2380.

[47] Ak P,Levine AJ. p53 and NF-kappaB:different strategies for responding to stress lead to a functional antagonism [J]. FASEB J,2010,24:3643-3652.

[48] Komarova EA,Krivokrysenko V,Wang K,et al. p53 is a suppressor of inflammatory response in mice [J].

FASEB J,2005,19:1030-1032.

[49] Maclaine NJ,Hupp TR. The regulation of p53 by phosphorylation:a model for how distinct signals integrate into the p53 pathway [J]. Aging (Albany NY),2009,1:490-502.

[50] Lin L,Hron JD,Peng SL. Regulation of NF-kappaB,Th activation,and autoinflammation by the forkhead transcription factor Foxo3a [J]. Immunity,2004,21:203-213.

[51] W. B. Potter,K. J. O'Riordan,D. Barnett,et al. Metabolic regulation of neuronal plasticity by the energy sensor AMPK,PLoS One 5 (2010) e8996. 59-73.

[52] P. Blanco Martinez de Morentin,C. R. Gonzalez,A. K. Saha,et al. Hypothalamic AMPactivated protein kinase as a mediator of whole body energy balance,Rev. Endocr. Metab. Disord. 12 (2011) 127-140.

[53] C. Dieguez,M. J. Vazquez,A. Romero,et al. Hypothalamic control of lipid metabolism:focus on leptin,ghrelin and melanocortins,Neuroendocrinology 94 (2011) 1-11.

[54] S. K. Roy Chowdhury,D. R. Smith,A. Saleh,et al. Impaired adenosine monophosphate-activated protein kinase signalling in dorsal root ganglia neurons is linked to mitochondrial dysfunction and peripheral neuropathy in diabetes,Brain 135 (2012) 1751-1766.

[55] Turnley AM,Stapleton D,Mann RJ,et al. Cellular distribution and developmental expression of AMP-activated protein kinase isoforms in mouse central nervous system. J Neurochem 72:1707-1716,1999.

[56] Salt I,Celler JW,Hawley SA,et al. AMP-activated protein kinase:Greater AMP dependence,and preferential nuclear localization,of complexes containing the alpha2 isoform. Biochem J 334(Pt 1):177-187,1998.

[57] Tillu DV,Melemedjian OK,Asiedu MN,et al. Resveratrol engages AMPK to attenuate ERK and mTOR signaling in sensory neurons and inhibits incision-induced acute and chronic pain. Mol Pain 8:5,2012.

[58] Yin Q,Lu FF,Zhao Y,et al. Resveratrol facilitates pain attenuation in a rat model of neuropathic pain through the activation of spinal Sirt1. Reg Anesth Pain Med 38:93-99,2013.

[59] Petti C,Vegetti C,Molla A,et al. AMPK activators inhibit the proliferation of human melanomas bearing the activated MAPK pathway. Melanoma Res 22:341-350,2012.

[60] Lee YS,Kim YS,Lee SY,et al. AMP kinase acts as a negative regulator of RANKL in the differentiation of osteoclasts. Bone 47:926-937,2010.

[61] Hunt SP,Pini A,Evan G,Induction of c-fos-like protein in spinal cord neurons following sensory stimulation. Nature 328:632-634,1987.

[62] Popiolek-Barczyk,K. ,Makuch,W. ,Rojewska,E. ,et al. 2014. Inhibition of intracellular signaling pathways NF-κB and MEK1/2 attenuates neuropathic pain development and enhances morphine analgesia. Pharmacol. Rep. 66 (5),845-851.

[63] W. B. Potter,K. J. O'Riordan,D. Barnett,et al. Metabolic regulation of neuronal plasticity by the energy sensor AMPK,PLoS One 5 (2010) e8996.

[64] Russe OQ,Möser CV,Kynast KL,et al. Activation of the AMPactivated protein kinase reduces inflammatory nociception. J Pain 2013; 14:1330-1340.

[65] Zhang RX,Liu B,Wang L,et al. Spinal glial activation in a new rat model of bone cancer pain produced by prostate cancer cell inoculation of the tibia. Pain 2005; 118:125-136.

[66] Meares GP,Qin H,Liu Y,et al. AMP-activated protein kinase restricts IFN-γ signaling. J Immunol 2013; 190:372-380.

[67] Sag D,Carling D,Stout RD,et al. Adenosine 5'-monophosphate-activated protein kinase promotes macrophage polarization to an anti-inflammatory functional phenotype. J Immunol 2008; 181:8633-8641.

[68] Bray F,Jemal A,Grey N,et al. Global cancer transitions according to the Human Development Index (2008-2030):a populationbased study [J]. Lancet Oncol,2012,13:790-801.

[69] Sabino MA,Mantyh PW. Pathophysiology of bone cancer pain[J]. Cancer Res,2005,3:15-24.

[70] Urch C. The pathophysiology of cancer-induced bone pain:current understanding [J]. Palliat Med,2004,18:267-274.

[71] Schwei MJ,Honore P,Rogers SD,et al. Neurochemical and cellular reorganization of the spinal cord in a murine model of bone cancer pain [J].J Neurosci,1999,19:10886-10897.

[72] S Huayuan,H Yuan,P Cailong,Activation of Adenosine Monophosphate-activated Protein Kinase Suppresses Neuroinflammation and Ameliorates Bone Cancer Pain: Involvement of Inhibition on Mitogen-activated Protein Kinase.[J] . Anesthesiology,2015,123(5):1170-1185.

33 全身麻醉药致认知功能障碍与 tau蛋白的异常修饰

1. 首都医科大学附属北京朝阳医院麻醉科
2. 中国医学科学院基础医学研究所药理室
许杰[1] 左萍萍[2]

作者简介

许杰,男,40岁,麻醉学博士,从事临床麻醉工作17年。现就职于首都医科大学附属北京朝阳医院麻醉科,副主任医师。主要研究领域:①麻醉与脑功能,②肾移植麻醉和围手术期肾保护。已在国内外期刊发表近20余篇论著,参与和完成国际合作课题、国自然、市自然课题15项。E-mail:13511010950@163.com

通讯作者:左萍萍,教授,博导。中国药理学会麻醉药理学专业委员会常务委员。

摘要:背景 随着全球老龄化的到来及手术日趋增多,全麻术后诱发的认知功能障碍(POCD)已引起格外关注。目的 深入阐明全麻与POCD形成的关系进而寻找防治措施。内容 许多学者认为麻醉后POCD与AD之间的发病机制可能存在某种"最后共同通路",而处于核心位置的tau蛋白异常磷酸化是使其病变加剧的桥梁,其中GSK-3β蛋白激酶和糖苷酶是tau蛋白异常修饰的关键酶。本文介绍了全身麻醉药致POCD或AD与tau蛋白异常修饰两者之间的关系及可能存在机制。趋向 从各个层面进一步探讨全麻药与tau蛋白代谢之间的关系及规律,为发现新的病理标志物和降低POCD的发生率提供新思路。

阿尔茨海默病(Alzheimer's disease,AD)又称老年性痴呆,是一种以β淀粉样蛋白的沉积和tau蛋白过度磷酸化为主要病理改变的神经退行性疾病。随着经济和社会医疗保健事业的发展,人类寿命逐渐延长,AD的发病率也相应增加。在西方发达国家,人口中AD发病率为2%,70岁以后发病率明显增加,85岁以上老年人群中有将近一半会发展为AD[1]。Travis等预测未来50年内,AD发病人数将会增加3倍,可造成严重的医学问题和社会问题[2]。而在我国,人口结构呈老化趋势,数目庞大的老年人群面临 AD 的威胁。随着医疗事业特别是麻醉学和外科学的发展,老年患者的手术治疗适应证正逐步扩大,手术复杂度越来越高,接受全身麻醉的 AD 高风险人群、AD 临床前期和临床期老年患者也越来越多。所以全身麻醉药和 AD 病理特征的潜在关系已越来越受到广大麻醉医生的关注。必须承认全麻为绝大多数患者所带来的益处远胜于其潜在的毒性作用,那么通过对临床常用的全身麻醉药与 AD 病理改变关系的研究,寻找靶分子探讨作用机制,最大限度地减少神经退行性改变的发生,对于那些具有潜在 AD 病理基础的患者尤其是老年患者术后改善生活质量和提高治愈率具有重要意义,它所带来的社会效益和经济效益是不可估量的。

另外一方面,许多人一直认为麻醉药的效应随其药理作用的消失而消失,一旦药物消除,靶器官将恢复到以前的状态。但越来越多的证据表明事实并非如此,在使用麻醉药后可出现长期甚至永久的神经元和神经系统的改变。麻醉和手术后可出现术后认知功能障碍(postoperative cognitive dysfunction,POCD),尤以老年患者较为多见[3]。POCD 和 AD 都有记忆和认知能力下降的临床表现且发病率都随年龄的增加而增加。迟发性 AD 和 POCD 都有神经系统老化的基础。已有研究表明一些围手术期因素,包括全麻药可促发 AD 的疾病发生过程并可能因此促进 AD 的发病或导致 POCD。许多学者认为 POCD 与 AD 之间的发病机制可能存在某种"最后共同通路",甚至有学者提出是否可以把 POCD 患者看作是 AD 患者。

AD 的发病具有隐匿性,最初表现为记忆轻度缺失,随后缓慢成为进行性认知功能障碍和人格改变,并表现为典型的痴呆症状。AD 在临床发病前可有长达 15~30 年的临床前期,给临床确诊带来困难。临床上接受手术治疗(全身麻醉)的老年患者中可能有相当一部分处于 AD 临床前期。AD 的病理机制十分复杂,近年来提出的"β 淀粉样蛋白(beta-amyloid protein,Aβ)损伤学说"得到了大家的公认。尽管 Aβ 在 AD 的发病机制中担任主要角色。但目前越来越多的证据表明 tau 蛋白的异常在 AD 的病理机制上也处于非常关键的位置,甚至有大量的科学研究将 tau 蛋白作为 AD 提前诊断和治疗的重要分子靶点并取得了很大的进展(2010 年度十大医学突破之一"老年性痴呆症的血液检测")。以往的大量研究已经表明临床相关浓度的吸入性全身麻醉药异氟烷会引起 Aβ 积聚。我们曾在体外观察到异氟烷可增加 Aβ 的神经毒性导致细胞凋亡,二者可能共同开启了相关的分子通路[4]。异氟烷还可致促细胞凋亡因子 Bax 增加,并使抗凋亡因子 Bcl-2 含量降低[5]。但是 AD 的两大病理特征是紧密联系的,而且细胞作为一个完整的生命单位,其内外的信息传递是非常活跃的,细胞外沉积的 Aβ 是通过激活了什么信号通路导致细胞内 tau 蛋白过度磷酸化而引起神经元细胞的退行性变? 麻醉药在此信息传递过程中有什么作用? tau 蛋白的过度磷酸化只是与 AD 相关的 tau 蛋白异常修饰的一种表现,它还包括:异常糖基化和截断作用。所以对于上述问题我们必须综合全面的进行分析整理,本文主旨意在将全身麻醉药致认知功能障碍与 tau 蛋白异常翻译后修饰,二者之间的关系和可能作用的机制进行综述。

tau 蛋白为正常的生理蛋白,是含量最高的微管相关蛋白,正常老年人脑内也会有 tau 蛋白及少量的磷酸化 tau 蛋白。神经细胞内神经纤维缠结(neurofibrillary tangle,NFT)为 AD 的特征性病理改变之一,其主要成分为异常高度磷酸化的 tau 蛋白组成的双股螺旋形细丝(paired helical filament,PHF)PHFs[6]。AD 患者脑中 tau 蛋白总量增加,但正常 tau 蛋白减少而异常过度磷酸化 tau 蛋白大量增加,过度磷酸化后其与微管蛋白的结合力降至正常的1/10,丧失促进微管装配的功能,还可与微管蛋白竞争结合正常 tau 蛋白及其他大分子微管相关蛋白,并从微管上夺取这些蛋白,导致正常的微管解聚[7]。而微管是细胞骨架的重要组成部分,它对于维持突触功能和轴突转运具有重要意义,该系统的紊乱可以导致神经信号传递的障碍及突触丢失,所以 tau 蛋白作为微管相关蛋白在神经退行性疾病中具有举足轻重的意义。在病理条件下 tau 蛋白可被异常翻译后修饰,其中最重要生化异常就是过度磷酸化。许多研究已经证实 tau 的异常修饰不但导致它维持微管稳定的功能丧失而且还可以促使其成为毒性分子并聚积成 PHF,而 P-tau 是 PHF/NFTs 的唯一必需成分这也正是 AD 最具有特征的病理改变之一[8]。与记忆有关的内侧颞叶区域分布有大量的 NFT,对非痴呆个体记忆功能有影响。因此 NFT 不仅与 AD 记忆缺失有关,而且与衰老和轻度认知损害的记忆影响有关,当然也包括 POCD。

为探讨在 NFT 形成过程中 tau 蛋白如何影响神经元功能,Kimura[9] 等检测了过度表达人野生型 tau 蛋白鼠的行为,神经功能和神经病理。结果发现老年鼠即使没有 NFT 的形成和神经元缺失,也会表现出方位学习能力和记忆力的损害。但是在同一区域发现可溶性的高度磷酸化的 tau 蛋白和突触的缺失。而这正是导致包括内嗅皮层的广泛海马区域神经元活性的降低,是方位学习能力损害的基础。因此,内嗅皮层 NFT 形成前出现的高度磷酸化tau 蛋白聚集促成对 AD 记忆的影响。还有研究发现鼠脑内表达可抑制的人 tau 蛋白引起年龄相关的 NFT 增加、神元缺失和行为损害。抑制转基因 tau 蛋白表达后,记忆功能恢复,神经元数目稳定,出乎意料的是,仍然有 NFT 的聚集。因此,在此种 tau 病理改变中,NFT 并不足以引起认知下降和神经元细胞死亡[10]。

这些研究都有力地证明,虽然 NFT 是 AD 疾病必不可少的病理基础,但对于认知功能的影响方面,NFT 并非必不可少,而且在其形成以前,也就是疾病的早期阶段,认知功能已经产生改变。先前的研究表明,即使 NFT 仍然存在,抑制转基因 tau 蛋白表达后,记忆功能可以恢复。这些研究揭示了 tau 蛋白磷酸化本身对疾病早期认知功能的作用。

另外一方面大量证据显示:即使没有缠结形成的情况下,tau 蛋白调节的神经元凋亡也有发生,因此,对 tau 蛋白磷酸化、糖基化或者裂解缩短发生异常时如何产生毒性的研究越来越多。

与 tau 蛋白磷酸化密切相关的是 tau 蛋白的糖基化。从 AD 脑中纯化的过磷酸化 tau 蛋白和磷酸化的 PHF 均发生了糖基化,且主要为 N-连接[11]。此外,从 AD 脑中分离的非过磷酸化 tau 蛋白也是糖基化的,但在正常对照组脑中 tau 蛋白上没有检测到多聚糖,表明异常糖基化先于异常过磷酸化[12]。研究中还发现糖基化能促进 tau 蛋白特异性位点 PKA、CDK5和 GSK-3β 催化的磷酸化,同时糖基化还显示出:通过 PP2A 和 PP5 抑制 tau 蛋白的去磷酸化作用[13]。tau 蛋白糖基化可能还与过磷酸化发生协同作用,稳定 PHF 的纤维结构,PHF 的脱糖基化使 PHF 松开成直纤维[14]。这些发现表明异常 N-连接糖基化是 tau 蛋白的一个早期修饰,可以促进过磷酸化,从而促使 NFT 形成,还有助于维持 NFT 结构的稳定。除了 N-连接糖基化,人脑的 tau 蛋白还能被 O-连接的 β-N-乙酰氨基葡萄糖(O-GlcNAc)修饰。在转染了人类 tau(htau)基因的神经母细胞瘤中,O-GlcNAc 主要修饰磷酸化较少 tau 种类,而高度磷酸化的 tau 分子上则没有 O-GlcNAc 残基。最近有研究发现 O-GlcNAc 糖基化和 tau 蛋白的大多数位点的磷酸化负相关[15]。人表皮角质细胞(HEK)-293 细胞中的 O-GlcNAc 转移酶的敲除下调 O-GlcNAc 糖基化会导致 tau 蛋白磷酸化的增加,对在大鼠脑中的氨基己糖合成的抑制也可以降低 O-GlcNAc 糖基化,增加 tau 蛋白磷酸化,异常过磷酸化可能是因为 O-GlcNAc 糖基化和 PP2A 的下调引起的,在体内 O-GlcNAc 糖基化酶抑制剂还能阻断 tau 蛋白的磷酸化[16]。在 AD 患者脑中,O-GlcNAc 糖基化降低,意味着 O-GlcNAc 糖基化受到影响。

这些发现强调了 tau 蛋白糖基化和 tau 蛋白磷酸化之间的动态关系,说明 tau 蛋白的各种修饰之间可能还存在一个相互调节或先后顺序的关系,因此,对 tau 蛋白糖基化的研究也可能为治疗神经退行性疾病提供治疗靶点。

综上,前人大量研究已经证实:tau 蛋白的过度磷酸化是神经元变性过程中大多数信号通路改变的共同特征,而且 tau 蛋白的磷酸化程度与认知功能损害程度密切相关。Kester 认为 tau 蛋白的磷酸化程度是认知功能损害的最强预测因子[17,18]。这不得不使我们在应用全身麻醉药后,将术后认知功能障碍(Post operative cognitive dysfunction,POCD)和 AD 病理改变与 tau 蛋白异常联系在一起。许多学者认为 POCD 与 AD 之间的发病机制可能存在某种"最后共同通路",甚至有学者提出是否可以把 POCD 患者看作是 AD 患者[19]。由此可见 tau 蛋白异常可能作为全麻后 POCD 的发生和 AD 病理改变加剧的桥梁,它也许就是我们要寻找的重要分子靶点。

更有趣的是 NFT 的形成虽然造成神经元细胞退行性变,但是可以帮助其逃过急性凋亡(24 小时之内)[20,21],这就可以更加合理的解释:为什么从 tau 蛋白异常翻译后修饰到 tau 蛋白过度磷酸化再到聚集成 NFT,最后细胞死亡,这一系列病理改变往往要迁延数年甚至十年以上。众所周知人的神经元细胞是不可能再生的,与大量神经元急性凋亡相比,麻醉后认知损害更加倾向于神经系统退行性变或慢性损伤等,这与 POCD 的流行病学趋势有相似之处:即临床中很少有短期内出现严重不可逆认知功能障碍的患者,而高龄患者 POCD 的发生率高,持续时间长迁延数年的现象却是常见的[22]。以上观点与 Xie 所发现的异氟烷引起神经细胞凋亡和 Aβ 积聚增加是相悖的,他更加倾向于急性损伤。显然与短期内可恢复的认知损害相比,我们更加关注高龄患者麻醉后长期的神经功能退行性变甚至演变为 AD 的病理进程。

tau 蛋白异常翻译后的修饰主要包括过度磷酸化、异常糖基化和截断作用[23]。而在三者之间 tau 蛋白过度磷酸化处于核心地位。

tau 的磷酸化或过度磷酸化是维持正常生理功效或在神经系统疾病发生中的主要环节。胎儿期脑中 tau 蛋白处于高度磷酸化阶段,在发育成熟后磷酸化程度逐渐降低。正常成熟脑内 tau 蛋白磷酸化位点很少,平均只有 2~3 个,且 tau 蛋白与微管蛋白结合,其结构稳定不易被磷酸化[24]。现已发现 tau 蛋白大约有 21 个高度异常磷酸化位点,其中至少有 10 个是脯氨酸指导的,即这些磷酸化位点与脯氨酸指导的蛋白激酶有关。另有 15 个在丝氨酸残基上;其他 6 个位点在苏氨酸残基上。这些磷酸化位点主要集中在微管结合区,其中有一些重要的磷酸化位点,如 Ser396,Ser202 位点,参与调节 tau 蛋白与微管的结合活性。

tau 蛋白的磷酸化状态受到蛋白激酶(催化磷酸化反应)和蛋白磷脂酶(催化去磷酸化反应)共同调节,当激酶活性升高,酯酶活性下降时,tau 蛋白出现过度磷酸化状态。由于 tau 蛋白磷酸化位点的多样性。促进磷酸化的激酶也呈现出多样性。磷酸化 tau 蛋白的激酶根据作用位点特异性分为两个主要类别;作用于脯氨酸的蛋白激酶(proline directed protein kinase,PDPK)和非作用于脯氨酸的蛋白激酶(non-PDPK)。脯氨酸指导的蛋白激酶有三大类:①有丝分裂原激活的蛋白激酶(mitogen activated protein kinase,MAPK)及其 3 种主要亚型:细胞外信号相关蛋白激酶(extracellular signal regulated protein kinase,ERK),如 ERK2;C-jun;p38 MAPK;②糖原合成激酶Ⅲ(glycogen synthesis kinase 3,GSK3),如 GSK-3β;③周期蛋白依赖性激酶(cyclin dependence kinase,CDK),如 CDK5。非脯氨酸指导性激酶;有:ca^{2+}/钙调节蛋白依赖性激酶Ⅱ(cAMPK-Ⅱ)、蛋白激酶 A、蛋白激酶 C 等。

GSK-3β 是一种多功能的丝氨酸/苏氨酸蛋白激酶,主要位于胞浆,是目前发现最强有力的 Tau 蛋白激酶。有报道,在 AD 患者脑中 GSK-3β 含量升高;在过度表达 GSK-3β 的转基因鼠脑内,有 tau 蛋白过磷酸化,并伴有神经元形态的异常改变[24]。GSK-3β 催化 tau 蛋白多个位点的磷酸化,其中包括 THr181、Ser199、Th212、Thr231、Ser396 和 Ser404,GSK-3β 对 Ser396 的 Km 值最低。即对 Ser396 位点的亲和性最高,催化其磷酸化的能力最强。GSK-3β 的活性受丝氨酸和酪氨酸磷酸化的调节. 丝氨酸 Ser9 位点的磷酸化则下调 GSK-3β 的活性。此外。CDK-5 活性的增加与 tau 蛋白过磷酸化有关,对 CDK-5 活性的抑制可保护神经元。而 MARK 对 tau 蛋白的磷酸化可能是下游激酶的作用的先决条件,包括 GSK-3β 和 CDK-5。

磷酸化由激酶和磷酸酶的平衡来调节,这种平衡破坏则导致 tau 蛋白过磷酸化及进一步的病理作用。这说明不仅激酶活性的增加可能参与 tau 蛋白过磷酸化,tau 蛋白去磷酸化的下降也可能参与了 tau 过磷酸化过程。研究发现 tau 蛋白通过蛋白磷酸酶-2A(protein phosphatase 2A,PP-2A)去磷酸化,也部分被 PP-1、PP-2B 和 PP-5 去磷酸化。其中 PP-2A 是最重要的。研究表明磷酸酶活性的下调,特别是 PP-2A 活性的下调,可导致过磷酸化 tau 蛋白的水平增加。在 AD 患者脑中除了过度磷酸化的 tau 蛋白还存在与糖分子有关的异常糖基化,二者关系密切,糖基转移酶(OCT)与糖苷酶(O-GlcNAcase)的活性变化对 tau 的异常糖基化起到关键作用。O-连接糖基化水平减少可加剧 tau 过度磷酸化,抑制磷酸酯酶活性,并促进 NFT 的形成和有助于其构象稳定,但是当 O-连接糖基化水平恢复正常后,以上 tau 磷酸化异常可逆转[14,15,16,17]。

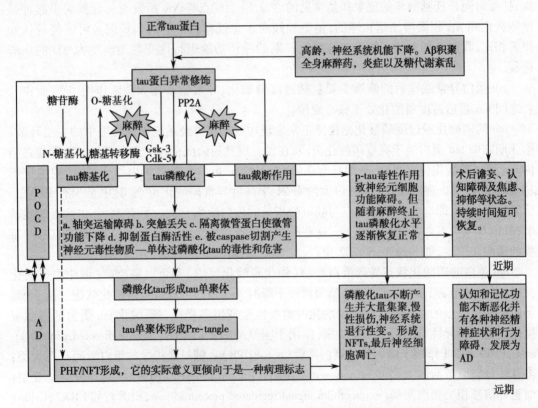

图 1　tau 蛋白异常翻译后修饰与全麻药致认知功能损害之间的关系及可能作用的机制
由上图可知单体过度磷酸化 tau 蛋白(p-tau)的毒性与 POCD 相关,可造成轴突运输障碍和突触丢失。而由于如高龄等 AD 高危因素的存在,蛋白激酶和磷酸酯酶的失衡或异常糖基化作用加剧,导致的 p-tau 不断的积聚再到 NFT 的形成,最后神经元凋亡则与 AD 的病理演化更为密切。

通过此图简单总结关于"全身麻醉药致认知功能障碍与 tau 蛋白的异常修饰"的几点认知：①准备接受全身麻醉的患者由于高龄等因素，可能具备以下特点，a. 神经系统功能下降。b. 大脑已处于 AD 病理状态前期，Aβ 的积聚。c. 炎症及糖代谢紊乱。d. 全身麻醉药的应用尤其是吸入性全麻药。②正常的 tau 蛋白由于上述原因发生了异常修饰，它包括过度磷酸化、异常糖基化和截断作用。而在三者之中 tau 蛋白过度磷酸化是最重要的病理改变。尤其是 N-连接糖基化对于 tau 蛋白过度磷酸化的正相关作用值得重视，当然蛋白激酶和磷酸酯酶的失衡是牟动 tau 异常的根本。③单体过度磷酸化 tau 蛋白（p-tau）的毒性与 POCD 相关，倾向于近期认知功能损害。它可以造成轴突运输障碍、突触大量丢失、隔离微管蛋白使微管正常生理功能下降、抑制蛋白酶活性和被 caspase 切割产生神经元毒性物质。临床中出现的综合征多为：术后谵妄、认知障碍以及焦虑和抑郁状态等，这些 p-tau 的毒性作用所致的神经元细胞功能障碍随着 tau 蛋白磷酸化水平逐渐恢复正常而慢慢好转。④另一部分人可能没有这样幸运，由于多种高危因素的存在，蛋白激酶和磷酸酯酶失衡或异常糖基化作用加剧，导致的 p-tau 不断的积聚形成 tau 单聚体而后聚合成 Pre-tangle 最后形成 PHF/NFT（它的实际意义更加倾向于是一种病理标志物），这个过程与 AD 的病理演化更为相像。多倾向于远期认知功能损害。随着 p-tau 不断产生并大量积聚将造成中枢的慢性损伤，神经系统退行性变，形成 NFTs，最后神经元细胞凋亡。临床中出现的综合征多为：认知和记忆功能不断恶化并伴有神经和精神症状以及行为障碍，最后发展为 AD。

结合前人的大量研究结果和本人的综述，归纳如下：全身麻醉药诱发的认知功能障碍（如 POCD）和加剧 AD 病理改变的作用与 tau 蛋白的异常修饰相关。由于老年患者神经系统功能衰退甚至处于 AD 临床前期，加上全身麻醉药的使用，可能诱发上游蛋白激酶的磷酸化和磷酸酯酶去磷酸化的作用失衡或异常糖基化作用加剧，使单体 p-tau 不断地生成并积聚形成 NFTs，以至于发展成为 AD，造成远期不可逆的认知功能障碍。而 GSK-3β 与糖苷酶的活性变化可能是 tau 蛋白异常修饰的关键因素。

展望未来，将临床中常用的全身麻醉药（异氟烷和丙泊酚）与 tau 蛋白过度磷酸化和异常糖基化之间的关系作为切入点，从整体动物、细胞模型以及分子角度探讨其可能作用的机制，为发现新的病理标志物和降低 POCD 的发生率，以及减缓 AD 患者的病情恶化提供新的思路。也为 AD 高风险人群的临床合理选择全身性麻醉药物提供理论参考。对于将来用于防治 POCD 和 AD 新药的发明具有重要意义。

参 考 文 献

[1] Mattson MP. Pathways towards and away from Alzheimer's disease. Nature,2004;430:631-639.

[2] Travis J. Saving the mind faces the high hurdles. Science,2005;309:731.

[3] Chen CW,Lin CC,Chen KB,et al. Increased risk of dementia in people with previous exposure to general anesthesia:a nationwide population-based case-control study. Alzheimer's Dement,2014,10:196-204.

[4] Xu J,Zhang R,Zuo PP,et al. Aggravation Effect of Isoflurane on $A\beta_{25-35}$-Induced Apoptosis and Tau Hyperphosphorylation in PC12 Cells. J Cell Mol Neurobiol,2012,32:1343-1351.

[5] Zhang Y,Dong Y,Wu X,et al. The mitochondrial pathway of anesthetic isoflurane-induced apoptosis. J Biol Chem,2010,285:4025-4037.

[6] Rebeck G. W. ,Hoe H. S. ,Moussa C. E. Beta-amyloid-42 gene transfer model exhibits intraneuronal amyloid, gliosis,tau phosphorylation and neuronal loss. J Biol Chem,2010,285:7440-7446.

［7］ Du JT,Yu CH,Zhou LX,et al. Phosphorylation modulates the local conformation and self-aggregation Ability of a peptide from the fourth tau microtubule-binding repeat. FEBS J,2007; 274(19):5012-5020.

［8］ 胡江平,耿瑞,李凯军 . tau 蛋白与阿尔兹海默病的研究进展 . 中国康复理论与实践,2014,20(11): 1031-1034.

［9］ Kimura T,Yamashita S,Fukuda T,et al. Hyperphosphorylated tau in parahippocampal cortex impairs place learning in aged mice expressing wild-type human tau. EMBO J,2007; 26(24):5143-5152.

［10］ Santacruz K,Lewis J,Spires T,et al. Tau suppression in a neurodegenerative mouse model improves memory function. Science,2005; 309(5733):476-481.

［11］ Wang JZ,Grundke-Iqbal I,Iqbal K. Glycosylation of microtubule-associated protein tau:an abnormal posttranslational modification in Alzheimer's disease. NatMed,1996; 2(8):871-875.

［12］ Takahashi M,Tsujioka Y,Yamada T,et al. Glycosylation of microtubule-associated protein tau in Alzheimer's disease brain. Acta Neuropathol,1999; 97(6):635-641.

［13］ Reynolds CH,Garwood CJ,Wray S,et al. Phosphorylation regulates tauinteractions with Src homology 3 domains of phosphatidylinositol 3-kinase,phospholipase Cgamma1,Grb2,and Src family kinases. J Biol Chem, 2008; 283(26):18177-18186.

［14］ Liu F,Zaidi T,Iqbal K,et al. Aberrant glycosylation modulates phosphorylation of tau by protein kinase A and dephosphorylation of tau by protein phosphatase 2A and 5. Neuroscience,2002; 115(3):829-837.

［15］ Lefebvre T,Ferreira S,Dupont-Wallois L,et al. Evidence of a balance between phosphorylation and OGlcNAc glycosylation of Tau proteins a role in nuclear localization. Biochim Biophys Acta,2003; 1619(2):167-176.

［16］ Liu F,Shi J,Tanimukai H,et al. Reduced O-GlcNAcylation links lower brain glucose metabolism and tau pathology in Alzheimer's disease. Brain,2009; 132(Pt7):1820-1832.

［17］ Rojo LE,Fernández JA,Macci oni AA,et al. Neuroinflammati on:implications for the pathogenesis and molecular diagnosis of Alzheimer's disease. ArchMed Res,2008;39 (1):12-16.

［18］ Kester MI,vander VliesAE,Blankenstein MA,et al. CSF biomarkers predict rate of cognitive decline in Alzheimer disease. Neurology,2009; 73 (17):1353-1358.

［19］ M africa G,Fodale V. Thyroid function,Alzheimer s diseaseand postoperative cognitive dysfunction:a tale of dangerous liaisons. Alzheimer's Disease,2008; 14(1):95-105.

［20］ Lorio G,Avila J,Diaz-Nido J. Modifications of tau protein during neuronal cell death. J Alzheimer's Dis, 2001; 3(6):563-575.

［21］ Buee L,Troquier L,Burnouf S,et al. From tau phosphorylation to tau aggregation:what about neuronal death. Biochem Soc Trans,2010; 38(4):967-972.

［22］ Monk TG,Weldon BC,Garavn CW,et al. Predictions of cognitive dysfunction after major no-cardiac surgery. Anesthesiology,2008; 108(1):18-30.

［23］ Gong CX,Liu F,Grundke-Iqbal I,Iqbal K. Post-translational modifications of tau protein in Alzheimer's disease. J Neural Transm,2005; 112(6):813-838.

［24］ Mines M. A. ,Jope R. S. Brain region differences in regulation of Akt and GSK 3 by chronic stimulation administration in mice. Cell Signal,2012,24(7):1398-1405.

34 麻醉药对肾脏损伤的研究进展

天然药物及仿生药物国家重点实验室,北京大学基础
医学院药理学系,北京,100191
苏丽敏,李英杰,杨宝学

作者简介

苏丽敏,北京大学基础医学院药理学系 博士研究生
李英杰,北京大学基础医学院药理学系 硕士研究生
通讯作者:杨宝学,教授,博士生导师,北京大学基础医学院药理系主任。兼任中国药理学会理事、中国药理学会肾脏专业委员会(筹)主任委员、中国药理学会麻醉药理学专业委员会副主任委员、《生理学研究》主编、《国际药学研究》副主编等。从事心血管药理学和肾脏药理学研究。在研项目包括国家自然科学基金重点项目、国家自然科学基金 NSFC/RGC 联合科研基金项目、国家自然科学基金面上项目、科技部国际科技合作专项等。已发表 SCI 论文 100 余篇,进入爱思唯尔发布的 2014 年和 2015 年最具世界影响力的中国学者榜单。申报专利9 项。主编和参编《Urea Transporters》、《药理学》等 10 余部专著和教材。
Tel:010-82825622,E-mail:baoxue@ bjmu. edu. cn

基金项目:国家自然科学基金(No. 30870921,81170632,81261160507)、科技部国际科技合作与交流专项(No. 2012DFA11070)

摘要:背景 麻醉药广泛应用于临床各类手术,近些年发现一些麻醉药对肾脏有损伤作用。**目的** 探讨麻醉药肾损伤的相关机制。**内容** 麻醉药可能引起肾脏损伤。尤其是吸入麻醉药代谢过程中所产生的无机氟离子,可以导致机体尿量和溶质排泄的改变,甚至对肾脏组织造成直接的毒性作用。一些麻醉药也可通过影响循环系统、交感神经系统、内分泌系统等,对肾脏造成损伤。**趋向** 明确麻醉药对肾脏功能与结构影响的机制,为麻醉药的正确应用,减少副作用提供理论依据。
关键词:麻醉药;肾脏损伤;氟;肾脏药理学

麻醉药被广泛地应用于医疗过程和科学研究,然而麻醉药作为外源给入的化学物质,在对个体产生麻醉作用的同时,一定程度上改变了机体的某些生理状态,甚至会引起一些脏器的病理变化。尤其麻醉药多经肾脏排出机体,因此应注意麻醉药对肾脏的影响。

目前临床所使用的吸入麻醉药大多含氟。氟化作用使药物具有更高的稳定性和更低的毒性。1960 年,甲氧氟烷开始应用于临床,在它应用的最初十年,就出现了甲氧氟烷麻醉后患者发生多尿性肾衰、血肌酐和尿素氮升高等[1]。早期研究认为吸入麻醉药在人体内几乎无代谢,但随后证实各种卤化麻醉药在体内也经历生物转化过程。如甲氧氟烷、恩氟烷、异氟烷在体内的代谢均可产生无机氟,之后的研究进一步证实了无机氟离子恰恰是引起肾损伤的关键因素,可以造成与剂量相关的肾毒性。自此,含氟麻醉药对肾脏的损伤作用逐渐受到人们的重视。

1 无机氟影响肾脏对水盐的重吸收

1971 年,Mazze 等发现临床上用甲氧氟烷对患者进行麻醉后,患者出现多尿,并且给予抗利尿激素(Antidiuretic hormone,ADH)并不能使尿量减少[2]。Mitsui 将 Wistar 大鼠急性暴露于无机氟,当大鼠的血浆无机氟浓度迅速达到 0.625g/ml 时,发现大鼠产生了明显的小管功能障碍,结果导致大鼠尿量增多,尿液渗透压降低,产生大量的稀释尿,肾脏对肽类和小分子蛋白的重吸收减少,尿钙和磷排泄增多[3]。Mitzi 等也发现了相同的现象[4]。

针对无机氟所引起的对 ADH 无反应性的多尿,最初研究者认为无机氟是通过干扰 ADH 在远曲小管和集合管的功能而引起的,但之后的研究显示,主要的病理性损伤是在近曲小管,组织学研究显示近曲小管发生线粒体肿胀、上皮细胞坏死,而远端肾单位很少发现异常。在活检和尸检标本中,也发现近端小管膨胀,存在局灶性的坏死和草酸盐结晶的沉积[2]。Mitzi 等在用 Wistar 大鼠进行氟的急性暴露实验中,测量尿量的同时,通过测量肌酐清除率衡量肾小球滤过率(Glomerular filtration rate,GFR),以探究无机氟对肾功能的影响。发现无机氟引起尿量增多的同时,并不引起 GFR 的改变,说明无机氟并不明显的影响肾小球的功能。Rohm 和 Kharasch 等分别证实短时间和长时间的七氟烷麻醉不会造成肾小管功能和肾小球细胞形态明显改变,即七氟烷不会对肾功能造成影响[5,6]。尿量的增多,很可能与近曲小管和髓袢升支粗段对盐和水的重吸收改变相关[4]。Mazze 和 Roman 等通过实验证实了这一观点[7,8]。

1.1 无机氟通过抑制肾小管对 NaCl 的重吸收降低肾髓质内溶质浓度　Richard 等证实无机氟可以抑制髓袢升支对 NaCl 的重吸收[9]。其机制为:髓袢升支表达 Na^+-K^+-$2Cl^-$ 共转运体(NKCC),其通过与 Cl^- 结合而将 Cl^- 转运入上皮细胞。氟离子是负电性很强的阴离子,它与 NKCC 上的 Cl^- 结合位点有较高的亲和力,通过占据活性位点从而抑制 Cl^- 的转运。Na^+ 和 K^+ 由同一转运体进行同向转运,在该转运体的转运过程中,缺少任何一种离子都会影响另外两种离子的转运,因此 F^- 使 Cl^-、Na^+ 和 K^+ 的重吸收减少,Cl^-、Na^+ 和 K^+ 的排泄量增加,肾髓质组织内的 Cl^-、Na^+ 和 K^+ 浓度因此降低,远曲小管和集合管周围渗透压降低,尿液的浓缩功能发生障碍,水重吸收量减少,因此导致多尿。

Kharasch 等发现甲氧氟烷代谢产物联合作用会导致髓袢升支 Cl^- 的转运受到抑制,且氟化物可扩张血管、增加直小血管血流,使肾髓质渗透压梯度减小,尿浓缩功能减弱、尿渗透压和尿比重降低,导致肾功能受损[10]。

1.2 无机氟通过增加肾髓质血流量降低肾髓质内溶质浓度 另一方面,氟导致肾髓质组织中溶质浓度降低与氟可以增加肾髓质组织内的血流量相关。在动物实验中,静脉灌注氟化钠的大鼠,其肾小球内红细胞数目减少,而髓质血管肿胀,髓质组织内血流增多,这可能是引起髓质组织钠浓度降低的另一主要因素[11,12]。髓质组织内血流升高的原因分为直接和间接。直接原因:氟可以直接影响脉管系统,大量的氟引起外周血管扩张。并且肾脏皮质中氟的浓度是血浆氟浓度的 3 倍,然而髓质中氟的浓度是血浆氟浓度的 4 ~ 7 倍,因此氟对肾脏髓质有更强的扩血管作用。间接原因:由于髓袢升支对 NaCl 的重吸收受到抑制,使更近于等渗的小管液流向致密斑,刺激肾素血管紧张素Ⅱ的生成,导致入球小动脉收缩,因此肾小球中的红细胞减少。然而测量邻碘马尿酸钠的清除率,发现氟并不影响邻碘马尿酸钠的清除,说明肾皮质血流率正常。因此可能存在输入-输出分流,更多的血流直接流入髓质血管中,导致髓质组织血流量的增多,进而引起髓质组织溶质浓度的降低,影响肾脏的浓缩功能。

2 无机氟影响钙的正常分布和钙的重吸收

在急性接触氟的实验大鼠,以及氟中毒的患者中,存在血钙降低,尿钙排泄增多等现象。现已证实,这种现象与氟导致的钙分布异常以及钙的重吸收减少有关。

2.1 无机氟抑制肾小管对钙的重吸收 Tiwari 等在研究中发现,氟可以引起尿钙浓度升高,血钙浓度降低,然而钙的滤过率和滤过量变化并不大,这预示血钙的降低,尿钙的升高并不是由于滤过的增加,而是由于钙的重吸收减少[13]。在肾脏,对钙的重吸收主要在髓袢升支粗段。在髓袢升支粗段,上皮细胞的基侧膜上存在钠泵,可以将细胞内的 Na^+ 泵向管周的组织间液,引起细胞内 Na^+ 浓度降低,细胞内与管腔滤液中形成 Na^+ 浓度差,滤液中的 Na^+ 就可以顺浓度梯度进入细胞,此过程 NKCC 作为载体同时转运 K^+ 和 Cl^-。Na^+、K^+ 和 Cl^- 进入细胞后,Na^+ 由钠泵运送到周围的组织间液,K^+ 经由膜上的 K^+ 通道重新回到小管液中,并使小管液带正电,这一正电位又成为小管液中 Na^+、K^+、Ca^{2+} 等正离子通过细胞旁路途经被重新吸收的动力。Cl^- 则经氯离子通道顺电化学梯度易化扩散进入管周组织间液,氟可以干扰 NKCC 的功能,不仅使 Na^+ 的重吸收受到影响,也使 Ca^{2+} 的重吸收减少,引起血钙降低,尿钙升高。

2.2 无机氟影响钙的分布引起细胞内钙超载 Ca^{2+} 进入肾小管细胞主要是通过质膜上的钙离子通道。正常情况下,胞浆内 Ca^{2+} 的浓度很低,这是由于进入细胞内的 Ca^{2+} 会向一些细胞器内进行转运,如通过内质网上的钙泵贮存于内质网中,或者与钙离子结合蛋白结合。Ca^{2+} 从细胞中的流出,可通过 Na^+-Ca^{2+} 交换和质膜上的钙泵,但通过 Na^+-Ca^{2+} 交换所运出的 Ca^{2+} 的量仅占钙泵运出 Ca^{2+} 量的十分之一,因此 Ca^{2+} 运出细胞,主要是通过质膜上的钙泵。研究发现,大鼠摄入较低的 F^- 即可引起质膜上的钙泵和内质网上的钙泵活性明显降低,用特异性钙泵的抗体进行示踪斑点分析,发现内质网上的钙泵蛋白和质膜上的钙泵蛋白数量明显减少,钙泵蛋白的活性也有所降低。结果导致 Ca^{2+} 在细胞内大量贮存,Ca^{2+} 的分布发生变化[4,13-18]。这种体内钙代谢平衡的改变很可能是导致肾脏损伤的机制之一。在慢性氟中毒时，过量氟主要激活成骨细胞，导致新骨形成增加，从而增加了机体对钙的需求，又致使代谢失衡性低钙血症。

3 无机氟对肾小管有直接的毒性作用

很多研究表明，无机氟对肾小管具有直接的毒性作用，进而影响肾功能。这种毒性作用的靶点为近曲小管[19]。实验发现，在大鼠接触大剂量氟之后，组织学上发生明显变化，包括近端小管水肿，上皮细胞衰退，病灶单核细胞渗入，出血，间质组织，特别是皮髓质连接部位的炎性渗出较明显。实验发现血浆和肾组织中的硫巴比妥酸反应物（TRARs）明显升高，大鼠肾脏中的磷脂尤其是磷脂酰乙醇胺（PE）和磷脂酰胆碱（PC）的含量增高，抗氧化能力下降，发生了高水平的脂质过氧化，这一过程可能与脂质化合物的特异性修饰密切相关。电镜观察发现，近曲小管上皮细胞有巨大线粒体及髓鞘样结构形成，内质网扩张，粗面内质网上核糖体脱落，细胞浆内游离核糖体增加，细胞内染色质有向核膜下聚集的趋势，光镜下呈颗粒性变。测得自由基含量明显升高。因此说明肾脏的损伤可能与氟诱导的脂质过氧化和氧化应激相关[20-22]。现已证实，无机氟对能量产生系统具有明显的抑制作用，对许多酶系统都具有明显的抑制作用，包括 Na^+-K^+-ATP 酶以及 ADH 发挥活性过程中的酶[23]。例如实验中测得大鼠的琥珀酸胆碱脱氢酶（SDH）的活性降低，而 SDH 是线粒体的标志酶及三羧酸循环中的重要限速酶，其活性降低提示细胞的能量生成障碍。在髓袢升支，无机氟可以抑制 Na^+-K^+-ATP 酶所需的 ATP 的产生，同时氟也可以抑制烯醇化酶从而抑制糖酵解，因此降低溶质转运所需能量及 cAMP 的合成，抑制髓质肾单位的主动转运过程[24]，这也是上文所说的，氟可以抑制近曲小管对钠和水的重吸收的原因之一。氟也可以通过影响细胞的凋亡，对肾小管产生毒性作用，研究者采用 TUNEL 法和流式细胞术来研究氟对肾脏细胞凋亡的影响，发现氟中毒可明显诱导大鼠细胞的凋亡，其可能的机制为：氟化钠通过影响细胞信号通路，可能促进 bax 基因表达，抑制 bcl-2 基因的表达，从而促使细胞凋亡，并且随着氟浓度的升高，凋亡率逐渐升高[25,26]。Yufune 等人发现七氟烷的促细胞凋亡作用与抑制 ERK 的磷酸化有关[27]。除此，无机氟还会引起细胞内的钙超载，细胞内钙超负荷可能是引起氟中毒病理损害的基础，造成大鼠肾组织细胞亚微结构损伤，细胞内钙的增多，又可能激活钙依赖性核酸内切酶，从而造成细胞的凋亡[25,28]。

Usuda 等在给予大鼠无机氟之后，发现近曲小管损伤的特异性标志 α-谷胱甘肽-S-转移酶（α-GST）明显升高且变化持续时间延长，并且在近曲小管 S3 段较 S1 和 S2 段升高的更明显[24]。N-乙酰-β 葡萄糖苷酶（NAG），也是近曲小管损伤的特异性生物标志蛋白，含量明显升高[29]。一些标志性的酶活性也发生改变，如碱性磷酸酶（AKP）活性降低，它是刷状缘的标志酶，标志近曲小管上皮细胞微绒毛的损伤程度；溶酶体的标志酶酸性磷酸酶（ACP）活性升高，提示溶酶体膜受损，此酶大量释放，活性升高，可使细胞发生自溶[24,29]。

4 无机氟影响 ADH 的作用

研究中发现无机氟引起的多尿，外源性的给予抗利尿激素（ADH）后并不会导致尿量减少,说明无机氟对 ADH 的作用具有一定的影响。ADH 主要作用于远曲小管和集合管上皮细胞,通过与上皮细胞管周膜上的 V2 受体结合,激活膜内腺苷酸环化酶,使上皮细胞中 cAMP 生成增加,后者通过激活蛋白激酶,使水通道 AQP2 转移到管腔膜,使上皮细胞对水的通透性增加而促进水的重吸收,尿液浓缩,尿量减少。ADH 还能增加髓袢升支粗段对 NaCl 的主动重吸收,提高髓质组织间液的溶质浓度和渗透压浓度,有利于尿液的浓缩。而无机氟离子可以抑制这一过程中腺苷酸环化酶的活化,并且无机氟离子对能量系统产生抑制作用,因此减少了肾髓质内 cAMP 的产生从而抑制集合管对水的重吸收,在氟化钠中毒的大鼠中,可发现尿 cAMP 排泄量明显降低[30]。

5　麻醉药通过其他机制对肾脏造成损伤

麻醉药除了代谢过程中产生无机氟,引发肾损伤以外,还通过其他机制,造成肾脏损伤。

氟烷、氨氟烷和异氟烷等吸入式麻醉药都可以与麻醉回路中的吸收剂二氧化碳相互作用,最初并未发现生成的产物对人体产生损伤,因此没有引起人们的注意。直到 20 世纪末,七氟烷在美国应用于临床,由于七氟烷能够与二氧化碳吸收剂反应生成复合物 A,高浓度的复合物 A 能够导致肾损伤,引起了大家极大的关注。

Morio 等发现高浓度的复合物 A 可以导致大鼠肾损伤甚至死亡[31]。其他研究也证实了这一结论,研究发现,当吸入气中复合物 A 的浓度超过 20～50ppm 时就可以导致大鼠肾损伤,病理上表现为肾髓质外侧近曲小管坏死[32]。一些标志肾小管结构完整性的酶,作为衡量复合物 A 对肾脏造成损伤的指标,这些酶包括丙氨酸氨基肽酶(alanine aminopeptidase)和尿 N-乙酰-β 氨基葡萄糖苷酶(NAG)。但是,七氟烷在人体生成的复合物 A 引起肾毒性的几率较小,而在大鼠体内生成的复合物 A 则产生明显的肾毒性,其可能的原因在于肾内半胱氨酸共轭体 β 裂解酶的差别。复合物 A 本身并没有毒性,经过一定的转化,能够被 β 裂解酶催化生成氟化硫醇,氟化硫醇与蛋白质发生反应,导致肾损伤。在大鼠肾细胞的胞质和线粒体中 β 裂解酶的量大约是人的 20～30 倍,所以七氟烷代谢生成的复合物 A 在大鼠肾脏中更容易被转化为具有毒性的物质,从而导致大鼠的肾损伤。在大鼠和人的胆汁及尿液中,已经发现了 β 裂解酶代谢途径的中间产物;并且 β 裂解酶的抑制剂 AOAA(aminooxyacetic acid)能够减轻复合物 A 对大鼠的肾损害。因此,复合物 A 经 β 裂解酶代谢后的产物才是导致大鼠肾毒性的关键因素,与大鼠相比,七氟烷更能安全用于人体[31-33]。

在其他方面,麻醉药还可通过对循环系统、交感神经系统、内分泌系统等的影响间接地对肾脏造成损伤。许多麻醉药对心脏有抑制作用,可以抑制心排出量,降低外周血管的阻力,导致血压下降,如氟烷可以抑制心肌和扩张外周血管,导致血压下降,机体为代偿麻醉药引起的低血压而使肾血管阻力轻、中度增加,致肾血流量和肾小球滤过率降低,也会影响肾功能[34,35]。氟哌利多在心脏手术中,会导致肾小球滤过率的下降,特别是老年人或血容量不足时,极易导致低血压,间接导致肾血流量减少,临床应用中应减少相应的剂量[36]。恩氟烷会使 GFR 平均降低 21%,其代谢产物会增加血浆中氟离子的浓度,但增加的幅度相比甲氧氟烷较轻,轻微的影响心输出量,使得肾血流量降低,尿量轻度减少[37]。维库溴铵是一种常用肌松药,当增加维库溴铵的使用剂量时,会使肾血流量和肾小球滤过率降低[38]。在肾衰竭患者使用时,维库溴铵血浆清除率降低,半衰期延长,作用时间也相应延长,另外其代谢产物3-羟基维库溴铵会在肾功能不全患者体内形成蓄积,所以肾衰竭患者应禁用维库溴铵[39]。Munday 等人做了恩氟烷与七氟烷的比较研究,显示在给予 9MAC/小时恩氟烷时(MAC:肺泡气最低有效浓度,指在一个大气压下,使 50% 的患者或动物对伤害性刺激不再产生体动反应),部分受试者出现尿渗透压偏低的情况,一日后恢复正常。并且实验证明延长恩氟烷的使用时间对于肾脏浓缩功能损伤没有直接影响[40]。

交感神经通过腹腔丛和肾丛支配肾血管,实验中观察同一动物的两侧肾脏,发现去神经侧不受全麻药的影响,而健侧肾的 GFR 和 RBF 在全麻后均降低,提示交感神经参与作用[41]。内分泌方面主要是麻醉药可以通过影响抗利尿激素、醛固酮和儿茶酚胺来影响肾脏。如硫喷妥钠、乙醚和氟烷均可使抗利尿激素和醛固酮释放增多,乙醚和环丙烷还能增高血浆儿茶酚胺的浓度,从而影响肾功能。研究表明山羊在异氟烷的麻醉下,血管紧张素 II 型受体拮抗剂氯沙坦可以显著增加肾脏血流量,而抗利尿激素受体拮抗剂对肾血流量则没有影响。所以,吸入麻醉药激活了肾素-血管紧张素系统,增加肾脏的血管阻力,导致肾血流量减少[42]。

6 无机氟引发肾损伤的剂量范围

氟可以通过多种机制引起肾损伤,但是出现肾功能损伤时的血浆无机氟浓度值还有待研究确定,一般来说如果患者血中的无机氟化物浓度低于 50mmol/L 时将不会对肾脏产生损伤,50~80mmol/L 时(相当于使用 2.5~3MAC 甲氧氟烷麻醉 1h)将造成中度程度的肾损伤,80~120mmol/L 时(>5MAC/h 的甲氧氟烷麻醉)将会导致严重的肾损伤。血清无机氟化物浓度大于 120mmol/L 时甚至会导致患者死亡。所以,血清无机氟化物 50mmol/L 被人为地确定为能否导致肾毒性的分界线[25]。

7 结语与展望

总之,麻醉药可以通过多种途径造成肾损伤,而麻醉过程是药物与机体之间一个相互作用的复杂的动态过程。必须注意,麻醉药在作用于中枢神经系统的同时,对肾脏有不可忽视的影响,明确其损伤机制和特点,有利于麻醉药的正确选用,减少不良反应。同时,一些具体的作用靶点和作用机制,仍有待进一步研究。

参 考 文 献

[1] Eger E N. New inhaled anesthetics[J]. Anesthesiology,1994,80(4):906-922.

[2] Mazze R I,Trudell J R,Cousins M J. Methoxyflurane metabolism and renal dysfunction:clinical correlation in man[J]. Anesthesiology,1971,35(3):247-252.

[3] Mitsui G,Dote T,Yamadori E,et al. Toxicokinetics and metabolism deteriorated by acute nephrotoxicity after a

single intravenous injection of hydrofluoric acid in rats[J]. J Occup Health,2010,52(6):395-399.

[4] Santoyo-Sanchez M P,Del C S M,Arreola-Mendoza L,et al. Effects of acute sodium fluoride exposure on kidney function,water homeostasis,and renal handling of calcium and inorganic phosphate[J]. Biol Trace Elem Res,2013,152(3):367-372.

[5] Rohm K D,Mengistu A,Boldt J,et al. Renal integrity in sevoflurane sedation in the intensive care unit with the anesthetic-conserving device:a comparison with intravenous propofol sedation[J]. Anesth Analg,2009,108(6):1848-1854.

[6] Kharasch E D,Hankins D C,Thummel K E. Human kidney methoxyflurane and sevoflurane metabolism. Intrarenal fluoride production as a possible mechanism of methoxyflurane nephrotoxicity[J]. Anesthesiology,1995,82(3):689-699.

[7] Mazze R I. Methoxyflurane nephropathy[J]. Environ Health Perspect,1976,15:111-119.

[8] Roman R J,Carter J R,North W C,et al. Renal tubular site of action of fluoride in Fischer 344 rats[J]. Anesthesiology,1977,46(4):260-264.

[9] Kharasch E D,Schroeder J L,Liggitt H D,et al. New insights into the mechanism of methoxyflurane nephrotoxicity and implications for anesthetic development (part 1):Identification of the nephrotoxic metabolic pathway [J]. Anesthesiology,2006,105(4):726-736.

[10] Whitford G M,Taves D R. Fluoride-induced diuresis:renal-tissue solute concentrations,functional,hemodynamic,and histologic correlates in the rat[J]. Anesthesiology,1973,39(4):416-427.

[11] Imanishi M,Dote T,Tsuji H,et al. Time-dependent changes of blood parameters and fluoride kinetics in rats after acute exposure to subtoxic hydrofluoric acid[J]. J Occup Health,2009,51(4):287-293.

[12] Tiwari S,Gupta S K,Kumar K,et al. Simultaneous exposure of excess fluoride and calcium deficiency alters VDR,CaR,and calbindin D 9 k mRNA levels in rat duodenal mucosa[J]. Calcif Tissue Int,2004,75(4):313-320.

[13] Borke J L,Whitford G M. Chronic fluoride ingestion decreases 45Ca uptake by rat kidney membranes[J]. J Nutr,1999,129(6):1209-1213.

[14] Xu H,Zhou Y L,Zhang J M,et al. Effects of fluoride on the intracellular free Ca2+ and Ca2+-ATPase of kidney[J]. Biol Trace Elem Res,2007,116(3):279-288.

[15] Nabavi S F,Habtemariam S,Jafari M,et al. Protective role of gallic acid on sodium fluoride induced oxidative stress in rat brain[J]. Bull Environ Contam Toxicol,2012,89(1):73-77.

[16] Recio-Pinto E,Montoya-Gacharna J V,Xu F,et al. Isoflurane,but Not the Nonimmobilizers F6 and F8, Inhibits Rat Spinal Cord Motor Neuron CaV1 Calcium Currents[J]. Anesth Analg,2016,122(3):730-737.

[17] Goltstein P M,Montijn J S,Pennartz C M. Effects of isoflurane anesthesia on ensemble patterns of Ca2+ activity in mouse v1:reduced direction selectivity independent of increased correlations in cellular activity[J]. PLoS One,2015,10(2):e118277.

[18] Nabavi S F,Moghaddam A H,Eslami S,et al. Protective effects of curcumin against sodium fluoride-induced toxicity in rat kidneys[J]. Biol Trace Elem Res,2012,145(3):369-374.

[19] Guan Z Z,Wang Y N,Xiao K Q,et al. Influence of chronic fluorosis on membrane lipids in rat brain[J]. Neurotoxicol Teratol,1998,20(5):537-542.

[20] Karaoz E,Oncu M,Gulle K,et al. Effect of chronic fluorosis on lipid peroxidation and histology of kidney tissues in first- and second-generation rats[J]. Biol Trace Elem Res,2004,102(1-3):199-208.

[21] Ma R, Wang X, Peng P, et al. alpha-Lipoic acid inhibits sevoflurane-induced neuronal apoptosis through PI3K/Akt signalling pathway[J]. Cell Biochem Funct, 2016, 34(1):42-47.

[22] Cardinaud R, Baker B R. Irreversible enzyme inibitiors. CLXXII. Proteolytic enzymes. XVI. Covalent bonding of the sulfonyl fluoride group to serine outside the active site of alpha-chymotrypsin by exo-type active-site directed irreversible inhibitors[J]. J Med Chem, 1970, 13(3):467-470.

[23] Usuda K, Kono K, Dote T, et al. Urinary biomarkers monitoring for experimental fluoride nephrotoxicity[J]. Arch Toxicol, 1998, 72(2):104-109.

[24] Barbier O, Arreola-Mendoza L, Del R L. Molecular mechanisms of fluoride toxicity[J]. Chem Biol Interact, 2010, 188(2):319-333.

[25] Qiu J, Shi P, Mao W, et al. Effect of apoptosis in neural stem cells treated with sevoflurane[J]. BMC Anesthesiol, 2015, 15:25.

[26] Yufune S, Satoh Y, Akai R, et al. Suppression of ERK phosphorylation through oxidative stress is involved in the mechanism underlying sevoflurane-induced toxicity in the developing brain[J]. Sci Rep, 2016, 6:21859.

[27] Liu X, Song X, Yuan T, et al. Effects of calpain on sevoflurane-induced aged rats hippocampal neuronal apoptosis[J]. Aging Clin Exp Res, 2015.

[28] Xiong X, Liu J, He W, et al. Dose-effect relationship between drinking water fluoride levels and damage to liver and kidney functions in children[J]. Environ Res, 2007, 103(1):112-116.

[29] Nishiyama T. Effects of repeat exposure to inhalation anesthetics on liver and renal function[J]. J Anaesthesiol Clin Pharmacol, 2013, 29(1):83-87.

[30] Morio M, Fujii K, Satoh N, et al. Reaction of sevoflurane and its degradation products with soda lime. Toxicity of the byproducts[J]. Anesthesiology, 1992, 77(6):1155-1164.

[31] Morio M, Fujii K, Satoh N, et al. The safety of sevoflurane in humans[J]. Anesthesiology, 1993, 79(1):200-201, 202-203.

[32] Elizarov A, Ershov T D, Levshankov A I. [Analysis of sevoflurane stability during low flow anesthesia] [J]. Anesteziol Reanimatol, 2011, (2):8-10.

[33] Hillebrand A, van der Meer C, Ariens A T, et al. The effect of anesthetics on the occurrence of kidney lesions caused by hypotension[J]. Eur J Pharmacol, 1971, 14(3):217-237.

[34] Orhan H, Sahin A, Sahin G, et al. Urinary lipid and protein oxidation products upon halothane, isoflurane, or sevoflurane anesthesia in humans: potential biomarkers for a subclinical nephrotoxicity[J]. Biomarkers, 2013, 18(1):73-81.

[35] Colson P, Capdevilla X, Cuchet D, et al. Does choice of the anesthetic influence renal function during infrarenal aortic surgery? [J]. Anesth Analg, 1992, 74(4):481-485.

[36] Jensen B H, Ruhwald H, Berthelsen P, et al. Glomerular filtration rate during enflurane anaesthesia[J]. Acta Anaesthesiol Scand, 1978, 22(1):13-15.

[37] Inman S R, Stowe N T, Albanese J, et al. Contrasting effects of vecuronium and succinylcholine on the renal microcirculation in rodents[J]. Anesth Analg, 1994, 78(4):682-686.

[38] Rollino C, Visetti E, Borsa S, et al. Is vecuronium toxicity abolished by hemodialysis? A case report[J]. Artif Organs, 2000, 24(5):386-387.

[39] Munday I T, Stoddart P A, Jones R M, et al. Serum fluoride concentration and urine osmolality after enflurane and sevoflurane anesthesia in male volunteers[J]. Anesth Analg, 1995, 81(2):353-359.

[40] Harmatz A. Local anesthetics:uses and toxicities[J]. Surg Clin North Am,2009,89(3):587-598.

[41] Bencze M,Behuliak M,Zicha J. The impact of four different classes of anesthetics on the mechanisms of blood pressure regulation in normotensive and spontaneously hypertensive rats[J]. Physiol Res,2013,62(5):471-478.

35 尿素通道蛋白作为新型利尿药靶点

1. 北京大学基础医学院药理学系,北京,100191
2. 天津医科大学药理学教研室,天津,300070

任惠文[1,2],杨宝学[1]

作者简介

任惠文,北京大学基础医学院药理学系 博士研究生(现工作在天津医科大学药理学教研室)

通讯作者:杨宝学,见前。

基金项目:国家自然科学基金(No. 30870921,81170632,81261160507)、科技部国际科技合作与交流专项(No. 2012DFA11070)

摘要:背景 尿素通道蛋白在尿浓缩过程中发挥重要作用。尿素通道蛋白基因敲除和特异性抑制剂显著降低尿浓缩能力。**目的** 探讨尿素通道蛋白作为利尿药作用靶点的可能性。**内容** 研究结果表明尿素通道蛋白功能性抑制可引起尿浓缩能力降低,其选择性抑制剂可研发成新型利尿药。尿素通道特异性抑制剂作为利尿药的优点是通过排尿素排水利尿,不引起水电解质平衡紊乱。**趋向** 尿素通道特异性抑制剂类利尿药可能适用于治疗心衰、肝硬化腹水和水肿等顽固性水潴留性疾病。

关键词:尿素通道,利尿药,肾脏,尿浓缩机制,药物靶点

尿素是分子量为60Da的小分子化合物,是蛋白质代谢的主要终末产物。尿素在肝脏通过鸟氨酸-瓜氨酸-精氨酸循环产生,经肾脏由尿中排泄。尿液中90%的含氮物质是尿素,其余的10%为尿酸和铵[1]。早期认为尿素主要是通过简单扩散方式跨越细胞膜。Gallucci等人利用通透性实验研究发现,尿素跨越脂质双分子层的扩散速率非常缓慢,只有 $4×10^{-6}$ cm/s[2]。按照渗透性利尿的理论推测,人、大鼠和小鼠尿液中的尿素(浓度分别为285、700和1800mmol/l)可在集合管中产生显著的渗透性利尿现象。但单纯依赖简单扩散不会产生显著的渗透利尿作用[3;4]。由此认为肾脏中应存在独立转运尿素的膜通道,其可以与简单扩散共同完成尿素

的跨膜转运。Sands 和 Knepper 利用肾小管灌注实验发现集合管终末端对尿素具有高通透性,说明其存在辅助尿素转运的通道[5]。You 等人于 1993 年首次克隆了尿素通道(urea transporter,UT)[6]。

1 尿素通道的一般特性

1.1 尿素通道的基因和蛋白 尿素通道分为 UT-A 和 UT-B 两个亚家族,他们分别由 *Slc14a2* 和 *Slc14a1* 基因编码[7;8]。在人类基因组中,*Slc14a2* 和 *Slc14a1* 基因连锁于 18 号染色体[9;10]。UT-A 家族有 UT-A1 到 UT-A6 六个成员,它们至少含有两个不同的启动子,UT-α 和 UT-β[11;12]。UT-α 位于 UT-A 基因的 5'端,负责编码 UT-A1、UT-A3 和 UT-A4。在氨基酸序列上,这三个成员具有相同的 N 端,但它们的 C 端不同。因为 UT-A1 的终止子是 UT-A 基因的最后一个外显子—第 24 号外显子,所以 UT-A1 是这个家族中氨基酸数目最多的成员[12]。UT-A3 的终止子在外显子 13,但 UT-A1 的序列中没有第 13 号外显子,所以 UT-A1 可以顺利完成全长的转录[6]。UT-A4 在肾脏的表达丰度较低,只能通过 RT-PCR 识别[6]。与其他 UT-A 家族成员不同,UT-A2 的编码序列起始于第 14 号外显子,因此,UT-A2 与 UT-A1、UT-A4 具有相同的 C 端。UT-A2 的表达由位于第 13 号内含子的 UT-β 启动子的调控[6]。UT-A5 表达于小鼠的睾丸组织,与 UT-A3 具有相同的 C 端[13]。只有 216 个氨基酸的 UT-A6 表达于人的结肠组织,是 UT-A 家族序列最短的成员[12]。

UT-B 由 *Slc14a1* 基因编码,UT-B 亚家族只有一个成员 UT-B。2009 年,Levin 首次发现了 UT-B 的晶体结构[14]。UT-A1、UT-A2、UT-A3 和 UT-B 共同参与肾内尿素循环过程,在尿浓缩机制中发挥重要作用。

1.2 尿素通道的组织分布 UT-A1 主要表达于内髓集合管(inner medullary collecting duct,IMCD)末段的上皮细胞的顶膜和细胞内囊泡。UT-A1 的胞内部分含有 PKA 和 PKC 的磷酸化位点。cAMP 和 cAMP 激动剂加压素、forskolin 可以刺激 UT-A1 的尿素转运活性[15]。高渗和血管紧张素Ⅱ可以激活 PKC 相关的 UT-A1 的活性[16-18]。另外,氯化锂可以独立于 cAMP 信号通路激活 UT-A1[19]。UT-A2 表达于外髓内侧的短袢肾单位和内髓基底部的长袢肾单位的髓袢升支细段(thin descending limbs,TDL)[19]。cAMP、加压素和钙离子可以快速激活 UT-A2,加压素还可以缓慢上调 UT-A2 的表达水平[20]。大鼠 UT-A3 表达于 IMCD 细胞的基底膜。cAMP 信号通路可以快速上调 UT-A3 的表达。长时间给予加压素可以增加 UT-A3 的 mRNA 转录水平和蛋白表达水平[21]。UT-A4 表达于大鼠的内髓,受 cAMP 信号通路的调节[22]。UT-A5 表达于睾丸间质细胞(Leydig 细胞)[23]。UT-A6 表达于人结肠黏膜上皮细胞,对 cAMP 和 cAMP 激动剂敏感[12]。

UT-B 的组织分布非常广泛,在脑星形胶质细胞、室管膜细胞,以及背根神经节和下丘脑神经元均有表达[24]。在红细胞中,UT-B 具有较高的表达丰度[24],不仅可以介导尿素在红细胞的快速跨膜转运,而且与 Kidd 抗原有关[11;25]。UT-B 还表达于结肠、睾丸、肝脏、心脏、脾脏、肺、胃和输尿管等组织和血管内皮细胞,在肾脏表达于直小血管降支的内皮细胞[26-29]。

出生 1 天的新生儿可以检测到 UT-A 的表达,但是 UT-B 要在出生后 20 天才可以检测到[30]。

1.3 尿素通道在尿浓缩过程中的作用 哺乳动物肾组织渗透压从皮质到肾乳头逐渐升高。

这种渗透梯度对于尿浓缩功能具有重要的作用。NaCl是外髓维持渗透梯度的主要溶质,而内髓维持渗透梯度的主要溶质是尿素和$NaCl^{[31;32]}$。皮质的渗透压与血浆相似,而肾乳头的渗透压与尿相似[32]。沿着皮髓轴,在逆流倍增系统中髓袢、集合管和直小血管可以维持髓质渗透压。髓袢、集合管和直小血管在肾脏组织中伴行分布,在三维立体空间相互联系。肾小管和血管间的解剖结构和关系对尿浓缩机制具有重要作用[33]。肾脏内尿素循环机制具体包括[34;35]:①近端和中段集合管在加压素调控下对水的重吸收和对尿素的不通透导致尿素在集合管内高度浓缩;②内髓集合管末端对尿素渗透性的增加,使高浓度的尿素渗透到内髓的间质组织;③髓质高浓度尿素通过内髓的直小血管升支不断的被血液带向肾脏皮质,又通过直小血管降支对尿素的通透被重新带回髓质,从而维持从肾皮质至肾髓质的尿素梯度和渗透压梯度(图1)。尿素和氯化钠共同形成肾皮质至肾髓质的渗透压梯度,二者在肾髓质形成的渗透压分别可达600毫渗,从而使肾脏能够有效地浓缩尿液,使水和某些溶质有效地被重吸收。除内髓的直小血管升支内皮细胞以微孔方式通透尿素外,上述各部分对尿素的通透性均由尿素通道介导。

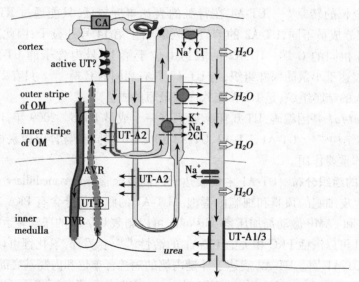

图1　肾内尿素循环和尿素通道蛋白在肾脏表达定位示意图

尿素作为参与尿浓缩机制的主要溶质,其以肾内尿素循环机制,浓度由外髓向内髓组织逐渐增加,与Na^+,K^+,Cl^-等多种溶质共同形成从皮质到髓质的渗透压梯度。尿液流过集合管过程中,尿液中的水通过水通道(aquaporins,AQPs)被重吸收,导致尿液被浓缩,此过程受到加压素的调节[36;37]。

UT敲除小鼠是研究UT在肾内尿素循环和尿浓缩机制中作用的重要工具。本文作者建立了尿素通道蛋白家族第一个基因敲除小鼠模型[38],UT-B敲除小鼠表现为尿量增加、尿渗透压降低为野生型小鼠的50%。除尿素以外,对其他主要溶质(Na^+、K^+、Cl^-)均无明显影响。表型分析结果提示UT-B在肾脏直小血管介导的尿素转运占肾脏总尿浓缩能力的三分之一。UT-B敲除不影响肾小球滤过率、肾脏重量以及尿液中尿素以外其他主要溶质(Na^+、K^+、Cl^-)的清除率。在急性尿素负荷状态下,尿液尿素和尿渗透压升高不显著[39],提示在UT-B敲除的情况下,尿素不能有效浓缩,并且出现水重吸收减少。另外,UT-B敲除小鼠的肾内髓组织尿素浓度明显降低,而其他离子浓度没有明显改变。因此,UT-B 敲除可以导致尿浓缩能力降低,为尿素通道蛋白作为新型利尿药作用靶点提供了理论依据[40]。

UT-A2 敲除小鼠与野生型小鼠相比,没有显著的尿浓缩障碍。在低蛋白饮食的情况下,尿中尿素浓度降低,肾内髓组织的尿素蓄积减少[41]。利用 UT-A2 和 UT-B 双敲小鼠的尿浓缩能力比较,发现在急性尿素负荷下,UT-A2 和 UT-B 双敲除小鼠尿量、尿渗透压和尿素浓度均介于 UT-B 单敲除小鼠和野生型小鼠之间[42]。

美国 Knepper 实验室建立了 UT-A1/UT-A3 双敲除小鼠模型。在基础条件下,UT-A1/UT-A3 双敲除小鼠尿浓缩能力下降到野生型小鼠尿浓缩能力的 35%,其尿量比野生型小鼠高 3 倍。而且在严格控制液体摄入 5 天后,尿渗透压并没有提高。UT-A1/UT-A3 双敲除小鼠肾内髓组织尿素浓度显著降低(为正常水平的 1/3),其他主要溶质(Na^+、K^+、Cl^-)浓度均无明显变化[43;44]。因此,选择性抑制 UT-B 或 UT-A1/UT-A3 功能,阻断肾内尿素循环通路,降低尿浓缩能力,不会导致机体 Na^+、K^+、Cl^- 的代谢紊乱[42;45]。此外,UT-A1 位于肾集合管末端(图 1),抑制 UT-A1,阻断尿素吸收不会因有下游小管存在代偿而减弱利尿效果。UT-A1 和 UT-A3 双敲除小鼠与野生型小鼠相比,在正常饮食条件下,可以产生显著的多尿和大量水摄入。在水剥夺 18 小时后,低蛋白饮食组的 UT-A1 和 UT-A3 双敲除小鼠尿量减少[1]。对 UT-A1 和 UT-A3 双敲除小鼠的研究表明,UT-A1 和 UT-A3 可以从 IMCD 的管腔中迅速向间质中转运尿素,进而实现尿浓缩的作用[46]。

2 细胞膜尿素通透速率检测方法

2.1 Transwell 实验[47] 将稳定表达 UT 的 MDCK 细胞在 transwell 培养板培养约 4 天,形成紧密的单层细胞(跨膜电阻值约为 $1k\Omega \cdot cm^2$)。将 PBS 加入顶膜 0.25ml、底膜 1ml,无尿素条件下 37℃孵育 30min。将底膜液体换为含 15mM 尿素的 PBS,收集 0、1、4、7、9、10、15、20、30、40、50、60min 的顶膜液体 5μl。用尿素试剂盒检测各样本的尿素浓度,绘制时间-尿素浓度曲线。用 Sigma Plot 10.0 求得顶膜液时间-尿素浓度曲线的初始斜率(initial slope),计算尿素通透速率。

2.2 红细胞溶解模型[48] 红细胞高水平表达尿素通道蛋白 UT-B 和水通道蛋白 AQP1。UT-B 通透尿素、水和尿素类似物,而 AQP1 通透水。研究表明,UT-B 介导的红细胞膜尿素通透性约为脂质双层膜尿素通透性的 50 倍。将红细胞放在 1.25M 尿素或其类似物乙酰胺(UT-B 通透乙酰胺的速率慢于通透尿素,适于测量通透性抑制作用)的 PBS 中孵育 2 小时,使红细胞内含有高浓度的乙酰胺,再将红细胞快速置于等渗 PBS 溶液中,细胞内高浓度乙酰胺产生的高渗透压将水通过 AQP1 快速转运至细胞内,使细胞体积快速增大,乙酰胺在细胞内外浓度差的作用下通过 UT-B 快速转运出细胞,使细胞内渗透压降低,导致水被排出细胞,细胞体积变小,最终使红细胞内外渗透压迅速到达平衡,细胞体积恢复正常。如果尿素通道功能被抑制,细胞内乙酰胺不能快速转运出细胞,细胞内高浓度乙酰胺所致的细胞内外渗透压差持续将水通过 AQP1 快速转运进入细胞,从而引起红细胞体积迅速增大破裂。通过分光光度仪(OD_{710})检测红细胞破裂释放血红蛋白的量,可评价化合物对尿素通道蛋白 UT-B 抑制作用。

2.3 停留试验(Stopflow)[49] 将红细胞悬液与 500mM 尿素溶液在 Stopflow 仪器小室中快

速混匀。细胞外高尿素浓度形成的高渗透压促进细胞内水快速外流,导致红细胞皱缩,随后尿素在细胞内外浓度差的作用下进入细胞,使细胞内外的渗透压差发生逆转,导致水回流进入红细胞中,使细胞膨胀。利用90°的散射光定量分析细胞的体积变化,即可推算出细胞膜对尿素的通透性。

2.4　荧光指示方法[50]　将稳定表达荧光蛋白 YFP-H148Q/V163S、AQP1 和 UT-A1(或 UT-B)的 MDCK 细胞系培养于黑壁96孔培养板。对 Cl^- 敏感的 YFP-H148Q/V163S 能够指示细胞体积的变化。减小细胞体积可以使细胞内 Cl^- 浓度增加,从而产生瞬间的 YFP 荧光降低。将细胞置于尿素溶液中,由于细胞外尿素浓度引起的渗透压变化会驱使水外流和细胞的皱缩,进而尿素和水进入细胞恢复细胞的正常体积。可通过检测荧光信号强度变化,分析细胞膜的尿素通透性。

3　尿素通道抑制剂

UT 抑制剂不仅可以作为实验研究工具药,而且具有研发成为新型利尿药的潜力,用于治疗高血压、心衰、水肿等水潴留性疾病[51]。早期发现的非选择性的膜通道阻滞剂根皮素(phloretin)和尿素类似物,如二甲基脲虽然对尿素通道具有抑制作用[49;52],但由于它们的非特异性和半数有效剂量太高,不适合药物研发要求,本文不进行阐述。以下介绍近期发现的一些尿素通道抑制剂小分子化合物。

3.1　UT-B 抑制剂　Verkman 研究组利用红细胞溶解高通量筛选模型对 100 000 小分子化合物进行筛选,发现了 triazolothienopyrimidine 类 UT-B 抑制剂,活性最好的是化合物 UTB$_{inh}$-14。UTB$_{inh}$-14 可逆地抑制 UT-B,对人 UT-B 的 IC$_{50}$ 小于 10nM,小鼠 UT-B 的 IC$_{50}$ 小于 25nM。UTB$_{inh}$-14 对 UT-B 的抑制作用具有高选择性。通过同源建模和分子对接技术分析,当增加尿素浓度时 UTB$_{inh}$-14 抑制能力降低,表明 UTB$_{inh}$-14 可以结合于 UT-B 蛋白的尿素结合位点[53;54]。

体内研究发现 UTB$_{inh}$-14 的利尿作用较弱。需要在加压素的刺激下才表现利尿作用,其原因是 UT-B 在尿浓缩机制中的作用次于 UT-A 所致。在 dDAVP 作用下,UTB$_{inh}$-14 处理的小鼠渗透压达到 700mosm/kg H_2O,低于空白对照组小鼠。在自由饮水情况下,UTB$_{inh}$-14 腹腔给药可以增加小鼠的尿量和尿渗透压。

3.2　UT-A 抑制剂　UT-A1 和 UT-A3 表达于肾内髓集合管,对尿浓缩机制和建立肾内髓组织的高渗透压梯度具有重要作用。Verkman 研究组通过筛选 50 000 种小分子化合物发现了 arylthiazole、γ-sultambenzosulfunamide、aminocarbonitrile 和 4-isoxazolamide 四类 IC$_{50}$ 在微摩尔水平的化合物。这四类化合物符合成药的基本原则,即分子量较小、具有多个氢键受体、具有适合的 aLogP 值和拓扑结构区域。这四类化合物对 UT-A 的抑制作用都是可逆的。arylthiazole 类化合物对 UT-A 的抑制通常在药物作用几分钟内发生,说明抑制可能发生在 UT-A1 的胞内区域;而 γ-sultambenzosulfunamide 类化合物抑制活性发生非常迅速,说明抑制可能发生在 UT-A1 的胞外区。分子对接和计算机模拟技术发现 arylthiazole 类化合物具有特异性的 UT-A1 抑制活性,而 γ-sultambenzosulfunamide 类化合物具有选择性 UT-A1 和 UT-B 抑制活性,并且明确了 arylthiazole 和 sultambenzosulfunamide 类化合物可能的作用位点。arylthiazole 类化合物单次给药可以在 3 小时内产生显著的尿素选择性利尿活性[55,56]。

3.3 UT-A 和 UT-B 共同抑制剂

近期我们研究组利用计算机高通量虚拟筛选方法从小分子类药化合物库中筛选出 2319 个线索化合物,应用 UT-B 抑制剂红细胞溶解筛选模型对 2319 个化合物进行尿素通道抑制剂活性筛选,发现四个不同母核结构的 UT-B 抑制剂:PU-21、PU-168、PU-468 和 PU-474,其中 PU-21 为噻吩并喹啉类化合物,其尿素通道抑制半数有效剂量最低,对 UT-B 和 UT-A1 都有抑制作用。计算机分子对接分析提示 PU-21 与 UT-B 分子的 ASN289 形成氢键,与 LEU285 和 ALA327 形成很强的范德华力和疏水作用,分子动力学模拟预测 PU-21 以柳钉的方式结合在 UT-B 的功能对接基团(FGD),抑制 UT-B 通透尿素,从而发挥其对 UT-B 的抑制作用(图2)。

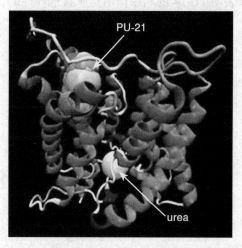

图2 PU21 与 UT-B 结合的位点

以 PU-21 的噻吩并喹啉化学结构为母核,对其类似化合物进行筛选,发现 PU-14 对人、大鼠、家兔和小鼠 UT-B 具有较强抑制活性,半数抑制剂量分别为 1.72、1.79、3.51 和 5.19μM[57]。PU-14 对 UT-A 也有显著抑制作用,4μM 时抑制率为 36%。细胞毒性试验结果显示,在剂量小于 80μM 时,PU-14 对 MDCK 细胞活力无显著影响[58]。

通过对构效关系分析发现,以噻吩并喹啉为骨架,在 R1 位为甲基或是甲氧基,R4 位为甲基的时候具有较强的 UT-B 的抑制活性。为了发现更好的 UT 抑制剂和更清楚地了解化合物的结构活性关系,我们对噻吩并喹啉骨架的化合物进行结构优化,希望得到对 UT-B 和 UT-A 具有更好特异性抑制作用的活性化合物。通过对 34 个 PU-14 衍生化合物的构效关系分析,发现化合物 PU-48 具有最佳活性。噻吩并喹啉骨架的 R1 和 R4 位的甲氧基是 PU-48 具有抑制活性的重要基团。其对人、大鼠和小鼠 UT-B 的 IC_{50}(μM)分别为:0.21、0.33 和 2.1。PU-48 对 UT-B 的抑制活性高于 PU-14 对 UT-B 抑制活性。PU-48 对人和大鼠红细胞介导的 UT-B 跨膜转运最大抑制率大于 85%,对小鼠的跨膜转运最大抑制率大于 70%。PU-48 不改变 UT-B 敲除小鼠的红细胞裂解率,这提示 PU-48 不影响红细胞中非 UT-B 介导的尿素跨膜转运。PU-48 对 UT-A1 也有显著抑制活性[59]。

4 尿素通道抑制剂的利尿作用

应用大鼠代谢笼研究发现给予 PU-14 的大鼠尿量显著增加且具有剂量效应关系。尿渗透压和尿素浓度显著降低。尿量、尿渗透压和尿素的变化主要发生在给药后 2~4 小时,并且 10 小时后回归到基线水平(图3左)。PU-14 对尿浓缩影响的长时程观察研究发现,给予 50mg/kg PU-14,6 小时一次,给药 7 天,给药组大鼠 24 小时内尿量显著高于空白对照组(图3右),尿渗透压和尿素浓度显著低于空白对照组,但尿素清除率和非尿素溶质清除率与对照组比较没有显著差别,表明 PU-14 利尿作用不影响电解质代谢。肾内髓的溶质分析发现 PU-14 处理组的尿素含量显著低于空白对照组,非尿素溶质的浓度与对照组无显著性差异,提示 PU-14 可以选择性地降低内髓组织的尿素浓度,而不影响组织中 Na⁺、K⁺和 Cl⁻的浓度。PU-14 不显著影响各实验组血钠、血钾、血氯、血尿素、血糖和甘油三酯的水平。这些实验结果表明 PU-14 的利尿作用是尿素选择性的,不影响机体电解质平衡[58]。

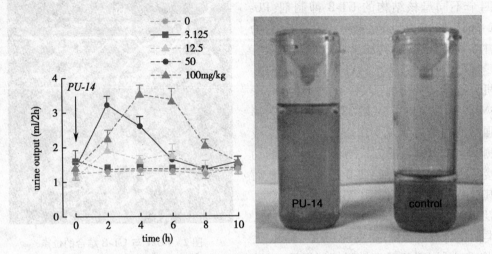

图 3　PU-14 的利尿作用(左,不同剂量 PU-14 单次给药引起的大鼠尿量增加;
右,连续给 PU-14 的大鼠每日尿量)

　　同样的实验方法也证实 PU-48 与 PU-14 有同样的尿素选择性利尿活性,且作用更强。利用肾小管离体灌流技术证实 PU-48 抑制尿素跨上皮细胞转运,不影响非尿素溶质的转运。PU-48 处理大鼠肾脏的 UT-A1、UT-A2、UT-A3、UT-B、AQP1、AQP2、AQP3、AQP4、NC(钠氯共转运体)、NKCC(钠钾二氯共转运体)的蛋白表达水平没有显著影响。膜片钳检测证实 PU-48 不影响 hERG、NaV1.5 和 CaV1.2 的功能,说明其不影响离子通道活性。在 PU-48 的急性毒性分析中,给予 14g/kg PU-48 的小鼠没有表现出明显的毒性反应。上述结果证实 PU-48 具有药物安全性[59]。

5　展望

　　经典利尿剂主要是阻断钠通道在肾小管上皮细胞对钠的转运通过排钠排水发挥利尿作用,长期应用会导致 K⁺等电解质丢失,引起水电解质平衡紊乱。与经典的利尿剂相比,尿素通道抑制剂通过排尿素排水利尿,不显著影响机体的电解质代谢,具有副作用更少优点。近年来,通过高通量筛选技术得到 UT 小分子抑制剂,特别是 UT-A1 高度特异性抑制剂,具有非常好利尿活性和药物研发前景。这类新型利尿剂有可能用于治疗心衰、肝硬化腹水、水肿等引起顽固性水潴留相关的疾病。

参 考 文 献

[1] Fenton R A. Urea transporters and renal function:lessons from knockout mice[J]. Curr Opin Nephrol Hypertens,2008,17(5):513-8.

[2] Gallucci E,Micelli S,Lippe C. Non-electrolyte permeability across thin lipid membranes[J]. Arch Int Physiol Biochim,1971,79(5):881-7.

［3］ Lemoine C M,Walsh P J. Evolution of urea transporters in vertebrates:adaptation to urea's multiple roles and metabolic sources[J]. J Exp Biol,2015,218(Pt 12):1936-45.

［4］ Gamble R C. The Visual Prognosis for Children with Congenital Nystagmus:A Statistical Study[J]. Trans Am Ophthalmol Soc,1934,32:485-96.

［5］ Sands J M,Knepper M A. Urea permeability of mammalian inner medullary collecting duct system and papillary surface epithelium[J]. J Clin Invest,1987,79(1):138-47.

［6］ You G,Smith C P,Kanai Y,et al. Cloning and characterization of the vasopressin-regulated urea transporter [J]. Nature,1993,365(6449):844-7.

［7］ Chen G. Biochemical properties of urea transporters[J]. Subcell Biochem,2014,73:109-26.

［8］ Sands J M,Blount M A. Genes and proteins of urea transporters[J]. Subcell Biochem,2014,73:45-63.

［9］ Smith C P,Fenton R A. Genomic organization of the mammalian SLC14a2 urea transporter genes[J]. J Membr Biol,2006,212(2):109-17.

［10］ Fenton R A,Hewitt J E,Howorth A,et al. The murine urea transporter genes Slc14a1 and Slc14a2 occur in tandem on chromosome 18[J]. Cytogenet Cell Genet,1999,87(1-2):95-6.

［11］ Timmer R T,Klein J D,Bagnasco S M,et al. Localization of the urea transporter UT-B protein in human and rat erythrocytes and tissues[J]. Am J Physiol Cell Physiol,2001,281(4):C1318-25.

［12］ Bagnasco S M. Gene structure of urea transporters[J]. Am J Physiol Renal Physiol,2003,284(1):F3-10.

［13］ Olives B,Neau P,Bailly P,et al. Cloning and functional expression of a urea transporter from human bone marrow cells[J]. J Biol Chem,1994,269(50):31649-52.

［14］ Levin E J,Quick M,Zhou M. Crystal structure of a bacterial homologue of the kidney urea transporter[J]. Nature,2009,462(7274):757-61.

［15］ Frohlich O,Klein J D,Smith P M,et al. Regulation of UT-A1-mediated transepithelial urea flux in MDCK cells[J]. Am J Physiol Cell Physiol,2006,291(4):C600-6.

［16］ Kato A,Klein J D,Zhang C,et al. Angiotensin II increases vasopressin-stimulated facilitated urea permeability in rat terminal IMCDs[J]. Am J Physiol Renal Physiol,2000,279(5):F835-40.

［17］ Wang Y,Klein J D,Liedtke C M,et al. Protein kinase C regulates urea permeability in the rat inner medullary collecting duct[J]. Am J Physiol Renal Physiol,2010,299(6):F1401-6.

［18］ Klein J D,Blount M A,Sands J M. Molecular mechanisms of urea transport in health and disease[J]. Pflugers Arch,2012,464(6):561-72.

［19］ Frohlich O,Aggarwal D,Klein J D,et al. Stimulation of UT-A1-mediated transepithelial urea flux in MDCK cells by lithium[J]. Am J Physiol Renal Physiol,2008,294(3):F518-24.

［20］ Klein J D. Expression of urea transporters and their regulation[J]. Subcell Biochem,2014,73:79-107.

［21］ Cai Q,Nelson S K,Mcreynolds M R,et al. Vasopressin increases expression of UT-A1,UT-A3,and ER chaperone GRP78 in the renal medulla of mice with a urinary concentrating defect[J]. Am J Physiol Renal Physiol,2010,299(4):F712-9.

［22］ Karakashian A,Timmer R T,Klein J D,et al. Cloning and characterization of two new isoforms of the rat kidney urea transporter:UT-A3 and UT-A4[J]. J Am Soc Nephrol,1999,10(2):230-7.

［23］ Fenton R A,Howorth A,Cooper G J,et al. Molecular characterization of a novel UT-A urea transporter isoform (UT-A5) in testis[J]. Am J Physiol Cell Physiol,2000,279(5):C1425-31.

［24］ Berger U V,Tsukaguchi H,Hediger M A. Distribution of mRNA for the facilitated urea transporter UT3 in the rat nervous system[J]. Anat Embryol (Berl),1998,197(5):405-14.

［25］ Olives B,Mattei M G,Huet M,et al. Kidd blood group and urea transport function of human erythrocytes are carried by the same protein[J]. J Biol Chem,1995,270(26):15607-10.

[26] Spector D A,Yang Q,Liu J,et al. Expression,localization,and regulation of urea transporter B in rat urothelia [J]. Am J Physiol Renal Physiol,2004,287(1):F102-8.

[27] Walpole C,Farrell A,Mcgrane A,et al. Expression and localization of a UT-B urea transporter in the human bladder[J]. Am J Physiol Renal Physiol,2014,307(9):F1088-94.

[28] Coyle J,Mcdaid S,Walpole C,et al. UT-B Urea Transporter Localization in the Bovine Gastrointestinal Tract [J]. J Membr Biol,2015.

[29] Yang B. Transport characteristics of urea transporter-B[J]. Subcell Biochem,2014,73:127-35.

[30] Kim Y H,Kim D U,Han K H,et al. Expression of urea transporters in the developing rat kidney[J]. Am J Physiol Renal Physiol,2002,282(3):F530-40.

[31] Hai M A,Thomas S. The time-course of changes in renal tissue composition during lysine vasopressin infusion in the rat[J]. Pflugers Arch,1969,310(4):297-317.

[32] Sands J M. Critical role of urea in the urine-concentrating mechanism[J]. J Am Soc Nephrol,2007,18(3): 670-1.

[33] Pannabecker T L,Henderson C S,Dantzler W H. Quantitative analysis of functional reconstructions reveals lateral and axial zonation in the renal inner medulla[J]. Am J Physiol Renal Physiol,2008,294(6): F1306-14.

[34] Stephenson J L. Concentration of urine in a central core model of the renal counterflow system[J]. Kidney Int,1972,2(2):85-94.

[35] Pallone T L,Edwards A,Mattson D L. Renal medullary circulation[J]. Compr Physiol,2012,2(1):97-140.

[36] Yang B,Bankir L. Urea and urine concentrating ability:new insights from studies in mice[J]. Am J Physiol Renal Physiol,2005,288(5):F881-96.

[37] Trinh-Trang-Tan M M,Lasbennes F,Gane P,et al. UT-B1 proteins in rat:tissue distribution and regulation by antidiuretic hormone in kidney[J]. Am J Physiol Renal Physiol,2002,283(5):F912-22.

[38] Yang B,Bankir L,Gillespie A,et al. Urea-selective concentrating defect in transgenic mice lacking urea transporter UT-B[J]. J Biol Chem,2002,277(12):10633-7.

[39] Bankir L,Chen K,Yang B. Lack of UT-B in vasa recta and red blood cells prevents urea-induced improvement of urinary concentrating ability[J]. Am J Physiol Renal Physiol,2004,286(1):F144-51.

[40] Denton J S,Pao A C,Maduke M. Novel diuretic targets[J]. Am J Physiol Renal Physiol,2013,305(7): F931-42.

[41] Uchida S,Sohara E,Rai T,et al. Impaired urea accumulation in the inner medulla of mice lacking the urea transporter UT-A2[J]. Mol Cell Biol,2005,25(16):7357-63.

[42] Lei T,Zhou L,Layton A T,et al. Role of thin descending limb urea transport in renal urea handling and the urine concentrating mechanism[J]. Am J Physiol Renal Physiol,2011,301(6):F1251-9.

[43] Fenton R A,Chou C L,Stewart G S,et al. Urinary concentrating defect in mice with selective deletion of phloretin-sensitive urea transporters in the renal collecting duct[J]. Proc Natl Acad Sci U S A,2004,101 (19):7469-74.

[44] Fenton R A,Flynn A,Shodeinde A,et al. Renal phenotype of UT-A urea transporter knockout mice[J]. J Am Soc Nephrol,2005,16(6):1583-92.

[45] Bankir L,Yang B. New insights into urea and glucose handling by the kidney,and the urine concentrating mechanism[J]. Kidney Int,2012,81(12):1179-98.

[46] Fenton R A,Knepper M A. Urea and renal function in the 21st century:insights from knockout mice[J]. J Am Soc Nephrol,2007,18(3):679-88.

[47] Frohlich O,Klein J D,Smith P M,et al. Urea transport in MDCK cells that are stably transfected with UT-A1

[J]. Am J Physiol Cell Physiol,2004,286(6):C1264-70.

［48］ Yang B, Verkman A S. Urea transporter UT3 functions as an efficient water channel. Direct evidence for a common water/urea pathway[J]. J Biol Chem,1998,273(16):9369-72.

［49］ Zhao D, Sonawane N D, Levin M H, et al. Comparative transport efficiencies of urea analogues through urea transporter UT-B[J]. Biochim Biophys Acta,2007,1768(7):1815-21.

［50］ Verkman A S, Esteva-Font C, Cil O, et al. Small-molecule inhibitors of urea transporters [J]. Subcell Biochem,2014,73:165-77.

［51］ Ran J, Wang H, Hu T. Clinical aspects of urea transporters[J]. Subcell Biochem,2014,73:179-91.

［52］ Mayrand R R, Levitt D G. Urea and ethylene glycol-facilitated transport systems in the human red cell membrane. Saturation,competition,and asymmetry[J]. J Gen Physiol,1983,81(2):221-37.

［53］ Yao C, Anderson M O, Zhang J, et al. Triazolothienopyrimidine inhibitors of urea transporter UT-B reduce urine concentration[J]. J Am Soc Nephrol,2012,23(7):1210-20.

［54］ Liu Y, Esteva-Font C, Yao C, et al. 1,1-Difluoroethyl-substituted triazolothienopyrimidines as inhibitors of a human urea transport protein (UT-B):new analogs and binding model[J]. Bioorg Med Chem Lett,2013,23 (11):3338-41.

［55］ Esteva-Font C, Cil O, Phuan P W, et al. Diuresis and reduced urinary osmolality in rats produced by small-molecule UT-A-selective urea transport inhibitors[J]. FASEB J,2014,28(9):3878-90.

［56］ Esteva-Font C, Phuan P W, Anderson M O, et al. A small molecule screen identifies selective inhibitors of urea transporter UT-A[J]. Chem Biol,2013,20(10):1235-44.

［57］ Li M, Tou W I, Zhou H, et al. Developing hypothetical inhibition mechanism of novel urea transporter B inhibitor[J]. Sci Rep,2014,4:5775.

［58］ Li F, Lei T, Zhu J, et al. A novel small-molecule thienoquinolin urea transporter inhibitor acts as a potential diuretic[J]. Kidney Int,2013,83(6):1076-86.

［59］ Ren H, Wang Y, Xing Y, et al. Thienoquinolins exert diuresis by strongly inhibiting UT-A urea transporters [J]. Am J Physiol Renal Physiol,2014,307(12):F1363-72.

36 凝血酶激活的纤溶抑制物的临床研究

天然药物及仿生药物国家重点实验室,北京大学基础
医学院药理学系,北京,100191
李英杰,杨宝学

作者简介

李英杰,北京大学基础医学院药理学系　硕士研究生
通讯作者:杨宝学,见前。
　Tel:010-82825622,E-mail:baoxue@ bjmu. edu. cn
基金项目:国家自然科学基金(No. 30870921,81170632,81261160507)、科技部
　国际科技合作与交流专项(No. 2012DFA11070)

摘要:背景　凝血酶激活的纤溶抑制物(TAFI)是一种能被凝血酶激活的血浆
酶原。对凝血和纤溶起调节作用,具有很强的抗纤溶及抗炎活性。**目的**　探
讨 TAFI 与临床疾病之间的相关性。**内容**　研究发现 TAFI 在脑血栓、动脉粥
样硬化等心脑血管疾病的发生发展中发挥至关重要的作用,并与其他多种临
床疾病的发生发展有关联。本文将就 TAFI 的临床研究进行综述。**趋向**　鉴
于 TAFI 在心脑血管疾病中的作用,TAFI 有可能成为避免溶栓血管再通时出
血的药物靶点。
关键词:凝血酶激活的纤溶抑制物;脑血栓;心血管病;炎症

凝血酶激活的纤溶抑制物(Thrombin activation of fibrinolysis inhibitor,TAFI)是一种能被
凝血酶、凝血酶调节蛋白、纤溶酶等物质激活的血浆酶原。具有抗纤溶活性,在凝血和纤溶
两个系统中发挥纽带作用,同时也参与炎症调节。近些年研究发现,TAFI 与很多临床疾病
的发生发展都密切关联,特别是心脑血管疾病。本文将就 TAFI 与心脑血管疾病及其他临床
疾病的关系进行综述。

1. 1　TAFI 的特性　TAFI 于 1989 年被发现,是一种具有血浆羧肽酶样活性,分子量为 60kD

的单链蛋白质,又被称为血浆羧肽酶B、血浆羧肽酶原U、血浆羧肽酶原R[1]。在人体内由肝脏合成,主要存在于血浆中,浓度为 $4 \sim 15 \mu g/ml$[2]。可以被包括凝血酶在内的多种物质激活,通过水解第 92 位的精氨酸产生活性形式的 TAFIa。TAFIa 通过剪切纤维蛋白羧基端上的精氨酸或赖氨酸,使纤溶酶失去与纤维蛋白作用的位点,从而起到抑制纤维蛋白溶解的作用。温度是影响 TAFI 活性的主要因素,温度越高,活性越不稳定[3]。

1.2 TAFI 的基因多态性 在 TAFI 基因中存在多个多态性位点,在启动子区域发现包括:152A/G、438A/G、530C/T、1053C/T、1102T/G、1690G/A、1925T/C 和 2599C/G。其中一些是转录因子的潜在结合位点,对 TAFI 基因的转录起到调控作用。在 3' UTR 发现两个多态性位点:1542C/G、1583T/A。这些多态性位点与 TAFI 的抗原水平有关并且呈现高度不平衡连锁[4,5]。编码区存在 3 个多态性位点:505A/G、1057C/T 和 678C/T。其中 678C/T 为沉默突变,505A/G 和 1057C/T 相对应的氨基酸为 147 Ala/Thr,325 Ile/Thr,二者也呈现高度连锁不平衡并与 TAFI 的活性有关。研究发现在 TAFI147 位点无论是何种氨基酸,都没有发现功能性差别,且对纤溶系统的抑制活性比 TAFI325 Ile/Thr 弱[5,6]。TAFI 325 位点上若是 Ile,则它的热稳定性和抑制纤溶活性都比 TAFI325Thr 强。研究 TAFI 基因的多态性位点与 TAFI 的活性,以及其与临床的关系已经成为当今基础研究的热点。

2 TAFI 的临床研究

从发现 TAFI 至今不过二十余年,因其调节凝血与纤溶的功能及抗炎等特性,成为大家关注的焦点。TAFI 与临床许多疾病都有紧密联系,近些年与之相关的研究也越来越多,现报告如下:

2.1 脑血管疾病 凝血和纤溶功能的紊乱是促进血栓形成的重要原因,而血栓是缺血性脑卒中的致病因子,随着 TAFI 在调节凝血和纤溶作用之间平衡的深入研究,TAFI 与脑血管疾病之间的关系也越来越受到重视。

Brouns 等通过对 136 例急性缺血性卒中患者发病后 7.5、24、72 小时血液中 TAFI 水平检测及预后的观察,发现患者发病后 72 小时内 TAFI 水平降低的患者脑卒中继发风险增高,且预后较差,说明 TAFI 与急性脑卒中的预后有关[7]。研究人员探究了 TAFI 的活化程度与治疗缺血性脑卒中患者的临床疗效和溶栓治疗的安全性,运用高效液相色谱技术(HPLC)测定了 TAFI 和 TAFIa 的最大血浆浓度,并对溶栓治疗的有效性和安全性进行了评估,结果显示 TAFI 和 TAFIa 是溶栓治疗过程中治疗有效性和安全性的评价指标[8]。

Leebeek 等采用 TAFI 活性测定的方法检测 124 例缺血性脑血管患者血浆 TAFI 活性水平,TAFI 活性水平最高的患者发生缺血性卒中的危险性是活性水平最低患者的 4 倍,即使调整混杂因素(传统的心血管危险因子如高血压、吸烟、高胆固醇等因素,高水平凝血因子、纤维蛋白等其他因素)后这种危险性的增加仍未发生改变。实验还发现 3 个月后患者中 TAFI 活性水平仍增高,说明卒中后 TAFI 活性水平的升高不是急性期反应引起的[9]。Santamaria 等运用相同的方法测定脑卒中患者体内的凝血因子、抗磷脂抗体、纤维蛋白原等止血因素,发现高于 120% 的 TAFI 水平会使发生缺血性脑卒中的危险性增加 6 倍,进一步说明 TAFI 在脑卒中疾病中的重要意义。Montaner 等采用 Elisa 方法检测了 30 例脑卒中急性发作期患者的 TAFI 水平,发现与对照组相比,脑卒中患者的 TAFI 水平明显增高,提示血浆高

TAFI 水平能显著增加脑卒中发生的危险性[10]。Wyseure 等人给予脑梗死模型小鼠 TAFI 抑制剂处理后，可以促进血栓溶解并且不会增加出血风险，证明降低 TAFI 的水平对脑卒中有保护作用[11]。但有研究发现，经组织纤溶酶激活物（tissue plasmin activator，t-PA）治疗后完全再通的患者血浆 TAFI 抗原恢复到正常对照组水平，说明脑缺血可能刺激了 TAFI 的过度表达；实验还显示在血栓溶解疗法之前最低血浆 TAFI 抗原水平与 t-PA 抵抗有关，这导致再通的成功率降低，故推测 TAFI 被激活后黏附在凝血块表面从而抑制 t-PA 的功能，并导致 TAFI 的消耗[12]。

JOOD 等通过对 517 名患者连续研究发现，是 TAFIa 的水平而不是 TAFI 反映脑卒中的危险性[13]。在利用 3.5% $FeCl_3$ 诱导颈动脉血栓模型中，Wang 发现 TAFI 缺乏未显示有抗血栓形成作用[14]。Kraft 等利用短暂性大脑中动脉夹闭 60 分钟的方法造成脑缺血，分别给予 TAFI 敲除鼠和野生型小鼠同样的缺血处理，发现 TAFI 的缺失对于缺血后脑内血栓形成没有影响[15]。因此 TAFI 在缺血性脑血管疾病中的作用还需要进行深入探讨。

由于在 TAFI 基因中启动子和编码序列内存在多个多态性位点，其对血浆中 TAFI 水平有调节作用[16,17]。TAFI 基因多态性与脑血管病关系备受关注。Akatsu 等发现 TAFI 的 Ala147Thr 和 Thr325Ile 基因多态性与脑梗死发生无相关性[18]。Leeheek 等也发现缺血性卒中患者的 TAFI 基因型分布与正常人没有明显差别[19]。对 TAFI 进行单核苷酸多态性的分析后，Lichy 和 Tokgoz 等人均发现脑卒中的发生与 TAFI 单核苷酸多态性没有关系[20,21]。这些研究结果与预期不同的原因可能与研究样本较小、代表性差有关。尚需要大规模、多中心研究进一步证实。

2.2 心血管疾病

2.2.1 静脉血栓疾病 Mirjam 通过对 743 名健康人和 770 名血栓患者的对照研究发现血栓患者的血 TAFI 水平高于正常人，说明静脉血栓的形成与血液中 TAFI 的水平呈正相关，很有可能是静脉血栓形成的危险因素[22]。

2.2.2 冠状动脉粥样硬化 动脉粥样硬化的特点是受累动脉的内膜有类脂质的沉着，复合糖类的积聚，继而纤维组织增生和钙沉着，并有动脉中层的病变。本病以主动脉、冠状动脉为多见。Gils 等选取第一次患有冠状动脉粥样硬化的年轻患者，通过测定血液中 TAFI、TAFI 酶原以及 TAFIa 的含量发现，患者中 TAFI 的水平较高[23]。de Bruijne 等也发现 TAFI 酶原的水平每增加 10%，患有冠心病的几率会增加 18%[24]。外周动脉疾病患者体内 TAFI 的水平比正常人高 8%[25]。Silveira 采用功能 TAFI 活性测定法检测了 110 例稳定型心绞痛患者在冠状动脉旁路移植术（coronary artery bypass grafting，CABG）前和术后 6 天血 TAFI 水平，发现与正常对照组相比 CABG 组患者术前 TAFI 水平显著升高；尽管在 CABG 术后因体外循环会引起血液稀释，但 CABG 组患者术后 6 天的 TAFI 水平仍比术前显著升高，提示 TAFI 水平的升高能增加冠心病发生和静脉移植旁路早期闭塞的危险性。该研究相关分析显示仅在对照组中 TAFI 与急性反应蛋白、结合珠蛋白、总胆固醇是相关的[26]。Li 等研究了 TAFI 基因多态性与动脉粥样硬化之间的关系，发现在汉族人群中，TAFI-2345 2G/1G 和-1690 A/G 的多态性与动脉粥样硬化发生有相关性[27]。Zorio 等在研究心肌梗死患者血 TAFI 水平及其纤溶作用与蛋白 C 系统之间的关系时，分析了 TAFI 活性和抗原水平、TAFI Thr 325 Ile 多态性以及纤溶系统与蛋白 C 系统之间的关系后，发现患者血 TAFI 抗原水平下降而活性却明显升高，其活性的升高与 1 型纤溶酶原激活物抑制因子（PAI-1）、蛋白 C 抑制剂和优球蛋白溶解时间正相关,并且发现其与 Thr 325 Ile 多态性无关,而与 TAFI 稳定性的增加有关[28]。进一步说明了 TAFI 与心血管疾病之间存在紧密联系。

利用 TAFI 敲除小鼠模型,Wang 等通过 $FeCl_3$ 诱导动脉粥样硬化,发现 TAFI 敲除鼠中栓块比野生型有明显减轻[29]。Vercauteren 等也发现 TAFI 敲除后溶栓时间比野生型明显缩短。其他不同方式制造的动脉粥样硬化模型也观察到了类似的栓块位置、大小的变化。提示 TAFI 可以作为治疗动脉粥样硬化的新靶点,为开发新型溶栓药提供依据。

虽然很多报道证实了 TAFI 与动脉粥样硬化之间的关系,也有研究得到了相反的结论。Juhan-Vague 等对 1000 名健康人群进行 5 年的随访,临床终点事件为严重事件(心肌梗死或冠心病性死亡),结果显示高 TAFI 水平能使冠心病严重事件发生的危险性降低,其结果和 HIFMECH 回顾性研究相一致。由此认为,高 TAFI 水平能够降低心肌梗死发生的危险性,减少冠状动脉血管发生急性闭塞事件[30,31]。Meltzer 等也发现,血液中 TAFI 含量较低的人群发生心肌梗死的几率高于 TAFI 含量较高的人[32]。

综合以上研究,TAFI 与心血管疾病之间的关系仍存在争议,虽然 TAFI 会抑制纤溶蛋白的溶解,延长溶栓时间,加剧血栓形成,但近些年研究表明,TAFI 还具有抗炎功效,而炎症在动脉粥样硬化的发生发展中起重要作用,或许这可以解释为什么高 TAFI 水平可以降低心血管疾病发生的危险。

2.2.3 高血压 高血压常伴有凝血异常或血管内皮功能紊乱,而 TAFI 与凝血密切相关,所以 TAFI 与高血压的关系成为人们关注的焦点。

Qin 通过连续八周皮下注射 600mg/kg/周野百合碱(monocrotaline)建立肺动脉高压鼠模型,通过比较 TAFI 敲除小鼠和野生型鼠发现,敲除组肺动脉高压情况要轻于对照组,肺动脉壁面积增大和血管狭窄情况得到扭转,证明 TAFI 与高血压有紧密联系,其减少有助于缓解高血压,为开发新抗高血压药提供了新思路[33]。Tymcio 的研究也发现在高血压患者中,TAFI 的水平会升高[34]。

Ozkan 比较了 57 名高血压患者与 27 名健康者对照,发现高血压组的 TAFI 平均水平明显高于健康组(P=0.03),服药一个月后,服用氨氯地平的高血压患者血压有了一定下降,血中 TAFI 水平也有下降,证明 TAFI 与高血压的发生与治疗均有联系[35]。Małyszko 等还发现 TAFI 不仅与高血压有直接关系,更易导致高血压患者发生动脉粥样硬化[36]。

2.3 炎症 TAFI 与炎症的关系在 TAFI 发现早期曾一度被忽视,因为发挥抗炎作用的不是 TAFI 本身,而是其活化形式,近几年随着研究的深入,关于 TAFIa 抗炎的报道越来越多。

TAFI 调节炎症主要是通过降解生物活性多肽过敏毒素(C_3a、C_5a)、缓激肽(bradykinin,BK)、骨桥接素(osteopontin,OPN)C 末端的精氨酸,使这些炎症因子失活从而阻止其诱导炎症反应[37-39]。C_5a 是一种很强的毒素,在炎症发生的多个过程中起作用。C_5a 可以通过趋化作用募集和激活中性粒细胞,引起平滑肌收缩及血管通透性增加、溶酶体脱颗粒、组胺和肿瘤坏死因子释放等。所以抑制 C_5a 的活性成为治疗炎症的重要靶点[40-44]。

Naito 等通过气管滴入的方式分别给予 TAFI 敲除小鼠和野生型小鼠脂多糖处理,诱导急性肺损伤。24 小时后发现 TAFI 敲除小鼠炎性细胞和炎性因子数量比野生型有明显增加,支气管肺泡灌洗液和血中 C_5a 的含量也高于野生组,以上均说明 TAFIa 可以通过降低 C_5a 的致炎作用,从而减轻损伤[45]。Leung 通过对 C5a 诱导的肺炎 TAFI 前体基因缺陷小鼠与野生型小鼠的对照研究发现,TAFI 生成障碍的小鼠炎症水平高于正常野生型,另外他们在对 TAFI 前体基因缺陷小鼠与野生型小鼠关节炎模型研究也发现前者炎症水平明显高于后者[46,47]。

BK 是一种具有增加血管通透性和促进血管扩张的炎性反应物。Miles 等[48]先给予小鼠体内注射 BK 诱导产生低血压,随后进行抗凝血药 E229K 干预,发现 E229K 能明显抑制BK 诱导低血压;进一步研究发现 E229K 能激活血中 TAFI,BK 在 TAFIa 的降解作用下形成去精氨酸 BK,后者不具有诱导低血压的作用,表明 E229K 凝血酶抑制降压的效果是通过TAFIa 降解 BK 实现的。同时,用 E229K 干预 BK 诱导的 TAFI 基因缺陷型和野生型小鼠,发现在基因缺陷型小鼠中 E229K 对 BK 诱导的降压效果无明显抑制,进而说明 TAFI 在体内具有抑制 BK 促血管扩张作用。

OPN 具有黏附、细胞信号转导、趋化等多种生理功能,在炎症反应中介导细胞之间以及细胞与基质之间的相互作用,其存在于动脉粥样硬化血管内皮下基质中,在血液循环中又可作为一种可溶性致炎细胞因子。Myles 等研究发现,OPN 通过凝血酶诱导在 C 末端暴露出隐蔽的整合素结合 SVVYGLR 位点以及外显 RGD 位点,促进 Jurkat 细胞的黏附,然而这种黏附能力经 TAFIa 作用后明显降低,提示 TAFIa 能通过改变 OPN 活性调节整合素介导的细胞黏附作用。

大面积创伤的患者极易发生感染,这是患者死亡率较高的主要原因。Relja 等通过比较连续十天急诊室内大面积创伤患者的 TAFI、TAFIa 以及相关炎症因子的水平发现,发生感染的患者第 5 天时白介素-6(interleukin-6,IL-6)、降钙素(procalcitonin,PCT)、C 反应蛋白(C-reactive protein,CRP)均升高,而 TAFI 的水平则显著下降,这可能与 TAFI 发挥抗炎作用,与炎症因子反应,导致消耗有关[49]。Koutroubak 通过对 132 例炎症性肠病(IBD)与 50 例健康人的对照研究发现 IBD 患者血 TAFI 水平低于正常人群,提示 TAFI 的低表达可能参与 IBD 的发病机制[50]。Bruno 等对用正常小鼠及 TAFI 合成缺陷小鼠建立的免疫复合物介导的肾小球肾炎采取相同治疗,同时对两组小鼠尿蛋白及血液尿素氮进行检测,发现 TAFI 缺陷组小鼠肾功能指标明显好于对照组小鼠,提示高水平血 TAFI 可能参与了免疫复合物介导的肾小球肾炎反应[51]。

2.4 肾脏疾病

2.4.1 肾脏纤维化　肾间质纤维化(renal interstitial fibrosis,RIF),是各种慢性肾脏疾病终末期的共同表现。研究表明,在各种原发性和继发性肾脏疾病中,肾功能和疾病预后更多地与肾间质受累程度密切相关。所以研究肾间质纤维化的起因十分有意义。

Edgtton 等利用输尿管结扎的方式建立肾脏损伤模型,发现凝血-纤溶系统在肾间质纤维化的过程中起作用[52],而近些年发现的 TAFI 正是凝血-纤溶过程的关键因子,因此探究TAFI 与肾脏纤维化的关系成为研究热点。Atkinson 等利用肾脏 5/6 切除方式建立肾脏纤维化模型,发现当给予 TAFI 的抑制剂 UK-396082 时,肾脏纤维化程度得到有效控制,并且小鼠生存周期延长。在发生纤维化的初期给予抑制剂时,慢性肾病的发展也会变慢。该研究提示通过使用 TAFI 的抑制剂调节纤溶水平对肾脏纤维化的发生有重要作用[53]。

细胞外基质蛋白(extracellular matrix,ECM)代谢紊乱是 RIF 形成的主要机制之一。Atkinson 等利用高糖刺激肾小管上皮细胞,发现 ECM 的积累增多,而给予 TAFI 的抑制剂 UK-396082 时,ECM 的积累下降。这与 TAFI 的活性被抑制,恢复了纤溶酶的活性,清除了 ECM 有关[54]。以上研究表明 TAFI 在在肾脏疾病特别是慢性肾病导致的肾脏纤维化中起重要作用,其抑制剂很有可能成为治疗慢性肾病,延长患者寿命的新靶点。

2.4.2 肾移植 肾移植术后容易发生高血压、血脂异常和心血管疾病的死亡。Malyszko 等通过对肾移植患者凝血酶活性的研究发现,高血压患者显示了较高水平的 TAFI,说明在高血压肾移植患者中,高水平的 TAFI 和凝血酶可能促进纤溶和动脉粥样硬化的形成。颈总动脉的内膜中层厚度(IMT)与心血管疾病密切相关,凝血异常可能会导致肾移植过程中心血管疾病的发病几率[55]。

2.5 血液疾病 TAFI 是一种纤溶抑制物,对凝血有促进作用,所以其与出血性疾病如血友病之间存在紧密联系。以往研究认为血友病的发生与凝血因子Ⅷ的缺失有关,随着近几年研究的深入,TAFI 与血友病的关系逐渐被人们重视。

Foley 等研究发现,血 TAFI 可以直接反映血友病的分型,并且临床可以使用 TAFI 这一指标对血友病进行分类[56]。Shenkman 等发现,给予严重血小板缺乏的患者 TAFI 注射后,其凝血功能有显著改善[57]。Antovic 等检测了血友病和血管性血友病(VWD)患者血中的 pro-TAFI、总 TAFI 和 TAFI-TAFIi 抗原水平。与正常对照组相比,其他组中 pro-TAFI 都明显下降、TAFI-TAFIi(TAFIi 为无活性 TAFI)显著升高,而总 TAFI 则没有明显变化。在血友病和 VWD 患者血中凝血酶严重消耗,而纤溶酶在 pro-TAFI 转变成 TAFI 过程中起下调纤溶系统,从而减少了血友病和 VWD 患者的出血[58]。

2.6 糖尿病 研究发现,糖尿病患者血浆内 TAFI 的水平明显高于正常人,而且高水平的 TAFI 很有可能是导致糖尿病并发症发生的原因[59]。

Sherif 等发现 TAFI 对 1 型糖尿病微血管事件发挥促进作用[60]。TAFI 在妊娠期糖尿病的妊娠妇女体内水平明显高于正常妊娠妇女,凝血时间缩短,也增加了其他疾病的风险[61]。基于 TAFI 基因多态性的研究中,Xu 发现 TAFI 编码基因 1040C/T 上 T 的突变会增加患糖尿病的风险[62]。

2.7 其他疾病 由于 TAFI 在凝血-纤溶过程中发挥的重要作用以及其抗炎功效,TAFI 还参与了其他很多疾病。

Paolo 等证明肝硬化患者 TAFI 的缺失是与血浆纤维蛋白的加速溶解有关。从而提出 TAFI 与肝硬化治疗密切相关,进而可作为肝移植的评价指标[63]。Cetinkalp 等研究发现甲状腺功能减退患者的 TAFI 水平升高,说明在甲状腺功能减退患者中存在纤溶蛋白不足或血栓形成倾向[64]。Fawzy 等人通过研究 TAFI 的结构和功能发现,TAFI 与肿瘤之间,特别是乳腺癌,可能存在联系,未来 TAFI 的抑制剂可能会作为相关治疗药物[65]。许多临床及实验室研究还发现,TAFI 与术后伤口的愈合及粘连有关系[66]。

3 结语与展望

从发现 TAFI 至今不过 20 余年,其作用机制仍在研究当中,作为调节凝血-纤溶的纽带,重要性不言而喻。包括脑血栓和动脉粥样硬化在内的心脑血管疾病,以及其他多种疾病的发生发展均与 TAFI 有着密不可分的联系。相信 TAFI 在以上疾病过程中的作用机制将会成为未来研究的重点。

基于 TAFI 与疾病的关系研究,TAFI 抑制剂的研发也是人们关注的热点,TAFI 很有希望成为血栓疾病治疗的靶点,为更安全的溶栓治疗提供可能。同时,TAFI 的水平还可以作为反映这些疾病进程的临床指标。随着对 TAFI 研究的深入，将会为治疗相关疾病提供更多的理论依据。

参 考 文 献

［1］ Heylen,E. ,J. Willemse and D. Hendriks,An update on the role of carboxypeptidase U（TAFIa）in fibrinolysis. Front Biosci（Landmark Ed）,2011. 16：p. 2427-2450.

［2］ Mosnier,L. O. ,et al. ,Identification of thrombin activatable fibrinolysis inhibitor（TAFI）in human platelets. Blood,2003. 101（12）：p. 4844-4846.

［3］ Schneider,M. ,et al. ,Two naturally occurring variants of TAFI（Thr-325 and Ile-325）differ substantially with respect to thermal stability and antifibrinolytic activity of the enzyme. J Biol Chem,2002. 277（2）：p. 1021-1030.

［4］ Franco,R. F. ,et al. ,Identification of polymorphisms in the 5′-untranslated region of the TAFI gene：relationship with plasma TAFI levels and risk of venous thrombosis. Haematologica,2001. 86（5）：p. 510-517.

［5］ Henry,M. ,et al. ,Identification of polymorphisms in the promoter and the 3′ region of the TAFI gene：evidence that plasma TAFI antigen levels are strongly genetically controlled. Blood,2001. 97（7）：p. 2053-2058.

［6］ Morange,P. E. ,et al. ,Thr325Ile polymorphism of the TAFI gene does not influence the risk of myocardial infarction. Blood,2002. 99（5）：p. 1878-1879.

［7］ Brouns,R. ,et al. ,The decrease in procarboxypeptidase U（TAFI）concentration in acute ischemic stroke correlates with stroke severity,evolution and outcome. J Thromb Haemost,2010. 8（1）：p. 75-80.

［8］ Brouns,R. ,et al. ,Carboxypeptidase U（TAFIa）decreases the efficacy of thrombolytic therapy in ischemic stroke patients. Clin Neurol Neurosurg,2009. 111（2）：p. 165-170.

［9］ Leebeek,F. W. ,et al. ,High functional levels of thrombin-activatable fibrinolysis inhibitor are associated with an increased risk of first ischemic stroke. J Thromb Haemost,2005. 3（10）：p. 2211-2218.

［10］ Montaner,J. ,et al. ,Thrombin-activable fibrinolysis inhibitor levels in the acute phase of ischemic stroke. Stroke,2003. 34（4）：p. 1038-1040.

［11］ Wyseure,T. ,et al. ,Innovative thrombolytic strategy using a heterodimer diabody against TAFI and PAI-1 in mouse models of thrombosis and stroke. Blood,2015. 125（8）：p. 1325-1332.

［12］ Monasterio,J. ,et al. ,Plasma thrombin-activatable fibrinolytic inhibitor（TAFI）among healthy subjects and patients with vascular diseases：a validation study. Pathophysiol Haemost Thromb,2003. 33（5-6）：p. 382-386.

［13］ Jood,K. ,et al. ,Convalescent plasma levels of TAFI activation peptide predict death and recurrent vascular events in ischemic stroke survivors. J Thromb Haemost,2012. 10（4）：p. 725-727.

［14］ Wang,X. ,et al. ,Deficiency in thrombin-activatable fibrinolysis inhibitor（TAFI）protected mice from ferric chloride-induced vena cava thrombosis. J Thromb Thrombolysis,2007. 23（1）：p. 41-49.

［15］ Kraft,P. ,et al. ,Thrombin-activatable fibrinolysis inhibitor（TAFI）deficient mice are susceptible to intracerebral thrombosis and ischemic stroke. PLoS One,2010. 5（7）：p. e11658.

［16］ Morange,P. E. ,et al. ,Thr325Ile polymorphism of the TAFI gene does not influence the risk of myocardial infarction. Blood,2002. 99（5）：p. 1878-1879.

［17］ Schneider,M. ,et al. ,Two naturally occurring variants of TAFI（Thr-325 and Ile-325）differ substantially with respect to thermal stability and antifibrinolytic activity of the enzyme. J Biol Chem,2002. 277（2）：p. 1021-1030.

［18］ Akatsu,H. ,et al. ,TAFI polymorphisms at amino acids 147 and 325 are not risk factors for cerebral infarction. Br J Haematol,2004. 127(4):p. 440-447.

［19］ Klement,P. , P. Liao and L. Bajzar, A novel approach to arterial thrombolysis. Blood, 1999. 94(8): p. 2735-2743.

［20］ Lichy,C. ,et al. ,Risk of cerebral venous thrombosis and novel gene polymorphisms of the coagulation and fibrinolytic systems. J Neurol,2006. 253(3):p. 316-320.

［21］ Tokgoz,S. ,et al. ,TAFI gene polymorphisms in patients with cerebral venous thrombosis. Acta Neurol Belg, 2013. 113(3):p. 291-297.

［22］ Meltzer, M. E. , et al. , Venous thrombosis risk associated with plasma hypofibrinolysis is explained by elevated plasma levels of TAFI and PAI-1. Blood,2010. 116(1):p. 113-121.

［23］ de Bruijne,E. L. ,et al. , The role of thrombin activatable fibrinolysis inhibitor in arterial thrombosis at a young age:the ATTAC study. J Thromb Haemost,2009. 7(6):p. 919-927.

［24］ de Bruijne, E. L. ,et al. , High thrombin activatable fibrinolysis inhibitor levels are associated with an increased risk of premature peripheral arterial disease. Thromb Res,2011. 127(3):p. 254-258.

［25］ Silveira,A. ,et al. ,Plasma procarboxypeptidase U in men with symptomatic coronary artery disease. Thromb Haemost,2000. 84(3):p. 364-8.

［26］ Li,Y. ,et al. ,Association between polymorphisms in the flanking region of the TAFI gene and atherosclerotic cerebral infarction in a Chinese population. Lipids Health Dis,2014. 13:p. 80.

［27］ Zorio,E. ,et al. ,Thrombin-activatable fibrinolysis inhibitor in young patients with myocardial infarction and its relationship with the fibrinolytic function and the protein C system. Br J Haematol,2003. 122(6):p. 958-65.

［28］ Wang,X. ,et al. ,Deficiency in thrombin-activatable fibrinolysis inhibitor (TAFI) protected mice from ferric chloride-induced vena cava thrombosis. J Thromb Thrombolysis,2007. 23(1):p. 41-49.

［29］ Juhan-Vague,I. and P. E. Morange, Very high TAFI antigen levels are associated with a lower risk of hard coronary events:the PRIME Study. J Thromb Haemost,2003. 1(10):p. 2243-2244.

［30］ Juhan-Vague,I. ,et al. ,Plasma thrombin-activatable fibrinolysis inhibitor antigen concentration and genotype in relation to myocardial infarction in the north and south of Europe. Arterioscler Thromb Vasc Biol,2002. 22 (5):p. 867-73.

［31］ Meltzer,M. E. ,et al. ,Low thrombin activatable fibrinolysis inhibitor activity levels are associated with an increased risk of a first myocardial infarction in men. Haematologica,2009. 94(6):p. 811-818.

［32］ Qin,L. ,et al. ,Pulmonary hypertension is ameliorated in mice deficient in thrombin-activatable fibrinolysis inhibitor. J Thromb Haemost,2010. 8(4):p. 808-16.

［33］ Malyszko,J. and J. Tymcio, Thrombin activatable fibrinolysis inhibitor and other hemostatic parameters in patients with essential arterial hypertension. Pol Arch Med Wewn,2008. 118(1-2):p. 36-41.

［34］ Ozkan,G. ,et al. ,Thrombin activatable fibrinolysis inhibitor (TAFI) levels in hypertensive patients and a comparison of the effects of amlodipine and ramipril on TAFI levels. Clin Exp Hypertens,2013. 35(2):p. 134-40.

［35］ Campbell,W. D. ,et al. ,Inactivation of C3a and C5a octapeptides by carboxypeptidase R and carboxypeptidase N. Microbiol Immunol,2002. 46(2):p. 131-134.

［36］ Leung, L. L. , et al. , Regulation of tissue inflammation by thrombin-activatable carboxypeptidase B (or TAFI). Mol Immunol,2008. 45(16):p. 4080-4083.

［37］ Myles,T. ,et al. ,Thrombin activatable fibrinolysis inhibitor,a potential regulator of vascular inflammation. J Biol Chem,2003. 278(51):p. 51059-51067.

[38] Mollnes,T. E. ,et al. ,Essential role of the C5a receptor in E coli-induced oxidative burst and phagocytosis revealed by a novel lepirudin-based human whole blood model of inflammation. Blood,2002. 100(5):p. 1869-1877.

[39] Drouin,S. M. ,et al. ,Expression of the complement anaphylatoxin C3a and C5a receptors on bronchial epithelial and smooth muscle cells in models of sepsis and asthma. J Immunol,2001. 166(3):p. 2025-2032.

[40] Liu,Z. M. ,et al. ,Silencing of C5a receptor gene with siRNA for protection from Gram-negative bacterial lipopolysaccharide-induced vascular permeability. Mol Immunol,2010. 47(6):p. 1325-1333.

[41] Kikuchi,Y. and A. P. Kaplan,A role for C5a in augmenting IgG-dependent histamine release from basophils in chronic urticaria. J Allergy Clin Immunol,2002. 109(1):p. 114-118.

[42] Bouma,B. N. ,et al. ,Thrombin-activatable fibrinolysis inhibitor (TAFI,plasma procarboxypeptidase B,procarboxypeptidase R,procarboxypeptidase U). Thromb Res,2001. 101(5):p. 329-354.

[43] Naito,M. ,et al. ,Thrombin-activatable fibrinolysis inhibitor protects against acute lung injury by inhibiting the complement system. Am J Respir Cell Mol Biol,2013. 49(4):p. 646-653.

[44] Leung,L. L. ,et al. ,Regulation of tissue inflammation by thrombin-activatable carboxypeptidase B (or TAFI). Mol Immunol,2008. 45(16):p. 4080-4083.

[45] Leung,L. L. ,T. Nishimura and T. Myles,Regulation of tissue inflammation by thrombin-activatable carboxypeptidase B (or TAFI). Adv Exp Med Biol,2008. 632:p. 61-69.

[46] Myles,T. ,et al. ,Thrombin activatable fibrinolysis inhibitor,a potential regulator of vascular inflammation. J Biol Chem,2003. 278(51):p. 51059-67.

[47] Relja,B. ,et al. ,Thrombin-activatable fibrinolysis inhibitor (TAFI) is enhanced in major trauma patients without infectious complications. Immunobiology,2013. 218(4):p. 470-476.

[48] Koutroubakis,I. E. ,et al. ,Plasma thrombin-activatable fibrinolysis inhibitor and plasminogen activator inhibitor-1 levels in inflammatory bowel disease. Eur J Gastroenterol Hepatol,2008. 20(9):p. 912-916.

[49] Bruno,N. E. ,et al. ,Immune complex-mediated glomerulonephritis is ameliorated by thrombin-activatable fibrinolysis inhibitor deficiency. Thromb Haemost,2008. 100(1):p. 90-100.

[50] Edgtton,K. L. ,et al. ,Plasmin is not protective in experimental renal interstitial fibrosis. Kidney Int,2004. 66(1):p. 68-76.

[51] Atkinson,J. M. ,et al. ,Inhibition of Thrombin-Activated Fibrinolysis Inhibitor Increases Survival in Experimental Kidney Fibrosis. J Am Soc Nephrol,2014.

[52] Atkinson,J. M. ,N. Pullen and T. S. Johnson,An inhibitor of thrombin activated fibrinolysis inhibitor (TAFI) can reduce extracellular matrix accumulation in an in vitro model of glucose induced ECM expansion. Matrix Biol,2013. 32(5):p. 277-287.

[53] Malyszko,J. ,et al. ,Thrombin activatable fibrinolysis inhibitor in hypertensive kidney transplant recipients. Transplant Proc,2006. 38(1):p. 105-107.

[54] Foley,J. H. ,et al. ,Thrombin activatable fibrinolysis inhibitor activation and bleeding in haemophilia A. Haemophilia,2012. 18(3):p. e316-322.

[55] Shenkman,B. ,et al. ,In vitro evaluation of clot quality and stability in a model of severe thrombocytopenia:effect of fibrinogen,factor XIII and thrombin-activatable fibrinolysis inhibitor. Blood Transfus,2014. 12(1):p. 78-84.

[56] Antovic,J. P. ,et al. ,Does an enzyme other than thrombin contribute to unexpected changes in the levels of the different forms of thrombin activatable fibrinolysis inhibitor in patients with hemophilia A,hemophilia B and von Willebrand disease? Scand J Clin Lab Invest,2004. 64(8):p. 745-751.

[57] Erdogan,M. ,et al. ,Plasma thrombin-activatable fibrinolysis inhibitor (TAFI) antigen levels in diabetic foot

ulcers. Endocrine,2010. 37(3):p. 449-454.

[58] Sherif,E. M. ,et al. ,Plasma thrombin-activatable fibrinolysis inhibitor levels in children and adolescents with type 1 diabetes mellitus:possible relation to diabetic microvascular complications. Blood Coagul Fibrinolysis, 2014. 25(5):p. 451-457.

[59] Gumus,I. I. ,et al. ,Levels of thrombin activatable fibrinolysis inhibitor in gestational diabetes mellitus. Gynecol Endocrinol,2013. 29(4):p. 327-330.

[60] Xu,C. W. ,et al. ,Genetic variation in thrombin-activatable fibrinolysis inhibitor is associated with the risk of diabetic nephropathy. J Endocrinol Invest,2012. 35(7):p. 620-624.

[61] Gresele,P. ,et al. ,TAFI deficiency in liver cirrhosis:relation with plasma fibrinolysis and survival. Thromb Res,2008. 121(6):p. 763-8.

[62] Cetinkalp,S. , et al. , The effect of hormone replacement treatment on thrombin-activatable fibrinolysis inhibitor activity levels in patients with Hashimoto thyroiditis. Intern Med,2009. 48(5):p. 281-285.

[63] Fawzy,M. S. and E. A. Toraih,Data supporting the structural and functional characterization of Thrombin-Activatable Fibrinolysis Inhibitor in breast cancer. Data Brief,2015. 5:p. 981-989.

[64] Kim,T. H. ,et al. ,Inhibition of thrombin-activated fibrinolysis inhibitor decreases postoperative adhesion. J Surg Res,2015. 193(2):p. 560-566.

37 "乙醚大战"的启示——乙醚麻醉剂发明170年

徐州医科大学,江苏,徐州,221002

戴体俊

作者简介

戴体俊,二级教授。现为中国药理学会理事、中国药理学会麻醉药理专业委员会主任委员、数学药理专业委员会常委、江苏省有突出贡献的中青年专家、国家食品药品监督管理总局药品审评专家、江苏省高等学校教学名师。从事麻醉药理学教学与研究30年,主编《麻醉药理学》等著作十几部,获国家级教学成果一等奖、二等奖各一项。主持国家自然科学基金项目3项,发表论文400余篇。

摘要:背景 1840年以前的"麻醉"是件很可怕的事,冷冻、放血、打昏、灌醉或服用一些疗效既不确切、又不安全的药物,故亟需寻找较好的麻醉方法。**目的** 为此,人们千方百计、殚精竭虑,经历了无数挫折和失败,终于找到了乙醚,揭开了近代麻醉学的序幕。**内容** 回顾了氧化亚氮、乙醚的发现简史,反思它给我们的启示。**趋向** 重温这段历史,我们如何更好地推动麻醉药理学的发展。

关键词:麻醉;麻醉剂;氧化亚氮;乙醚;发明;专利权

麻醉药是适应手术的需要而出现的,首先要解决的是手术疼痛问题。此后不断有进行手术施以麻醉的记载,所用麻醉药中主要是曼陀罗、乌头、闹洋花、茉莉花根等,现知这些药物多数具有镇痛、致幻作用。其他如川芎、当归等可能发挥辅佐作用。这些药物一般用酒浸泡或与酒同服,乙醇可能也起一定作用。西欧古代也曾用罂粟、曼陀罗、曼德拉草(mandaragora)和酒精进行麻醉。尽管中医药早有记载,惜已失传。

所以,1840年以前的麻醉是件很可怕的事,冷冻、放血、打昏、灌醉或服用一些疗效既不确切、又不安全的药物,如罂粟、曼陀罗、曼德拉草和乙醇等进行麻醉。

1798 年,英国化学家 Humphry Davy(1778—1829)开始研究氧化亚氮(N_2O)的化学和药理。他自己吸入 N_2O 后牙痛消失,并发现 N_2O 可使人产生类似歇斯底里的现象,故取名"氧化亚氮"。他于 1800 年发表了研究成果,写到"术中吸入氧化亚氮能缓解疼痛,氧化亚氮可能用于外科手术而不引起出血"[1],建议将 N_2O 用于手术,但当时并未引起人们的注意。

1844 年 10 月 10 日晚,在纽约学过两年医学的业余化学家 Gardner Quincy Colton(1814—1898)在哈佛大学演示了氧化亚氮,启发了牙科医生 Horace Wells(1815—1848)萌生出用吸入麻醉拔牙的念头。第二天,根据 Wells 本人的建议,请 Colton 为他拔除他的一颗上白齿。Wells 用深呼吸吸入 N_2O 配合,仅有微痛。但以后在波士顿演示拔牙时,却因过早拿走气囊而失败了。患者躁动并呻吟,这使 N_2O 的应用受挫。

1842 年,美国 Crawford Williamson Long(1815—1878)首次应用乙醚麻醉进行手术,但因他住处偏僻且当时未发表研究成果,故未公诸于世。直到 1849 年他才在《南方医学外科》杂志上发表文章,描述了他曾在 1842 年 3 月 30 日用乙醚麻醉为一名的年轻患者切除了颈部肿块[2]。为了纪念 Crawford Long 完成的世界第一例真正意义上的全身麻醉,美国将每年 3 月 30 日法定为医师节。

曾在哈佛大学医学院学习的 Willam T. G. Morton(1819—1968)是 Wells 的学生和助手,受到 Wells 的启发,去请教老师、哈佛大学化学教授 Charles A. Jackson。Jackson 教授曾研究乙醚并被乙醚麻醉过,他建议用乙醚代替氧化亚氮。Morton 用乙醚在宠物、本人身上实验成功。1846 年 9 月 30 日成功地在乙醚麻醉下为 Eben Frost 拔出了坏牙。这引起了麻省总医院优秀的年轻外科医生 Henry Bigelow 的注意,他安排了进行乙醚麻醉公开演示的时间与地点。

1846 年 10 月 16 日在麻省总医院演示乙醚麻醉进行外科手术。手术由 68 岁的外科主任 John Collins Warren 主刀,在患者 George Abbott(他此前与 Morton 并未谋面)坐位切除颈部血管瘤和粗大扭曲的静脉。Abbott 仅在手术快结束时才感到微痛。手术获得了成功!

乙醚麻醉的成功被认为是近代麻醉学的开端,被认为是外科手术史上的三大里程碑之一,麻醉从此进入了历史的新纪元。但三位伟大的发明者却为争夺发明的优先权打了一场旷日持久的官司,被称为"乙醚大战",结果,这三位都落下了可悲的下场。

为了获利,Morton 隐瞒了乙醚的化学特性,并在乙醚中加入染料和其他香料掩盖其原有特征,还试图实行指导如何安全使用乙醚的付费服务。直至 1846 年 11 月 3 日,Bigelow 在美国艺术和科学学会报告"使用乙醚麻醉"的论文。随后,这篇论文发表在波士顿医学和外科学杂志发表[3]。

Morton 申请专利失败,未获经济奖励,最终破产,49 岁逝世。

Wells 33 岁自杀,自杀时并不知道法国科学院已将他列为麻醉的发明者。

Jackson 住进疯人院。

而 Long 诊所业务兴旺,安度晚年。

"乙醚大战"给我们留下诸多启示:

1. 年轻人创新力强:发现乙醚麻醉剂时 Morton 27 岁,Long 27 岁,Wells 29 岁,Jackson 42 岁。研究 N_2O 的 Davy 仅 22 岁。

2. 科研成果如何服务社会?

3. 如何对待名利?

4. 细节很重要！

5. 我们如何更好地推动麻醉药理学的发展？

参 考 文 献

[1] Davy H:Researches Chemicai and Philosophical Chiefly concerning Nitrous Oxide or Dephlogisticated Nitrous Air,and Its Respiration. Bristol,Biggs and Cottle,1800:1-580.

[2] Long C:An Account of the first use of sulphuric ether by inhalation as an anaesthetic in surgical operations. South Med Surg J,1849, 5:705-713.

[3] Bigelow HJ:Insensibility during surgical operations produced by inhalation. Boston Med Surg J,1846, 35:309-317,379-382.